DISCARDED BY
THE CITY LIBRARY

MAY 0 1 2007

LA BIBLIA DE LA LARGA VIDA

Dr. Gary Small

con Gigi Vorgan

La Biblia de la larga vida

Estrategias esenciales para mantener
en forma el cuerpo y la mente

URANO

Argentina - Chile - Colombia - España
Estados Unidos - México - Uruguay - Venezuela

Título original: *The Longevity Bible – 8 Essential Strategies for Keeping Your Mind Sharp and Your Body Young*
Editor original: Hyperion, Nueva York
Traducción: Núria Martí Pérez

Reservados todos los derechos. Queda rigurosamente prohibida, sin la autorización escrita de los titulares del *copyright*, bajo las sanciones establecidas en las leyes, la reproducción parcial o total de esta obra por cualquier medio o procedimiento, incluidos la reprografía y el tratamiento informático, así como la distribución de ejemplares mediante alquiler o préstamo público.

Copyright © 2006 *by* Gary Small, M. D.
First published by Hyperion, New York, USA. All Rights Reserved
Translation rights arranged by Sandra Dijkstra Literary Agency
and Sandra Bruna Agencia Literaria, S.L.

© de la traducción 2006 *by* Núria Martí Pérez
© 2006 *by* Ediciones Urano, S.A.
  Aribau, 142 pral – 08036 Barcelona
  www.edicionesurano.com

ISBN: 84-7953-634-9
Depósito legal: B. 46.596 - 2006

Impreso por Romanyà Valls, S.A. – Verdaguer, 1 – 08786 Capellades (Barcelona)

Impreso en España – *Printed in Spain*

*Dedicamos este libro a nuestra querida familia,
sobre todo a nuestros hijos, Rachel y Harry.
Sus dulces rostros y su entusiasmo enriquecen nuestras vidas
cada día y hacen que nos sintamos agradecidos por la calidad
de nuestra longevidad.*

Índice

Agradecimientos 13

PRIMERA PARTE:
UNA LONGEVIDAD DE CALIDAD: VIVIR MÁS AÑOS
CON UN ASPECTO MÁS JOVEN Y UNA MEJOR SALUD 15

    Las ocho estrategias básicas 18
    Si se ocupa de su cerebro, su cuerpo mejorará 19
    Una longevidad de calidad es un largo camino 25

SEGUNDA PARTE:
LAS OCHO ESTRATEGIAS BÁSICAS. 27

    Primera estrategia:
    AGILICE SU MENTE 29
        Una mente más ágil 31
        Aumente la masa cerebral. 35
        Los mejores ejercicios mentales 37
        Cómo recordar el nombre de una persona. 40
        Los expertos en memoria revelan sus trucos. 41
        Nunca es demasiado tarde para potenciar la memoria 42
        Ejercicios aeróbicos mentales 43

    Segunda estrategia:
    MANTENGA UNA ACTITUD POSITIVA 57
        Los optimistas ganan el juego de la longevidad 59
        En busca de la felicidad. 60

La longevidad a través de la espiritualidad 61
La confianza en uno mismo favorece la longevidad 63
Incremente su autoestima 65
Beba del vaso medio lleno 66
Perdone y olvide 72

Tercera estrategia:
CULTIVE RELACIONES SANAS
Y ESTRECHAS 75
Las personas sociables viven más años 77
Los buenos hábitos se pegan 78
Despeje sus relaciones 80
La empatía: una habilidad social básica 84
Estamos diseñados para conectar con los demás. 87
Una mayor educación en empatía 88
Una buena vida sexual propicia la longevidad 92
Ame a la persona con la que está 93
El valor del compromiso matrimonial 96
Una mesa individual 98
El mejor amigo del hombre. 99
El cuidado de los padres. 100

Cuarta estrategia:
INTENTE LLEVAR UNA VIDA SIN ESTRÉS 103
¿Cuál es su grado de estrés? 106
La plena atención. 108
Hacer varias cosas a la vez: la mente bajo estrés 110
El poder del «no». 112
Un loco, loco mundo. 115
Ríase en la propia cara del estrés 116
Goce de un sueño reparador 118
La acupuntura: experimente las agujas. 120
Incremente sus ahorros 121
El estrés laboral 123
Más métodos comprobados para reducir el estrés. 126

Quinta estrategia:
DOMINE SU ENTORNO 131
La estética en el hogar 132
El dormitorio: la frontera decisiva 134
Controle el desorden 136
El exceso de información: la gestión de la tecnología...... 138
La teleadicción................................... 143
La ergonomía en el trabajo 145
Somos aquello que respiramos...................... 147
Los cigarrillos: sin peros que valgan 149
Si toma el sol, ¡tenga cuidado!...................... 150
Ir al volante 151
Hogares que envejecen con gracia 152
Más vale prevenir que curar........................ 154
La conservación de nuestro entorno.................. 155

Sexta estrategia:
MANTÉNGASE EN FORMA PARA ESTAR JOVEN 159
Verse y sentirse más joven 162
Tómeselo con calma 163
Programa de la rutina de ejercicios para la longevidad..... 165
Ejercicios físicos para combatir el dolor 175
Rutina física para la longevidad 176

Séptima estrategia:
LA DIETA DE LA LONGEVIDAD..................... 197
Una dieta variada para la longevidad 199
Los grupos alimentarios sanos para la longevidad......... 203
La dieta de la longevidad durante tres días............. 214
Programa para perder peso......................... 219
¡Manos a la obra!................................. 220

Octava estrategia:
LA MEDICINA MODERNA PARA SENTIRSE
Y TENER UN ASPECTO MÁS JOVEN................ 223
Una vida más larga................................ 225

Sentirse más joven 226
Un aspecto más joven 251

Tercera parte:
Resumen de los capítulos 263

Las ocho estrategias básicas 266
Agilice su mente 267
Mantenga una actitud positiva. 268
Cultive relaciones sanas y estrechas 269
Intente llevar una vida sin estrés 270
Domine su entorno 271
Manténgase en forma para estar joven 272
La dieta de la longevidad 273
La medicina moderna para sentirse y tener un aspecto
 más joven. 274
Iniciar el programa. 275

Apéndice 1. Recetas de la dieta de la longevidad. 279

Apéndice 2. Más ejercicios aeróbicos mentales
 para estimular el cerebro 289

Bibliografía 299

Agradecimientos

Han sido muchos los amigos y colegas que nos animaron y proporcionaron una valiosa información mientras escribíamos este libro, como Helen Berman; Susan Bowerman; Rachel Champeau; Susan Coddon; Neal Frankle; los doctores Martin Greenberger, David Herber, Robert Hucherson y Shirley Impellizzeri; Andrea Kaplan; el doctor Daniel Keatinge; el chef David Lawrence; Kimberly McClain; los doctores Michael Persky, Judith Reichman y Peter Rosen; Michele y la doctora Nathan Rubin; Dottie Sefton; Sandi Shapiro; Pauline Spaulding, y Cara y Rob Steinberg. También estamos en deuda con nuestro talentoso fotógrafo y amigo Sterling Franken-Steffen, con las encargadas de promoción Grace McQuade y Lynn Goldberg, y también con el extraordinario equipo de la editorial Hyperion, entre los que se encuentran Brenda Copeland, nuestra maravillosa editora; Zareen Jaffery; Beth Dickey, nuestra incansable encargada de promoción, y el resto de la familia de Hyperion. Este libro no habría sido posible sin el apoyo de Mary Ellen O'Neill y Sandra Dijkstra, nuestra agente literaria durante tantos años y gran amiga, cuyo talento e intuición nunca dejan de asombrarnos.

Gary Small, M. D.
Gigi Vorgan

Nota: Aunque algunas de las historias que contiene el libro son ciertas y están protagonizadas por personas que han participado en los programas de investigación de la Universidad de California de Los Ángeles, otras en cambio son ficticias, están basadas en la experiencia de muchos casos prácticos y no representan a ninguna persona ni grupo de personas en concreto. Los parecidos que las historias ficticias puedan tener con las historias reales de una o de varias personas son pura coincidencia y no han sido intencionados.

Se aconseja a los lectores que antes de iniciar cualquier programa de ejercicio físico o de tratamiento consulten con su médico.

PRIMERA PARTE

Una longevidad de calidad: vivir más años con un aspecto más joven y una mejor salud

No basta con vivir más años...
sino que también debemos vivirlos con vitalidad.

JOHN F. KENNEDY

Mientras está saboreando el capuchino ritual en el café de la acera opuesta a la de la consulta de su dentista, ve a un chico muy atractivo sentado a dos mesas de distancia. Los ojos de él se encuentran con los suyos y el joven le sonríe seductoramente, usted casi se atraganta. Juraría que lo ha visto en alguna parte... El atractivo joven la saluda ligeramente con la mano. ¿De dónde diantres lo conoce? Él es tan joven. Y usted lleva casada muchos años. ¡Oh, Dios mío, se está acercando! ¿Es posible que este bollicao esté intentando ligar conmigo? ¡Qué ridículo! ¡No puede ser! Por suerte usted acaba de hacerse una limpieza dental. Él esboza una gran sonrisa. «¡Hola, ¿se acuerda de mí?» Pero usted no consigue recordar de qué lo conoce. «¡Soy Andy! ¡Andy Carter! En el instituto jugaba en el mismo equipo de baloncesto que su hijo.» Al oírlo se queda paralizada con una ridícula sonrisa en la boca y de pronto piensa: «¡Tierra trágame!»

Todos nos topamos con situaciones que nos recuerdan la edad que tenemos. Podrían consistir simplemente en la aparición de una cana, en la primera vez que alguien la llama «señora», o quizás en entrar en una habitación y no recordar qué iba a hacer en ella. Nadie puede detener el paso del tiempo, pero podemos reducir los efectos del envejecimiento y a veces incluso revertirlos.

Hace sólo cien años uno podía considerarse afortunado si lograba vivir más de cuarenta años. Sin embargo, en la actualidad la esperanza de vida se ha alargado a setenta y cuatro años para los hombres y a ochenta para las mujeres, y los estudios recientes revelan que el americano medio de sesenta y cinco años puede esperar vivir otros diecisiete. La ciencia médica moderna está intentando hacernos vivir hasta los noventa o más años y la mayoría de la gente dice que quiere vivir el máximo tiempo posible. Pero ¿quién quiere llegar a centenario sin la salud, la vitalidad y las facultades mentales intactas? Por eso las ocho estrategias básicas de *La Biblia de la larga vida* le muestran cómo mantener en forma el cerebro, el cuerpo y las actitudes.

Las ocho estrategias básicas

En general, los anuncios de las revistas y la televisión centran sus estrategias de ventas en aspectos y actitudes juveniles para que los consumidores se sientan atraídos por los productos que ofrecen. Sin embargo, en la actualidad la Avenida Madison no dirige tanto sus productos a una demografía joven, sino más bien a una «psicografía» centrada en la edad grupal en la que los consumidores se ven. Si pregunta a los norteamericanos nacidos durante el *boom* de la natalidad de la década de 1960 qué edad consideran que tienen, no los años que marca el calendario, sino mental y físicamente, muchos le confesarán que siguen teniendo el espíritu de un joven de veinticinco años y que no les da la sensación de tener los años que cronológicamente tienen.

Muchos de nosotros protestamos ante la idea de envejecer como nuestros padres lo hicieron e intentamos luchar contra el proceso el mayor tiempo posible. Buscamos una forma segura, conveniente y sensata médicamente de vivir más tiempo, afrontar con gracia el paso de los años, mantener en perfecto estado nuestras facultades, conservar la salud y sentirnos realizados durante esta larga vida, a todo lo cual yo me refiero como «una longevidad de calidad».

Mantener en perfecto estado nuestras facultades requiere aprender nuevas habilidades y, al mismo tiempo, perfeccionar las adquiridas. En mi último libro, *The Memory Prescription,* he mostrado cómo podemos mantener en forma el cerebro y el cuerpo al centrarnos en cuatro de las estrategias básicas: *agilidad mental, una buena forma física, seguir una dieta sana* y *reducir el estrés.* En *La Biblia de la larga vida* describo ahora el programa completo —las ocho estrategias básicas— que nos permiten alcanzar la mayor longevidad posible de calidad en cualquier área de nuestra vida. Estas estrategias básicas incluyen las soluciones para *mantener una actitud positiva, cultivar unas relaciones sanas, sacar el mayor partido de la medicina moderna y adaptarnos y progresar en un entorno cambiante.*

Analizaré los fundamentos científicos que subyacen en las ocho estrategias básicas y cómo podemos integrarlas en la vida cotidiana de una forma sencilla y práctica. Al practicar las ocho estrategias básicas al mismo tiempo, se crea una sinergia que nos permite alcanzar unos resultados positivos con más rapidez y eficacia que si las practicáramos por separado.

Si se ocupa de su cerebro, su cuerpo mejorará

La primera solución para la longevidad consiste en agilizar su mente (primera estrategia) y maximizar la forma física de su cerebro. Si se ocupa de su cerebro, su cuerpo mejorará. Al conservar una mente ágil, tendemos más a mantener el cuerpo en forma, a mejorar nuestras relaciones, a seguir una dieta adecuada para la longevidad y otras estrategias saludables descritas en este libro. En realidad, todas las estrategias le ayudan a mantener el cerebro joven, en buena forma y fuerte cognitivamente a lo largo de las distintas etapas de la vida. Sólo por el hecho de hacer ejercicios aeróbicos mentales, su memoria puede ya mejorar mucho, y si los combina con las otras estrategias, su esperanza de vida puede alargarse. Un reciente estudio revela que las actividades que estimulan la mente, como la lectura, los crucigramas o los juegos de mesa, hacen que el riesgo de padecer la enfermedad de Alzheimer disminuya casi un 33 por ciento.

Las pruebas científicas nos muestran que mantener una actitud positiva (segunda estrategia) nos ayuda a mantenernos sanos y a vivir más años. En un reciente estudio, las personas de mediana edad positivas y satisfechas tenían el doble de posibilidades de vivir veinte años más que las más negativas. Las personas optimistas tienen menos problemas físicos y emocionales, experimentan menos dolor, gozan de unos niveles de energía más altos y son en general más felices y tranquilas. Se ha descubierto que pensar en positivo fortalece el sistema inmunitario, con lo que podemos combatir mejor las infecciones.

Cuando nos sentimos bien, confiamos más en nosotros mismos, y esto a su vez nos ayuda a mantener unas mejores relaciones (tercera estrategia). El Estudio MacArthur sobre Envejecer Bien reveló que las personas que están socialmente conectadas con los demás viven un 20 por ciento más que las que llevan una vida aislada. En la actualidad disponemos de muchas herramientas para seguir conectados con los demás, resolver las dudas que tenemos sobre nosotros mismos y vernos más jóvenes y atractivos, tanto por medio de técnicas médicas como no médicas. Pese al mito de que la libido disminuye con la edad, varios estudios científicos revelan que nuestro deseo y la necesidad de sexo sigue manteniéndose vivo a lo largo de nuestra existencia. Una vida sexual sana en cualquier edad ayuda a bajar la tensión arterial, reducir el estrés, combatir la depresión, fortalecer el sistema inmunológico, disminuir el dolor, mantenerse en buena forma física e incluso puede prolongar la esperanza de vida.

El estrés se encuentra entre las principales causas de las enfermedades relacionadas con la edad (cuarta estrategia). Contribuye al dolor físico, a la aparición de arrugas y al envejecimiento prematuro. Sólo unos pocos comprenden que nuestra capacidad para adaptarnos a un entorno que está cambiando constantemente contribuye en gran medida a reducir el nivel de estrés. Tanto si se trata del tráfico, el humo, el desorden, el ruido, la contaminación o el exceso de información, la longevidad de calidad depende de nuestra capacidad de adaptarnos a estas influencias del entorno (quinta estrategia). Personalizar nuestros entornos inmediatos, en el hogar y el trabajo, es un importante elemento ambiental que podemos controlar.

Es mucho más fácil mantener una actitud positiva cuando gozamos de buena salud, y la mejor forma de gozar de ella es siguiendo una dieta sana y manteniéndonos en forma. Con los abundantes métodos de *fitness* que existen hoy día, seguro que todos podemos encontrar alguna actividad física que nos guste. Aparte de las más comunes, como el tenis, el *jogging*, el ciclismo, la natación y el yoga, mucha gente se mantiene en forma con el método Pilates, el entrenamiento con pesas, el balón Bosu, la bicicleta estática, la salsa latina, el ballet, la cinta de correr y muchos otros métodos. La sexta estrategia le ofrece una rutina física para la longevidad que hace énfasis en la óptima forma cardiovascular, ejercicios para el equilibrio y la flexibilidad, y ejercicios de fortalecimiento: las tres áreas vitales de *fitness* para maximizar la salud, tener más energía y evitar muchas enfermedades relacionadas con la edad. Investigaciones recientes han revelado que al practicar con regularidad una actividad física la esperanza de vida puede aumentar dos o más años.

Reducir el desorden en nuestra vida es una poderosa forma de disminuir el nivel de estrés. Al igual que es agradable ordenar de vez en cuando el armario y desprenderse de la ropa que ya no sirve, a veces también es necesario reducir el desorden en las relaciones —limpiar su hogar emocional— y reservar su energía para las personas a las que ama y por las que se preocupa. En algunas ocasiones las relaciones se vuelven más perjudiciales que enriquecedoras: unas antiguas amistades que en el pasado eran importantes pueden convertirse en unos viejos hábitos que producen unos efectos negativos, pero que cuestan, sin embargo, de abandonar.

Una dieta sana también influye enormemente en la esperanza de vida, ya que reduce el riesgo de sufrir enfermedades cardíacas, cáncer y otras dolencias relacionadas con la edad. Los estudios longitudinales revelan que una dieta que se concentra en los alimentos adecuados y ayuda a mantener el peso ideal puede aumentar el índice de supervivencia en un 50 por ciento o más. Aprenderá en qué consiste la dieta de la longevidad (séptima estrategia), un sano plan dietético que le permite consumir todos sus productos favoritos, incluso postres calóricos. Esta dieta incorpora la mejor información científica sobre una dieta sana para la longevidad y el control de peso, combinándola con algunos de los alimentos más satisfactorios y deliciosos. Al igual que actualmente los expertos en *fitness* nos dicen que para gozar de buena salud es mejor realizar un entrenamiento variado y practicar un día aeróbic, al siguiente entrenamiento con pesas y al otro quizá yoga, la dieta de la longevidad nos muestra que seguir una dieta variada nos libera de las aburridas y populares dietas bajas en hidratos de carbono y a base de salmón que están de moda. La dieta de la longevidad nos permite disfrutar de un bistec a la barbacoa y de una ensalada césar un día y, al siguiente, de un delicioso plato de pasta acompañado de una crujiente rebanada de pan integral. Nos permite liberarnos de las dietas que están de moda y aprender a consumir los alimentos nutritivos en raciones razonables que nos dejen llenos y satisfechos, sin hacernos pasar hambre.

También describiré las medicinas y los tratamientos más recientes concebidos para mantenernos jóvenes (octava estrategia). Desde los fármacos inteligentes, hasta el Botox y los lásers microscópicos, para que el lector sepa las opciones de que dispone para verse y sentirse joven a lo largo de su vida. Se ha demostrado que incluso un gesto tan sencillo como tomar un medicamento para bajar la tensión arterial, prolonga la esperanza de vida al menos en dos o más años y los científicos han descubierto que los fármacos a base de estatinas que reducen el colesterol aumentan el índice de supervivencia de los pacientes con cardiopatías en más de un 50 por ciento.

Muchos de los norteamericanos nacidos durante el *boom* de la natalidad de la década de 1960 recuerdan al profesor de Harvard de aquella época que viajó a la India y se convirtió en el gurú conocido como Ram Dass. Su mensaje de «vive el presente» se convirtió en el mantra para vivir el ahora sin preocuparse por el pasado ni estresarse por el futuro. Su mensaje recuerda el de muchos otros maestros, desde Martin Buber hasta Lao Tsé.

Para gozar de una vida larga y sana no necesitamos convertirnos en un gurú espiritual, pero intentar vivir en el presente nos ayuda a alcanzar una longevidad de calidad. La plena conciencia o la atención —el sutil proceso de ser conscientes en cada momento de nuestros pensamientos, sentimientos y estado físico— es la clave para aumentar la memoria y mantener la mente en buena forma. Las investigaciones iniciales sugieren que esta habilidad no sólo disminuye el estrés y la ansiedad, sino que además refuerza el sistema inmunológico y fomenta la salud y la curación de una variedad de enfermedades y trastornos médicos, como las cardiopatías, la diabetes, la artritis y el dolor crónico.

El principio de la plena conciencia puede aplicarse a las ocho estrategias básicas. Ser conscientes de nuestro cuerpo y de lo que ocurre a nuestro alrededor nos ayuda a mantener un equilibrio y a evitar los peligros. Y al ser conscientes de nuestras sensaciones, vemos que hemos de dejar de comer cuando nos sentimos satisfechos: algo primordial para mantener el peso adecuado. Al ser conscientes en nuestra vida diaria, no sólo disfrutamos y vivimos más tiempo, sino que también nos cuidamos mejor, adoptamos una actitud más positiva y sentimos más empatía hacia los demás.

La plena conciencia suele fomentar una sensación de espiritualidad y varios estudios revelan que los que practican alguna forma de espiritualidad viven más años. Recientemente se ha descubierto que visitar un templo una vez a la semana puede prolongar la esperanza de vida en una década aproximadamente. Los estudios sobre pacientes con dolor crónico revelan que los que creen en Dios tienen una tasa de mortalidad inferior en un 30 por ciento comparados con los que creen que Dios los ha abandonado. La espiritualidad favorece la longevidad a través de muchas de sus manifestaciones, como la religiosidad, la meditación, el creer en un poder más elevado y otras.

Muchos de los beneficios de las ocho estrategias básicas de *La Biblia de la larga vida* pueden alcanzarse al cabo de poco tiempo: incluso en catorce días. Mi equipo de investigación de la Universidad de California de Los Ángeles (UCLA) realizó estudios controlados para comprobar hasta qué punto los voluntarios que participaban en el estudio mejoraban la forma física de su cerebro y su cuerpo siguiendo sólo cuatro de las estrategias básicas: *ejercicios aeróbicos mentales, ejercicio físico, control del estrés y una dieta sana*.

Descubrimos que al cabo de dos semanas los voluntarios que habían seguido el programa sano para la longevidad (en oposición al grupo de control que siguió viviendo como de costumbre) experimentaron un aumento de su memoria y más agudeza mental. También dijeron que su nivel de relajación había aumentado notablemente y que su nivel de estrés había disminuido.

Al mismo tiempo observamos que experimentaron importantes y saludables beneficios físicos. Muchos voluntarios del programa perdieron peso y descubrieron que su tensión arterial había bajado y que su nivel de colesterol era menor.

Shirley I., una trabajadora social de treinta y cuatro años, separada y con una hija pequeña, siempre había sido una mujer que había defendido su independencia a capa y espada. En su vida había un cierto nivel de estrés, pero era constante y había encontrado la forma de sobrellevarlo. A veces se relajaba yendo de compras. ¿Por qué no? Imelda Marcos había llegado a reunir más de trescientos pares de zapatos y no se había muerto por ello.

Tal como había planeado, Shirley retomó sus estudios universitarios y se graduó como psicóloga. En los inicios de su carrera como psicóloga conoció a un banquero sumamente próspero y empezó a salir con él. La atracción era muy fuerte y acabó enamorándose, pero sentía que él la presionaba para que renunciara a su independencia, se fuera a vivir con él y se comprometieran como pareja. Con el tiempo, el gran sentido del humor y la forma «tradicional» de cortejarla del banquero —a base de flores, cenas con velas y cruceros por el Mediterráneo— acabaron conquistándola. Y al final ella y su hija se fueron a vivir con él.

A causa del estrés adicional que le provocaba su nueva carrera, las apremiantes necesidades de su hija preadolescente y la presión a la que la sometía su prometido para que participara en la rica vida social que él llevaba, Shirley descubrió por primera vez en su vida que estaba perdiendo la memoria. Se olvidaba de pequeños detalles y acabó confundiendo la hora de visita de un paciente y perdiéndose alguna de las actividades deportivas de su hija. Cuando ésta empezó a bromear diciendo «Mamá está perdiendo la memoria», Shirley decidió hacer algo para mejorar su memoria y reducir el estrés. Se dirigió a la UCLA y se ofreció para participar como voluntaria en el Estudio para la Longevidad Sana de catorce días de duración.

Tras seguir el programa durante sólo dos semanas, su puntuación en el test de memoria mejoró notablemente, perdió un kilo y medio sin proponérselo y se sintió más relajada y capaz de afrontar tanto su trabajo como sus responsabilidades domésticas. Shirley pudo volver a relajarse con su antigua y habitual forma de sobrellevar el estrés y se sintió feliz. Al igual que las secciones de zapatería de Saks y Neiman Marcus.

La experiencia de Shirley fue similar a la de muchos otros voluntarios del estudio que, al igual que ella, habían visto cómo al practicar estas estrategias básicas para la longevidad su memoria mejoraba, su estrés disminuía y los niveles de la tensión arterial y del colesterol descendían. Las pruebas científicas indican que al aplicar en la vida cotidiana estas estrategias no sólo disminuyen las posibilidades de padecer Alzheimer, sino que además nuestra esperanza de vida aumenta —*nos permiten gozar de un vida más larga*— y mejora al mismo tiempo la calidad de esos años adicionales.

Una longevidad de calidad es un largo camino

Los estudios longitudinales sobre el envejecimiento realizados a gran escala, como el Estudio MacArthur sobre Envejecer Bien, el Estudio Longitudinal Baltimore sobre el Envejecimiento, el Estudio Mundial de Cohorte sobre el Tiempo de Ocio y muchos otros han aportado una serie de hallazgos científicos que se han añadido a las estrategias básicas de *La Biblia de la larga vida*. El Estudio MacArthur reveló que seguir conectados con los demás a través de las relaciones sociales que mantenemos a medida que envejecemos está asociado a una vida más larga y mejor. Una vida emocional sana —basada en unas relaciones estrechas y sólidas— implica un estado mental más positivo, y una salud y unas funciones físicas de mayor calidad. Otro hallazgo fundamental es que casi «nunca» es demasiado tarde (ni demasiado pronto) para decidir seguir un sano estilo de vida y hacer los cambios necesarios para alcanzar una longevidad de calidad.

Tanto si estamos a punto de cumplir los cuarenta, cincuenta, sesenta o más años, todos afrontamos los retos y las recompensas del envejecimiento. Los estudios sobre un buen envejecimiento muestran que sólo una tercera parte de lo que nos permite predecir si envejeceremos bien está controlado por la genética. Cerca de las dos terceras partes restantes dependen del estilo de vida que decidamos llevar y están, por tanto, bajo nuestro control.

A medida que vaya conociendo las ocho estrategias básicas verá cómo nuestra psicóloga Shirley, y otras personas, intentan superar los problemas y los obstáculos asociados al envejecimiento. Aprenderá a aplicar las ocho estrategias básicas en su vida cotidiana de una manera rápida y fácil, y a llevar un estilo de vida idóneo para gozar de una longevidad de calidad. Si es cierto que somos tan jóvenes como creemos serlo, ha llegado la hora de empezar a sentirnos, vernos y actuar como una persona que cada día es más joven.

SEGUNDA PARTE

Las ocho estrategias básicas

PRIMERA ESTRATEGIA

Agilice su mente

La memoria es la madre de toda sabiduría.

ESQUILO

Rellenar a diario los crucigramas del periódico se había convertido en una de las rutinas matinales de Michele R. Resolvía los fáciles crucigramas de los lunes rápidamente con un bolígrafo. Y a medida que el grado de dificultad de los crucigramas iba aumentando a lo largo de la semana, se sentía lo bastante estimulada como para tener un «subidón» cada vez que intentaba resolver uno. Pero la situación cambió cuando Michele intentó hacer los sudokus, los nuevos desafíos que aparecían en el periódico. No eran nada fáciles, pero ¿acaso disponer un montón de números en unas casillas podía atraer su atención más de varios minutos? Estaba segura de que no. Las palabras eran mucho más interesantes que los números y a ella nunca se le habían dado bien las matemáticas.

Pero Michele sólo tardó una semana en engancharse a los sudokus, porque enseguida empezó a adivinar sus patrones y retos lógicos. Lo primero que hacía era coger el periódico antes que nadie y buscar la sección de los pasatiempos: los sudokus se habían convertido en su nueva obsesión. Pero en lugar de ser un pasatiempo divertido y estimulante como los crucigramas, solían resultarle frustrantes e incluso a veces irritantes. Si no lograba resolver por la mañana el sudoku, empezaba el día con mal pie. Sus hijos se reían de ella diciendo que si seguía obsesionándose con estos nuevos rompecabezas, tal vez tendría que unirse a un grupo de Sudokus Anónimos para desengancharse de esta afición.

> Al cabo de poco el marido de Michele también empezó a intentar resolver los sudokus. Hacían una copia del sudoku del periódico de la mañana y se lanzaban a resolverlo para ver quién de ellos lo terminaba antes. A medida que Michele se fue convirtiendo en una experta en sudokus, empezó a sentir el mismo «subidón» que le producían los rompecabezas y la excitación adicional de ganar a su marido cada mañana hacía que la actividad fuera más divertida si cabe para ella.

La mayoría de la gente disfruta con los estimulantes rompecabezas mentales, sobre todo cuando es capaz de resolverlos. Tal como le ocurrió a Michele, es positivo encontrar actividades mentales estimulantes y aficiones que sean divertidas y atractivas, aunque no han de ser demasiado difíciles, para ejercitar el cerebro en lugar de estresarlo. Seguir haciendo trabajar la cabeza agudiza la mente, mejora la memoria y ayuda al cerebro a no perder facultades en el futuro. Esta primera estrategia es primordial para seguir las otras y nos permite controlar la forma en que envejecemos.

Un estudio publicado en *New England Journal of Medicine* reveló que las actividades estimulantes, como los juegos de mesa, leer libros o resolver crucigramas, reducen el riesgo de padecer la enfermedad de Alzheimer en un 33 por ciento. Cuando los científicos estudiaron a animales criados en jaulas en las que se les estimulaba mentalmente —contenían muchos juguetes, laberintos y otras clases de distracciones—, los animales no sólo recordaban mejor cómo moverse por los laberintos, sino que sus centros cerebrales de la memoria eran de un tamaño notablemente mayor que los de los animales que se habían criado en jaulas normales.

Varios estudios a gran escala han descubierto que las personas que practican actividades de ocio que estimulan mentalmente, junto con otras estrategias adecuadas para una longevidad de calidad, no sólo se sienten más felices, sino que además son más eficientes y tienden a vivir más años. El Estudio MacArthur, la investigación longitudinal más conocida sobre un buen envejecimiento, reveló que las personas que seguían siendo mentalmente activas —resolviendo crucigramas, leyendo libros, jugando a cartas o a otros juegos de mesa— tenían una mejor calidad de vida y eran más longevas que las que recibían menos estímulos mentales.

Cuando los científicos comparan los voluntarios con estudios universitarios con otros que carecen de ellos, siempre descubren que los más cultos tienen un menor riesgo de padecer la enfermedad de Alzheimer. Un reciente estudio sobre el cerebro mediante el uso de imágenes por resonancia magnética reveló que al estudiar durante más años usamos mejor la parte frontal del cerebro para aumentar nuestra habilidad mental. Un buen argumento para seguir estudiando toda la vida.

Una mente más ágil

Según las pruebas científicas, siempre que intentamos resolver los problemas de una nueva forma, estamos reforzando las conexiones entre las neuronas. Cada neurona se compone de dendritas. Estas minúsculas extensiones —que se parecen a las ramas de un árbol— transmiten la información de una neurona a otra. Si no las usamos, las dendritas pueden llegar a atrofiarse o encogerse, pero cuando las hacemos trabajar de nuevas y creativas maneras, sus conexiones siguen estando activas y transmitiendo información. Básicamente cualquier esfuerzo consciente para hacer trabajar el cerebro puede, en potencia, crear nuevas conexiones neuronales. Y, sorprendentemente, se pueden seguir creando nuevas dendritas aunque las antiguas ya hayan muerto.

Con el paso de los años aprendemos habilidades mentales más complejas, hasta que las hacemos de manera automática, para que la mente pueda realizar determinadas tareas mentales con menos esfuerzo. A medida que ganamos experiencia, nuestra mente es capaz de hacerse una idea de la situación de manera automática sin tener que fijarse en cada pequeño detalle. Eche un vistazo al siguiente párrafo:

> No crea seimrpe lo que etsá lyeedno proque la mnete hmunaa teine un icnreílbe pdoer. Sgeún los ivnestgiadores aacdémiocs, no ipmotra el odren en que se ecsriebn las lteras de una plaabra. Lo ipmortnate es que la prmirea y la útlima ltera se ecnuenrten en el lgaur crroecto.

Probablemente ha entendido el mensaje pese al revoltijo de letras. Nuestra mente ha aprendido a percibir automáticamente el significado de algo, aunque falten detalles o éstos sean erróneos. Los estudios sistemáticos revelan que las personas maduras, sanas y con más experiencia en la vida, evalúan una escena o reconocen un rostro en medio de una multitud mejor y con más rapidez que los jóvenes, que suelen concentrarse en los detalles.

A través de la gimnasia mental podemos poner a punto estas habilidades a cualquier edad. Para maximizar el poder intelectual y ser más ágiles mentalmente, es aconsejable tener en cuenta lo que yo llamo las *Pes y las Ces para agudizar la mente: Presencia, Perseverancia, Cualidades y Curiosidad.*

- *Presencia:* centrarnos en el presente nos permite ser más eficientes al realizar cualquier actividad mental. Para poder vivir en el presente no sólo es esencial ser conscientes de lo que sucede a nuestro alrededor, sino también descartar todo aquello que no es importante.
- *Perseverancia:* seguir haciendo una determinada actividad mental fortalece la capacidad de aprendizaje y la memoria. Si hoy empieza a tomar lecciones de piano, a no ser que las siga tomando durante las próximas semanas y meses, no recibirá los beneficios mentales ni el placer que produce aprender a tocar un instrumento. Si persevera en ello, su memoria aumentará y confiará más en su capacidad cognitiva.
- *Cualidades:* cuando nuestra mente se centra en las cualidades, los detalles y los significados de una nueva información, retenemos ésta durante más tiempo y experimentamos una mayor sensación de controlarla. Este control nos permite organizar la información y mejorar nuestra capacidad de aprendizaje. Si nuestras aficiones y actividades favoritas tienen unas cualidades que valoramos, se vuelven más divertidas y gratificantes. A mucha gente le gusta participar en competiciones, recordando el premio que puede ganar en ellas. Este hecho explica por qué los deportes competitivos son tan excitantes tanto para los participantes como para el público.

- *Curiosidad:* la curiosidad nos permite ensanchar los horizontes mentales. Leer libros y revistas estimulantes, explorar lugares desconocidos y nuevas diversiones, e investigar y hacernos preguntas hará que nuestras facultades mentales se mantengan intactas.

Aplicar las Pes y las Ces nos ayuda a mantener nuestra vida mental activa y al mismo tiempo nos permite desarrollar *resiliencia,* o fuerza moral, la capacidad para recuperarnos de las experiencias negativas. Al ser atrevidos y correr riesgos razonables, explorar nuevas posibilidades y adquirir nuevas habilidades, aprendemos a recuperarnos mejor cuando fracasamos en alguna empresa. Ser capaces de fijarnos y alcanzar nuevas metas nos permite confiar más en nosotros mismos, ser más fuertes y mostrar una actitud más positiva (véase la segunda estrategia).

Arriesgarse demasiado y buscar emociones fuertes es una conducta típica de la adolescencia; al ir madurando con el paso de los años la mayoría de nosotros aprendemos a evitar las actividades peligrosas, con lo que nuestra esperanza de vida se prolonga. El secreto está en encontrar un equilibrio: en vivir nuevas experiencias que nos ensanchen la mente, pero sin excedernos. Las siguientes actividades sirven para conservar la agudeza mental a lo largo de los años.

- *Viajar:* si en las vacaciones tiende a ir a la playa y a echarse en una tumbona, plantéese otra clase de vacaciones, quizá la aventura de viajar a un país que nunca ha visitado o tal vez ir a un balneario donde pueda asistir a clases de yoga y meditación, o a una casa rural. Muchos viajes organizados y cruceros llevan a los viajeros a nuevos y exóticos lugares y enriquecen su experiencia con charlas informativas sobre la región. Elderhostel (*www.elderhostel.org*) es una de las agencias de viajes educativas más importantes del mundo dirigida a personas a partir de cincuenta y cinco años.
- *Sea creativo:* aprender a tocar un instrumento musical o a pintar al óleo pueden ser buenas formas de estimular la parte artística de su cerebro, sobre todo si tiende a ser una persona analítica que hace trabajar el hemisferio izquierdo. Explorar su talento realizando actividades creativas que hagan trabajar el hemisferio derecho

de su cerebro le ayudará a mantener activas las neuronas y posiblemente le protegerá de un futuro deterioro.

- *Plantéese nuevos retos:* lleve su actividad mental al siguiente nivel. Si sólo hace los crucigramas fáciles de los lunes y los martes, intente hacer los más difíciles de los jueves y los viernes. Si es un as componiendo un rompecabezas de quinientas piezas, adquiera uno de mil y póngase manos a la obra.
- *Adquiera un nuevo* hobby*:* tanto si consiste en coleccionar sellos, tejer jerséis, escalar montañas o cocinar platos franceses, implicarse en un nuevo *hobby* es una buenísima forma de ampliar la capacidad mental. Los pasatiempos nos distraen de las preocupaciones de la vida cotidiana y nos permiten sentir que dominamos el área que elegimos aprender. El cerebro de las personas que practican algún *hobby* suele deteriorarse menos con el paso de los años que el de las que emplean su tiempo libre mirando la televisión.
- *Únase a un grupo de estudio o a un club de lectura:* a algunas personas les gusta estudiar por su cuenta, en cambio otras prefieren relacionarse con grupos que se dedican a estudiar los temas que a ellas les interesan. Tanto los clubes de lectura como los grupos de estudio son una popular forma de ensanchar los horizontes mentales y disfrutar de la compañía de otros estudiantes con intereses afines.
- *Vuelva a la universidad:* la mayoría de facultades y universidades imparten clases para los estudiantes de todas las edades que sólo disponen de media jornada. Nuestro Centro sobre el Envejecimiento de la UCLA tiene un programa que permite a las personas mayores asistir como oyentes a las clases. El componente intergeneracional del programa enriquece la experiencia de ambas generaciones: los estudiantes universitarios se benefician de la sabiduría de sus compañeros de más edad, y éstos disfrutan a su vez de la juvenil energía de volver al campus y relacionarse con una nueva generación de veinteañeros.
- *Ejercite su cerebro:* consulte las páginas de Internet, los libros o las revistas con rompecabezas pensados para ejercitar los músculos del cerebro. Haga los ejercicios aeróbicos mentales de este capítulo y también los que se incluyen en el apéndice 2, ya que le per-

mitirán disfrutar de una variedad de rompecabezas y le animarán a resolver más pasatiempos. Disfrute de algunos estimulantes juegos mentales, como el Scrabble o el Trivial, actividades que también pueden convertirse en una divertida forma de pasar el rato con amigos.

Aumente la masa cerebral

Un reciente estudio publicado en la revista *Nature* reveló que tres meses de entrenamiento mental pueden modificar la estructura cerebral y, en esencia, desarrollar la musculatura del cerebro. Después de observar los cerebros de los voluntarios mediante imágenes de resonancia magnética funcional, les enseñaron a hacer juegos malabares: una actividad mentalmente estimulante. Al cabo de tres meses de realizarla, los investigadores volvieron a observar los cerebros de los voluntarios. En esta ocasión las imágenes mostraron un importante aumento del volumen de la sustancia gris: el borde exterior del cerebro que se ocupa del pensamiento y el razonamiento complejo. Las neuronas habían crecido desarrollando unas conexiones más extensas, o bien se habían multiplicado lo suficiente como para formar masa cerebral. Sin embargo, al abandonar los voluntarios el nuevo *hobby*, sus cerebros volvieron a recuperar el tamaño anterior. Podemos desarrollar la musculatura del cerebro al practicar una determinada actividad mental, pero debemos seguir realizándola para no perder sus beneficios.

En el primer estudio de esta clase, nuestro equipo de investigación de la UCLA descubrió que cuando los ejercicios aeróbicos mentales y el entrenamiento memorístico se combinaban con las estrategias básicas de *La Biblia de la larga vida*, no sólo la memoria de los voluntarios aumentaba, sino que además sus cerebros se volvían más eficientes. Estudiamos a un grupo de voluntarios que tenían sólo ligeros problemas con la memoria relacionados con la edad: los típicos olvidos ocasionales de las personas de cuarenta y cincuenta años: ir a una habitación y olvidar la razón por la que habían ido a ella o no poder recordar enseguida una palabra. La mitad del grupo estuvo siguiendo cada día un programa de ejercicios aeróbicos mentales durante veinte minutos

—aprendiendo técnicas mnemotécnicas y resolviendo rompecabezas—, haciendo ejercicio físico y siguiendo una dieta sana. La otra mitad de los voluntarios del estudio sirvieron como grupo de control y no hicieron ningún cambio en sus estilos de vida durante el período de las dos semanas. A todos los voluntarios se les midió la actividad cerebral mediante tomografías por emisión de positrones (PET) antes y después del estudio.

Los que siguieron el programa del estilo de vida sana para la longevidad experimentaron un notable aumento de la eficiencia cerebral en la región frontal del cerebro que controla la memoria utilizada en las tareas de la vida cotidiana o «memoria operativa». La memoria operativa nos permite memorizar una limitada cantidad de información durante un breve tiempo: como cuando recordamos el teléfono que nos da la operadora lo suficiente como para marcar el número.

Al igual que los atletas desarrollan resistencia física y eficacia muscular cuando se preparan en el gimnasio con un entrenador, el estilo de vida sana que llevaron los voluntarios les ayudó a desarrollar una «musculatura cerebral» más eficiente. Los resultados de nuestro estudio sugirieron que al dedicarse a una actividad mental y ejercitar la memoria, el cerebro se vuelve más eficiente: los que siguieron el programa necesitaron utilizar menos energía cerebral y realizaron mejor las tareas mentales.

Algunos de los voluntarios del estudio experimentaron asombrosos resultados. Michele R., una farmacéutica que ya no ejercía, de cuarenta y seis años y madre de tres hijos en edad escolar, admitió tener demasiadas responsabilidades que afrontar. Estaba constantemente llevando a sus hijos en el coche, ofreciendo sus servicios a sus seres queridos e intentando terminar su inacabable lista de tareas y recados. Antes de participar en el estudio de un estilo de vida sana que fomenta la longevidad, había empezado a notar que tenía pequeños olvidos, sobre todo cuando estaba bajo presión o haciendo varias cosas a la vez. La puntuación del test de memoria que realizó indicó que su memoria verbal era la típica de una mujer de su edad: no tan buena como cuando iba al instituto o a la Facultad de Farmacia, pero normal para el grupo de edad al que pertenecía. Cuando realizamos un test para medir el grado de estrés del cerebro —por medio de imágenes de resonancia magnética funcional para controlar la actividad cerebral durante una actividad memorística—, apareció una gran zona del cerebro que trabajaba mucho cuando ella realizaba tareas que exigían memorización.

Después de practicar las técnicas mnemotécnicas de *La Biblia de la larga vida* y de estar ejercitando durante un rato su cerebro con ejercicios aeróbicos mentales cada día, el test que mide el grado de estrés del cerebro mostró que Michele apenas necesitaba usar los centros de la memoria del cerebro para recordar una nueva información y la puntuación de su memoria verbal aumentó un 200 por ciento, una increíble mejora que hizo que su memoria se pareciera más a la de una persona de veinticinco años que a una de cuarenta y seis. Sólo por el hecho de practicar durante dos semanas Michele se había quitado más de veinte años de encima con relación a la edad de su cerebro.

Los mejores ejercicios mentales

La memoria define quiénes somos, ahora y en cualquier momento. También define nuestro futuro, porque si no somos capaces de memorizar, no podemos hacer planes ni ser previsores. Y naturalmente sin memoria es como si no tuviéramos pasado. Para conservar la agilidad mental es necesario tener una buena memoria, la base para cualquier programa que fomente una longevidad de calidad.

> El día que Nancy G. cumplía cuarenta años, al volver a casa después de haber estado trabajando se encontró con el regalo de su marido: una petición de divorcio mecanografiada a la perfección. Nancy no pudo hablar de manera racional del divorcio con su madre, que estaba en las primeras fases de la enfermedad de Alzheimer, y se vio obligada a pasar los siguientes años cuidando de ella y de sus dos hijas adolescentes con el trauma que le causó que su marido se fuera a vivir con su nueva y guapa «amiga». Como tuvo que alargar su jornada laboral y dejar de trabajar a tiempo parcial como profesional de *marketing*, dejó de ir a yoga y a los paseos matutinos que daba con sus amigas.

Nancy estaba demasiado ocupada o agotada para seguir leyendo sus novelas como antes o hacer los crucigramas por la noche, y además ahora parecía que sus hijas necesitaban que las ayudara en sus estudios durante horas. La salud de su madre iba empeorando cada día y su jefe le insistía para que empezara a hacer viajes de trabajo. Y aunque conoció a alguien con el que estaba interesada en salir, incluso esta relación le causaba tensión porque el hombre le pedía constantemente que pasara más tiempo a solas con él.

A causa del estrés Nancy empezó a sufrir jaquecas como cuando iba a la universidad. Pero lo que de veras le preocupaba era lo olvidadiza que se estaba volviendo: se olvidó del nombre de un cliente, de una cita, confundió una reunión de padres de una de sus hijas con otra reunión escolar y cometió otros errores similares. Nancy siempre se había enorgullecido de ser una persona responsable y rápida, pero ahora le estaba entrando el pánico: ¿y si tenía Alzheimer como su madre?

Cuando Nancy llegó a la UCLA en busca de ayuda, se enteró de las estrategias básicas de *La Biblia de la larga vida*. Al cabo de poco de ponerlas en práctica, su capacidad memorística aumentó gracias a unas sencillas técnicas como Observe, Visualice y Asocie, y a algunas otras técnicas mnemotécnicas más avanzadas. Nancy acabó comprendiendo que la genética predice sólo en una tercera parte si alguien sufrirá o no la enfermedad de Alzheimer. Aprendió que podía evitar, y posiblemente prevenir, los síntomas de esta enfermedad, aunque genéticamente fuera proclive a desarrollarla. Empezó a sentirse con más fuerzas para hacerle frente, con lo que su nivel de estrés bajó. Y al bajar su nivel de ansiedad, no sólo mejoró su memoria, sino que además los dolores de cabeza desaparecieron y la mayor energía que experimentó le permitió ocuparse de todos los aspectos de su vida.

Las técnicas mnemotécnicas que enseñé a Nancy son sencillas y fáciles de aprender. Tanto si necesita recordar una lista de la compra, el nombre y el rostro de alguien que acaba de conocer o la altura de los diez edificios más altos del mundo, puede realizar cualquiera de estas tareas con mis tres técnicas mnemotécnicas básicas: Observe, Visualice, Asocie.

Observe le recuerda que debe centrar la atención. La explicación más corriente para la pérdida de memoria es que en primer lugar la información nunca llega a nuestro cerebro porque solemos estar distraídos haciendo varias cosas a la vez. Al recordar que debe centrar su atención, su capacidad memorística aumentará notablemente.

Visualice se refiere a crear —en la imaginación— una fotografía mental o una imagen visual de la información para recordarla. A la mayoría nos resulta más fácil recordar imágenes visuales que otras clases de información.

Asocie significa que necesita asociar las imágenes visuales de una manera significativa. Estas asociaciones son el secreto para recuperar los recuerdos cuando desee hacerlo más tarde.

Si se interesa por lo que está intentando aprender e infunde a la información un significado personal, estas técnicas serán más eficaces aún. Los experimentos con expertos ajedrecistas revelaron que estos profesionales eran capaces de memorizar fácilmente la colocación de las piezas de ajedrez en el tablero cuando se encontraban tal como estaban durante la partida y que en cambio les resultaba casi imposible recordarla cuando las piezas se colocaban al azar. Una de las disposiciones de las piezas en el tablero tenía un significado para los ajedrecistas y en cambio la otra no.

Si yo le presentara a usted brevemente a mi amiga Sylvia en una concurrida fiesta, probablemente olvidaría su nombre. Pero si usted mencionara que le recuerda a una compañera de habitación de la universidad que también se llamaba Sylvia —otorgando un significado personal al nombre de mi amiga—, seguramente recordaría su nombre siempre.

Al unir sus fotografías mentales, crea una detallada historia con una acción. Si una imagen vale mil palabras, una película en tecnicolor valdrá probablemente un millón. Intente memorizar las siguientes ocho palabras utilizando Observe, Visualice, Asocie. Cree ocho imágenes visuales y únalas en una historia.

Silbato
Abuela
Jersey
Malabarista
Cerezas
Ping-pong
Caniches
Pajarita

Intente durante unos momentos inventar una historia con estos elementos antes de seguir leyendo.

Casi todos crearemos una historia distinta. Si a usted le gustan las historias ridículas como a mí, tal vez imagine a una abuelita tocando un silbato mientras teje un jersey. Después le da el jersey a su nieto, que está haciendo malabarismos con tres cerezas. Al caérsele una de las cerezas al suelo, sus caniches dejan de jugar al *ping-pong* para intentar comérselas. Y al observarlos con más atención, el joven descubre que llevan unas pajaritas de color rojo vivo.

Advierta los detalles, la acción y el sentido del humor de mi historia. Todos estos elementos hacen que a mí me resulte más fácil aprender las palabras y recordarlas más tarde. Si prefiere unas historias más lógicas, puede hacer que sea el malabarista el que lleve la pajarita roja y que sea la abuelita la que se coma las cerezas. Esta técnica es ideal para memorizar en la vida cotidiana tareas como hacer la lista de la compra o ir a buscar un paquete a la oficina de correos al salir del trabajo.

Cómo recordar el nombre de una persona

Uno de los problemas que Nancy G. tenía era no recordar a veces el nombre de una persona, y no es la única a la que le ocurre, ya que es uno de los olvidos más comunes a medida que envejecemos. Nancy logró mejorar su capacidad para recordar el nombre de una persona al verla poniendo en práctica una variación de Observe, Visualice y Asocie.

Siempre que conocía a alguien y quería acordarse de su nombre, imaginaba una *fotografía del nombre* (una imagen visual que le recordara el nombre de aquella persona) y una *fotografía del rostro* (una característica facial o corporal) y después usaba «asocie» para unir las dos «fotografías». Cuando conoció a Lucille, su nueva compañera de trabajo, advirtió que el intenso pelo pelirrojo de ésta (fotografía del rostro) le recordaba a Lucille Ball (fotografía del nombre). Para vincular estas dos «fotografías», Nancy se imaginó a Lucille Ball trabajando en el cubículo contiguo al suyo, donde la nueva Lucille iba a trabajar.

Algunos nombres nos evocan de manera automática una imagen visual: si conoce a la señora Romero puede verla sosteniendo una ramita de romero. El señor Herrero podría estar herrando a un caballo. La señorita Lago podría estar nadando en el agua. Otros nombres evocan la imagen de un individuo famoso con el mismo nombre. Puede visualizar al señor Colón lavando la ropa con detergente de esa marca u oteando el horizonte desde una de las carabelas.

Como algunos nombres no evocan fácilmente imágenes mentales, en este caso debe sustituirlos por palabras visualmente evocadoras que suenen como el nombre o que rimen con él. Para acordarse del señor Martínez, visualícelo como un mar de calcetines. Y para no olvidar al señor Rodero, imagíneselo como un rojo cordero.

Intente inventar una imagen visual para cada uno de los siguientes nombres con el fin de crear la «fotografía» del nombre:

> García
> Porriño
> Valdivia

No hay una sola respuesta correcta, pero podría imaginar ver a la señora García garabateando la palabra CIA. Quizás el señor Porriño esté cortando un puerro mientras sostiene en brazos a un niño, y la señora Valdivia está bailando un vals comiéndose una endibia.

Los expertos en memoria revelan sus trucos

Para algunos individuos motivados sus hazañas memorísticas se convierten en un deporte competitivo. Estos expertos en memoria se desafían unos a otros en concursos internacionales y logran memorizar una asombrosa cantidad de números y un montón de banalidades.

Científicos del University College de Londres descubrieron que estos expertos en memoria no son tan diferentes del resto de los mortales. Su coeficiente de inteligencia no es extraordinario y la estructura de su cerebro es muy corriente. Pero lo que sí comparten son las estrategias para realizar estas hazañas memorísticas y cómo funciona su cerebro al ejecutar las tareas mentales. Las estrategias mnemotécnicas activan una red de regiones cerebrales relacionadas con la orientación espacial y la memoria.

Una de las técnicas mnemotécnicas más comunes, llamada Método de la Habitación Romana, consiste en visualizarse recorriendo un itinerario familiar, como una serie de habitaciones de su hogar, y en colocar mentalmente imágenes de los objetos que debe recordar en determinados puntos del itinerario. Y cuando desee recordar los objetos, sólo tiene que volver a recorrerlo. Esta estrategia ya la utilizaban los oradores de la antigua Roma para recordar los puntos más importantes de sus discursos.

Todos podemos convertirnos en expertos en memoria aprendiendo esta técnica. Empiece con su piso o casa y visualícese recorriendo las habitaciones de su vivienda. Deposite mentalmente en cada una el objeto que desee recordar, como un traje azul colgado detrás de la puerta de la entrada, listo para llevarlo al sastre, o la guía telefónica en la encimera del cuarto de baño, abierta por la página en que aparece el número de teléfono de su dentista, al que necesita llamar para concertar una visita. Al cabo de poco sus itinerarios pueden incluir el de su trabajo, el de la casa de su hermana en la playa, y otros similares, hasta que pueda memorizar más información de la que jamás quiso recordar. Quizás haya de titular mi siguiente libro *Cómo olvidar lo que no desea recordar* para ayudar a algunos de mis lectores a formatear el supercargado disco duro de su memoria.

Nunca es demasiado tarde para potenciar la memoria

La madre de Nancy se encontraba ya en las primeras fases de la enfermedad de Alzheimer. Había experimentado una cierta mejora después de medicarse con Aricept y Namenda (véase la octava estrategia), pero aunque tomara estos fármacos no era la misma que varios años atrás.

Nancy había oído que alguno de los ejercicios mentales que había estado practicando podían simplificarse para que su madre los encontrara estimulantes y no demasiado difíciles.

Los estudios recientes sugieren que los que están en la primera fase de la enfermedad de Alzheimer pueden aprender más cosas de las que se creía. El doctor David Loewenstein y sus colegas del Centro Médico Mount Sinai de Miami Beach, en Florida, enseñaron a pacientes con Alzheimer técnicas memorísticas para recordar mejor los nombres y los rostros durante tres meses. Descubrieron que gracias a ello la capacidad de esos pacientes para recordar nombres aumentó un 170 por ciento, y esta mejora se mantuvo durante tres meses. En otro estudio los pacientes aquejados de Alzheimer al seguir un programa de estimulación mental de ocho semanas de duración, combinado con Aricept, un fármaco para combatir la demencia senil, experimentaron una notable mejora en su capacidad retentiva y en sus niveles operativos en general.

Ejercicios aeróbicos mentales

Tanto si usted es un fanático de los rompecabezas o sólo un principiante, he incluido algunos ejercicios aeróbicos mentales para que los practique y pueda pasar al siguiente nivel de dificultad. Mantener la mente activa y atenta es un componente esencial en cualquier programa completo que fomente una longevidad de calidad, así que empiece por el nivel que crea que más se adapta a sus necesidades, tanto si es el fácil, el intermedio o el avanzado.

Los pasatiempos y los rompecabezas mentales suelen activar el *pensamiento lateral,* que significa intentar resolver un problema desde muchos ángulos en lugar de atacarlo de frente. Cuando no logre resolver un rompecabezas, intente pensar «de una forma poco habitual», averigüe si puede encontrar una solución nueva y creativa. Cuando lo haga, no sólo estará reforzando sus neuronas, sino que lo más probable es que además experimente una sensación de gratificación intelectual.

También es buena idea ejercitar el cerebro con un entrenamiento variado. En las personas diestras, el hemisferio derecho del cerebro controla las relaciones espaciales y el izquierdo se especializa en la capacidad verbal y el análisis lógico. Yo he clasificado la mayoría de rompecabezas según el hemisferio que más tiende a activarse cuando se busca la solución. Practique un entrenamiento variado ejercitando ambas partes del cerebro.

Al final de cada sección encontrará las soluciones de los ejercicios. Y si se le ocurre alguna otra clase de solución, por favor comuníquemela en *www.DrGarySmall.com*.

Ejercicios fáciles

1. *Ejercicio de calentamiento.* Pásese la mano que tiende menos a usar a modo de peine por el cabello (p. ej., si es diestro, utilice la izquierda). Advertirá que al principio le cuesta, pero si practica el ejercicio durante varios días, descubrirá que cada vez le resulta más fácil realizarlo.

2. *Rompecabezas numérico fácil.* Rellene el tablero de modo que cada fila, cada columna y cada par de cuadrados de 2 × 2 casillas contengan los números del 1 al 4.

1			
			2
2	1		
	4		

3. *Ejercicio para ambos hemisferios.* Diga «eche» seis veces. ¿Qué beben las vacas?

4. *Ejercicio para el hemisferio izquierdo.* Averigüe cuántas palabras puede componer con las siguientes letras. No puede repetir ninguna letra y todas las palabra deben contener la letra *L*.

| L | I | G | O | B | A | E |

5. *Ejercicio para el hemisferio izquierdo.* ¿Cuántos meses tienen veintiocho días?

6. *Ejercicio para el hemisferio izquierdo.* Las vocales del siguiente refrán se han eliminado y las consonantes se encuentran en el orden correcto, pero se han repartido en grupos de dos a cinco letras. Añada las vocales y descubra cuál es el refrán.

MS   VLSTR   SLQ   ML   CMPÑD

7. *Ejercicio para el hemisferio derecho.* Averigüe qué objeto no hace juego con los otros.

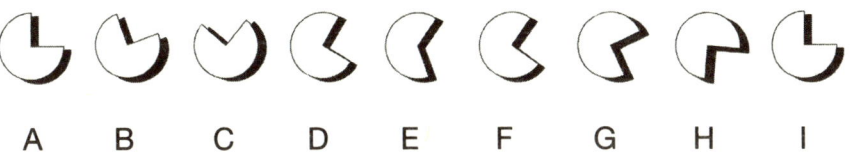

A   B   C   D   E   F   G   H   I

8. *Ejercicio para ambos hemisferios.* Descubra el mensaje que sugiere el siguiente jeroglífico.

Soluciones de los ejercicios fáciles

1. *Ejercicio de calentamiento.* No precisa respuesta.

2. *Rompecabezas numérico fácil.*

1	2	3	4
4	3	1	2
2	1	4	3
3	4	2	1

o

1	2	4	3
4	3	1	2
2	1	3	4
3	4	2	1

3. *Ejercicio para ambos hemisferios.* Las vacas suelen beber agua, a no ser que sean como yo y prefieran el agua mineral con gas. Si ha dicho «leche», necesita bajar el ritmo un poco y centrar su atención.

4. *Ejercicio para el hemisferio izquierdo.* A mí se me han ocurrido las siguientes palabras:
GOL, LIGO, LOBA, LIGA, BOLA, OLA, BALI, BELGA, LAGO, LOGIA, LIBA, LÍO, LEO, LEGA, ÉL.

5. *Ejercicio para el hemisferio derecho.* Todos.

6. *Ejercicio para el hemisferio izquierdo.*
MÁS VALE ESTAR SOLO QUE MAL ACOMPAÑADO.

7. *Ejercicio para el hemisferio derecho.* E (el ángulo es más amplio que el de las otras figuras.

8. *Ejercicio para ambos hemisferios.*
PASE A TRAVÉS

Cuando haya resuelto estos ejercicios, siga haciendo aeróbic con su cerebro intentando resolver los siguientes ejercicios de mayor dificultad.

Ejercicios intermedios

1. *Ejercicio de calentamiento.* Siéntese ante el ordenador e intente utilizar el ratón con la mano que no suele usar. Conéctese a Internet de este modo y descubra si lo hace bien. Es un ejercicio excelente para cualquiera que sufra tendonitis por haber utilizado demasiado el ratón. Practique el ejercicio durante los próximos días para ver si lo maneja con más destreza.

2. *Rompecabezas de letras.* Este pasatiempo mental contiene letras en lugar de números, o sea, que es un poco más difícil. Rellene el tablero de modo que cada fila, cada columna y cada par de cuadrados de 2 × 2 casillas contengan las letras A, B, C y D.

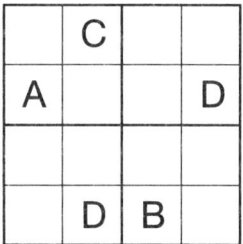

3. *Ejercicio para el hemisferio izquierdo.* Averigüe cuántas palabras puede componer con las siguientes letras. No puede repetir ninguna letra y todas las palabras deben contener la letra «M».

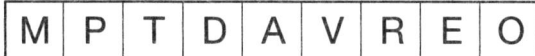

4. *Ejercicio para el hemisferio derecho.* La siguiente disposición de palitos forma seis cuadrados. Intente sacar cuatro palitos para formar dos rectángulos con los que quedan.

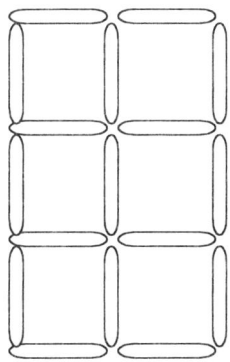

5. *Ejercicio para el hemisferio izquierdo.* Empezando con la palabra MALO, cambie una letra cada vez hasta que le quede la palabra PESA. Cada cambio ha de formar una palabra correcta.

MALO

. . . .

. . . .

. . . .

PESA

6. *Ejercicio para ambos hemisferios.* Cuente la cantidad de «efes» que hay en la siguiente frase:
EL PESCADO FRESCO NOS OFRECE UNA EXCELENTE FUENTE DE OMEGA-3 Y UNA FUENTE DE ANTIOXIDANTES MÁS IMPORTANTE DE LO QUE MUCHOS CREEN.

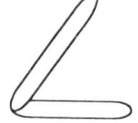 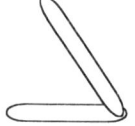

7. *Ejercicio para el hemisferio derecho.* Haciendo un movimiento en una sola dirección, intente formar un triángulo con todos los palitos.

8. *Ejercicio para ambos hemisferios.* Descubra el mensaje que sugiere el siguiente jeroglífico.

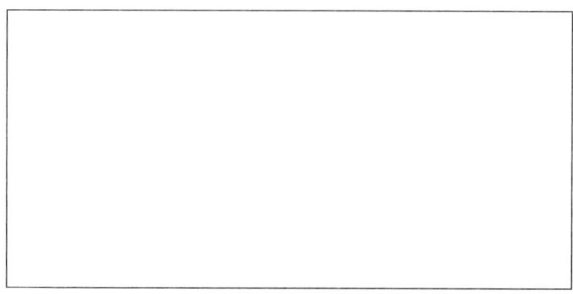

ACUÁTICO

Soluciones de los ejercicios intermedios

1. *Ejercicio de calentamiento.* No precisa respuesta.

2. *Rompecabezas de letras.*

D	C	A	B
A	B	C	D
B	A	D	C
C	D	B	A

3. *Ejercicio para el hemisferio izquierdo.* Aquí tiene algunas de las palabras que he encontrado:

MORA, TEMA, TEMO, MAREO, MAR, MOTA, METRO, AMO, RAMO, ROMA, MATEO, META, MODA, MERO, TOME, TERMO, AMOR, DAME, REMO, REMA, AME.

4. *Ejercicio para el hemisferio derecho.* La siguiente solución contiene un pequeño rectángulo dentro de otro de mayor tamaño.

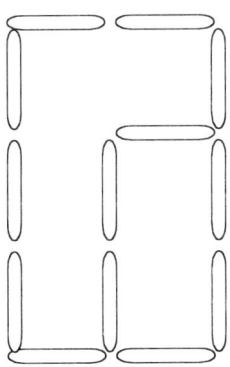

5. *Ejercicio para el hemisferio izquierdo.* MALO, PALO, PELO, PESO, PESA, o MALO, PALO, PASO, PESO, PESA.

6. *Ejercicio para el hemisferio izquierdo.* La respuesta correcta es: cuatro.

7. *Ejercicio para el hemisferio derecho.* Si se acerca lentamente la página al rostro, verá la imagen de un triángulo.

8. *Ejercicio para ambos hemisferios.* SUBACUÁTICO.

Tómese ahora un descanso de dos minutos para relajarse y respire profunda y lentamente, de este modo se preparará para los siguientes pasatiempos mentales.

Ejercicios avanzados

1. *Ejercicio de calentamiento*. Intente dibujar esta figura tridimensional con la mano que menos utiliza:

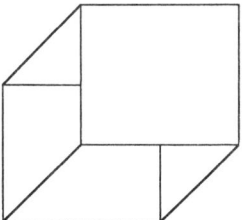

2. *Rompecabezas numérico avanzado*. Este pasatiempo mental es más difícil porque tiene seis números en lugar de cuatro. Rellene el tablero de modo que cada fila, cada columna y cada par de cuadrados de 3 × 2 casillas contengan los números del 1 al 6. A no ser que sea un genio o un autista inteligente, es mejor que lo haga con un lápiz y una goma.

1		2	6		
	5			1	
2	6	4			
				4	6
			1		
5	2			6	3

3. *Ejercicio para ambos hemisferios*. Añada dos líneas para completar la siguiente secuencia.

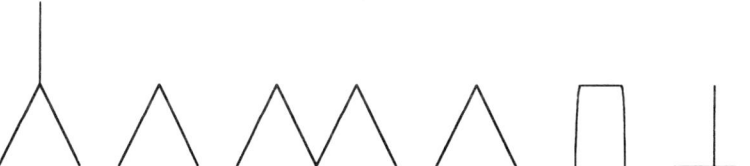

4. *Ejercicio para el hemisferio izquierdo.* ¿Qué palabra no guarda relación con las otras?
MERO   SILURO   PEZ GLOBO   PEZ ÁNGEL

5. *Ejercicio para ambos hemisferios.* Descubra el siguiente mensaje del jeroglífico.

¿Quién falta en la fiesta?

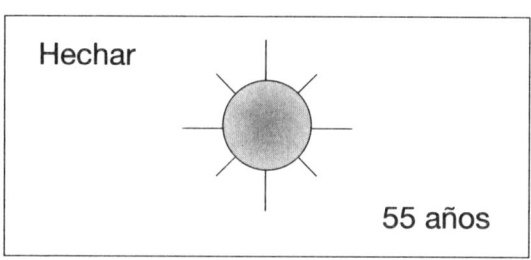

6. *Ejercicio para el hemisferio izquierdo.* ¿Cuántos triángulos de cualquier tamaño contiene la figura?

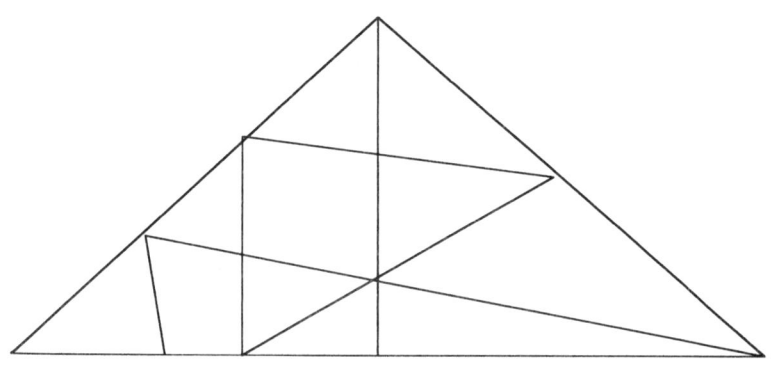

7. *Ejercicio para ambos hemisferios.* Un camión de treinta metros de largo circula a una velocidad de treinta metros por minuto. Ha de cruzar un puente de treinta metros de longitud. ¿Cuánto tiempo tardará en cruzarlo?

8. *Ejercicios aeróbicos mentales a base de sopa de letras.* Encuentre y rodee las palabras del tablero:

L	A	R	P	O	N	I	R	O	S	A
A	L	A	A	E	D	E	D	A	D	O
G	L	T	Z	O	D	I	S	C	O	A
O	A	I	T	N	V	O	R	A	Ñ	O
N	Z	M	E	L	A	S	A	Ñ	A	B
J	E	R	O	G	L	I	F	I	C	O
Ñ	P	O	R	R	O	N	F	L	A	N
A	E	D	E	O	C	A	B	A	T	O
M	S	S	I	C	E	R	E	B	R	O
E	O	O	N	U	M	E	R	O	E	O
L	A	S	A	N	I	M	A	T	I	V

Aprender	Disco	Nata	Peso	Tabaco
Arpón	Flan	Nogal	Pez	Tacaño
Bono	Lasaña	Número	Porrón	Vitamina
Catre	Jeroglífico	Ñame	Reina	
Cerebro	Naif	Olvido	Roma	

Soluciones de los ejercicios avanzados

1. *Ejercicio de calentamiento.* No precisa respuesta.

2. *Rompecabezas numérico avanzado.*

1	3	2	6	5	4
4	5	6	3	1	2
2	6	4	5	3	1
3	1	5	2	4	6
6	4	3	1	2	5
5	2	1	4	6	3

3. *Ejercicio para ambos hemisferios.* Cree una «X» con las dos líneas para completar la secuencia de las letras invertidas.

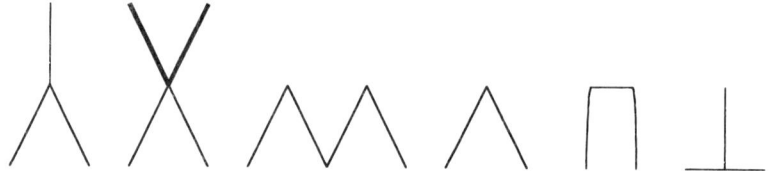

4. *Ejercicio para el hemisferio izquierdo.* El SILURO es el único pez de agua dulce. Todos los otros son peces marinos.

5. *Ejercicio para ambos hemisferios.*
Falta (hechar) **Sol** (astro) **edad** (55 años).

6. *Ejercicio para el hemisferio izquierdo.* Veinticuatro.

7. *Ejercicio para ambos hemisferios.* Dos minutos. Durante el primer minuto el morro del camión cruzará el puente y durante el segundo minuto lo hará el resto del vehículo.

8. *Ejercicios* aeróbicos mentales de sopa de letras.

L	A	R	P	O	N	I	R	O	S	A
A	L	A	A	E	D	E	D	A	D	O
G	L	T	Z	O	D	I	S	C	O	A
O	A	I	T	N	V	O	R	A	Ñ	O
N	Z	M	E	L	A	S	A	Ñ	A	B
J	E	R	O	G	L	I	F	I	C	O
Ñ	P	O	R	R	O	N	F	L	A	N
A	E	D	E	O	C	A	B	A	T	O
M	S	S	I	C	E	R	E	B	R	O
E	O	O	N	U	M	E	R	O	E	O
L	A	S	A	N	I	M	A	T	I	V

Si lo desea, intente encontrar estas otras palabras:

Ala	Faro	Oda	SOS
Aro	Ido	Ola	Tía
Año	Mina	Sal	Zen
Boa	Poni	Sol	

MANTENGA LA MENTE ÁGIL

- Para sacar el mayor provecho de su gimnasia mental aplique las *Pes* y las *Ces* que agilizan la mente: 1) esté presente y concéntrese; 2) persevere en sus acciones para que su mente se vuelva más ágil si cabe; 3) observe las *cualidades* y el significado de las cosas, y 4) hágase siempre *preguntas* para aprender más.
- Pruebe distintas actividades para ensanchar sus horizontes mentales, ya sea viajando a nuevos destinos, aprendiendo a tocar un instrumento musical, recibiendo clases de baile de salón o volviendo a la universidad.
- Aprenda y utilice las tres técnicas mnemotécnicas básicas:
  - Observe: concéntrese en lo que desea recordar.
  - Visualice: imagine una fotografía mental de la información.
  - Asocie: vincule las fotografías mentalmente.
- Practique otras estrategias mnemotécnicas para recordar nombres y rostros.
- Manténgase mentalmente activo por medio de crucigramas, juegos, lecturas y otras actividades estimulantes, pero sobre todo ejercite su cerebro sin estresarlo, encuentre el nivel de dificultad que le estimula sin que le resulte frustrante ni agotador.

SEGUNDA ESTRATEGIA

Mantenga una actitud positiva

Una actitud positiva quizá no resuelva todos nuestros problemas, pero fastidiará lo suficiente a los demás como para que merezca el esfuerzo.

HERM ALBRIGHT

Ha organizado una cena para su nuevo jefe y su esposa y todos los empleados de la oficina van a asistir también a ella. Ha recurrido al mejor servicio de *catering* de la ciudad, su casa está perfecta y su mujer luce un fantástico aspecto. El barman ha sido el único que se ha presentado por el momento y está preparando los cócteles para los invitados que acaban de llegar. ¿Dónde se habrá metido el servicio de *catering*? Su esposa le dice que no se preocupe, que llegará en cualquier momento.

Una hora más tarde, cuando los invitados ya se están empezando a poner nerviosos y su jefe se ríe de la situación, a usted casi le da un ataque al enterarse de que la camioneta del servicio de *catering* se ha averiado y la comida puede que tarde dos horas más en llegar. Su mujer le ofrece una copa y le dice que se relaje, por lo visto tiene la situación bajo control.

Su esposa se dirige tranquilamente a la cocina, preguntándose: «¿Qué es lo que X#@!?$* voy a hacer ahora?» La mujer del jefe la sigue y le comenta que ha oído por casualidad lo que ha ocurrido y que quiere echarle una mano. Sacan de la despensa varias cajas de tallarines y cogen ajos tiernos, mantequilla y langostinos congelados. Otras dos mujeres se les unen y se ponen a cortar los tomates para preparar la *bruschetta* y cubrir las galletas saladas con esta sabrosa salsa para servirlas como entremés. El barman les trae a las improvisadas cocineras una botella de vino y varios vasos y ellas se lo pasan fenomenal preparando la cena.

Más tarde usted se descubre en la mesa comiendo el delicioso plato de pasta que su mujer ha improvisado, su jefe hace un brindis dedicándolo a los anfitriones y todo el mundo «parece» estárselo pasando la mar de bien, pero usted «sabe» que sólo están fingiendo para intentar inútilmente no herir sus sentimientos a causa de su estrepitoso fracaso. ¡Ese servicio de *catering* se va a enterar!

El lunes entra avergonzado a la oficina evitando mantener contacto visual con los demás, sobre todo con su jefe: después del fracaso de la cena tal vez tenga que despedirse de su despacho del rincón. Pero el jefe le sigue por el pasillo y le palmea la espalda diciéndole: «¡Qué noche! ¡Y su mujer es increíble! La comida estuvo deliciosa». Usted se lo queda mirando boquiabierto. Él prosigue efusivamente: «Realmente le admiro, porque es un tipo que sabe sacar el mayor partido de una situación difícil, ¡como cuando el servicio de *catering* le falla al ir a cenar su nuevo jefe a su casa! Sé que va a llegar muy alto en esta compañía».

He aquí un pensamiento alentador: la ciencia muestra que mantener una actitud positiva nos ayuda a estar sanos y a vivir más años. Un reciente estudio de la Clínica Mayo ha descubierto que los individuos que sacan una alta puntuación en optimismo al hacer el test del MMPI (Inventario de personalidad multifásica de Minnesota) tienden a vivir un 50 por ciento más durante los siguientes treinta años que los pesimistas. Estos optimistas analizados también demostraron tener menos problemas físicos y emocionales, estar menos limitados por el dolor, gozar de unos niveles más altos de energía y ser en general más felices y tranquilos.

Los factores estresantes de la vida cotidiana procedentes del trabajo, la familia, los problemas de salud, los compromisos sociales y las innumerables otras situaciones pueden hacer que nos resulte difícil mantener una actitud optimista, y muchos otros factores contribuyen a que tendamos al optimismo o al pesimismo. Los genes desempeñan un papel en ello, pero también lo hacen las experiencias de la temprana infancia, el origen familiar, la autoestima y el grado de espiritualidad de uno; todas estas influencias afectan a nuestra capacidad para pensar de manera positiva. Sin embargo, en la búsqueda de una longevidad de calidad es posible entrenarnos para ver el vaso medio *lleno* en lugar de medio vacío. Mantener una actitud positiva, al igual que cualquier otra habilidad, es algo que puede aprenderse.

Los optimistas ganan el juego de la longevidad

Los que piensan de manera positiva suelen evitar caer en depresiones, un trastorno conocido por acortar la vida, sobre todo cuando no se trata adecuadamente. Los optimistas también tienden a recurrir a la ayuda médica en el momento adecuado porque prevén que pueden mejorar o prevenir sus problemas de salud. Los investigadores del Aarhus University Hospital de Dinamarca consideraron otro posible mecanismo en la conexión que existe entre los pensamientos positivos y la salud: el sistema inmunológico, los medios del cuerpo para combatir las infecciones. Al observar más de trescientos voluntarios de setenta a ochenta y cinco años, los investigadores descubrieron en los que tenían continuamente pensamientos negativos una cantidad más elevada de leucocitos, como si sus cuerpos estuvieran intentando combatir una enfermedad. Este hallazgo sugiere que la negatividad tiene un efecto adverso sobre la salud al estimular una respuesta fisiológica.

La gente con una actitud positiva suele también sentirse satisfecha con su vida y la satisfacción personal se ha relacionado con una mayor esperanza de vida. Científicos de Finlandia estudiaron el impacto que ejercía la sensación de bienestar y felicidad sobre la longevidad y descubrieron que las personas satisfechas tendían el doble a vivir veinte años más que las que afirmaban sentirse insatisfechas.

Los que tienen en general una actitud positiva hacia el envejecimiento viven más que los que no la tienen. La doctora Becca Levy y sus colegas de la Universidad de Yale analizaron cómo influía la actitud sobre la esperanza de vida en un estudio realizado con más de setecientos voluntarios a lo largo de dos décadas. Descubrieron que las personas mayores que veían el envejecimiento con una actitud positiva, vivían siete años y medio más que las que lo veían como una experiencia negativa. Si prevé un futuro lleno de vitalidad, saludable y satisfactorio, esta percepción puede acabar haciéndose realidad.

En busca de la felicidad

Algunos científicos creen que nuestro cerebro está configurado de tal modo que determina lo felices que tenderemos a ser en la vida. El doctor Richard Davidson y sus colegas de la Universidad de Wisconsin han descubierto una zona de la parte frontal del cerebro que controla los sentimientos positivos, el optimismo y la felicidad. Su grupo de científicos estudió una de las series de emociones más positivas que existen: los sentimientos de una madre hacia su recién nacido. Al observar las imágenes cerebrales obtenidas mediante resonancia magnética, descubrieron que cuando las madres miraban las fotografías de sus bebés su actividad cerebral aumentaba espectacularmente en esta región frontal del cerebro, comparada con la actividad cerebral de las que contemplaban fotos de bebés ajenos.

La investigación también mostró que las personas alegres comparten ciertos hábitos y rasgos de personalidad, ya que en general en las personas optimistas la felicidad está relacionada con un tipo de personalidad que enfatiza la independencia, la autoestima, la eficiencia y las relaciones cercanas.

Por suerte, aunque la configuración del cerebro nos predisponga a la alegría, nuestra felicidad depende en gran parte de nosotros mismos. Aunque haya quienes la busquen a través de lujosas vacaciones, costosos coches, joyas y otros objetos materiales, el placer que producen estas superficiales gratificaciones es muy efímero. La satisfacción duradera procede más bien de mantener relaciones sanas con los demás y de alcanzar logros significativos.

Irónicamente, una tragedia o una pérdida puede a veces conducirnos a una felicidad duradera. Mucha gente que sobrevivió a los atentados del 11-S y que al principio se quedó destrozada al experimentar personalmente la destrucción sufrida acabó obteniendo una perspectiva más clara de lo que era realmente importante en sus vidas: la familia, los amigos y tener un propósito vital. A través de la adversidad solemos adquirir más conciencia de nuestro instinto de supervivencia, capacidad de recuperación, fuerza emocional y poder tanto para ayudar a los demás como para ser ayudados. No hay nadie que se libre de las desgracias de la vida, pero gracias a la adversidad aprendemos a fijarnos en las pequeñas cosas que habíamos dejado de apreciar y a veces adquirimos nuevas perspectivas y una visión positiva del futuro.

El doctor Ronnie Janoff-Bulman y sus colegas de la Universidad de Massachusetts estudiaron cómo los sucesos profundos de la vida —tanto positivos como negativos— influyen en nuestra capacidad para gozar de una felicidad y plenitud duraderas. Compararon el bienestar de dos grupos: el de los que habían ganado la lotería y el de los que de pronto se habían quedado paralíticos. Aunque los que habían ganado la lotería se sentían al principio eufóricos por su nueva situación económica, a la larga muchos no fueron más felices que los que habían sufrido un accidente, en parte porque los placeres normales de la vida cotidiana palidecían ahora al compararlos con la excitación de haber ganado el «gordo». En cambio, muchos de los que se habían quedado paralíticos aprendieron a adaptarse a su nueva incapacidad y acabaron apreciando más los pequeños placeres y logros de la vida cotidiana, comparados con los nuevos ricos del estudio.

La longevidad a través de la espiritualidad

A lo largo de la historia las distintas formas de espiritualidad y las religiones han sido para la gente una manera de adquirir una actitud más positiva y de encontrar un sentido más profundo a la vida. Aunque las religiones establecidas ejerzan una importante influencia en la vida de muchas personas de todo el mundo, la espiritualidad es un concepto muy amplio que no tiene por qué estar relacionado con un determinado credo o forma de culto. Algunas personas satisfacen sus necesidades espirituales con la meditación, la música o el arte, y otras en cambio buscan la armonía en la naturaleza o el universo. Sea cual sea la forma que adquiera su expresión espiritual, no sólo le ayudará a sentirse más seguro y a manejar mejor el estrés, sino que también aumentará su esperanza de vida.

Varios estudios científicos han descubierto que ir a una iglesia con regularidad va asociado a una vida más larga. Un estudio reciente ha revelado que visitar un templo una vez a la semana aumenta la esperanza de vida en siete años por término medio. Los científicos han descubierto que esta conexión entre visitar una iglesia y la longevidad se mantenía incluso sin las influencias del apoyo social ni del saludable estilo de vida ligados a las religiones establecidas.

Hay quienes creen que la fe que han depositado en un poder más elevado los mantiene sanos y les cura las enfermedades. El doctor Kenneth Pargament y sus colegas de la Bowling Green State University de Ohio estudiaron a unos seiscientos pacientes hospitalizados y descubrieron que los que creían en Dios tenían un índice inferior de mortalidad de un 30 por cierto comparados con los que creían que Dios los había abandonado. Sin embargo, no todos los estudios demuestran una conexión entre la fe y la salud. Por ejemplo, no se ha podido demostrar que la fe nos ayude a recuperar de una seria lesión o de una grave enfermedad, ni que haya ralentizado el crecimiento de las células cancerígenas. Pero en cambio sí que nos ayuda a afrontar una lesión o enfermedad al hacer que aceptemos la fragilidad de la condición humana.

Aunque los estudios científicos no han confirmado definitivamente que la fe cure, muchas personas al sufrir una crisis o una enfermedad que está más allá de su control descubren que la oración les ayuda a afrontarla, y las investigaciones realizadas apuntan a que también produce otros beneficios para la salud. El doctor Harold Koenig y sus colegas de la Universidad de Duke entrevistaron a más de ochocientos pacientes hospitalizados y descubrieron que los que tenían creencias religiosas o espirituales gozaban de un mejor apoyo social, sufrían menos depresiones y tenían una función cognitiva más elevada.

Los cánticos y las oraciones típicos de las religiones comparten muchas de las cualidades mentales y fisiológicas de la meditación y los científicos han citado la práctica de ésta para explicar cómo la fe y la religión ayudan a curar nuestro cuerpo. La investigación ha demostrado que la meditación modifica positivamente la actividad cerebral, la función inmunológica y la respuesta del cuerpo al estrés, y también que disminuye la frecuencia cardíaca y la tensión arterial. Además nos ayuda a alcanzar un estado de plena conciencia que nos permite estar más presentes y percibir lo que está ocurriendo a nuestro alrededor. Lo cual suele hacer que tengamos una actitud más positiva, sobre todo a quienes se distraen fácilmente o suelen hacer varias cosas a la vez.

La medicina convencional está reconociendo la importancia de la interacción entre la espiritualidad y la salud. Los neurocientíficos han conseguido localizar determinadas áreas del cerebro que se activan cuando la gente reza. Se ha descubierto que el estado meditativo típico de una intensa oración hace descender la tensión arterial y la frecuencia cardíaca, con lo que se reduce la respuesta del cuerpo al estrés (véase la cuarta estrategia). En la actualidad dos de cada tres facultades de medicina ofrecen cursos sobre espiritualidad. Algunos estudiantes de medicina acompañan a los sacerdotes de los hospitales en sus rondas para aprender de primera mano cómo la religión ayuda a los que sufren una enfermedad física.

La confianza en uno mismo favorece la longevidad

Tener una actitud positiva suele aumentar la autoestima porque nos hace creer que podemos resolver los problemas y ejercer un control tanto sobre el entorno como sobre nosotros mismos. En el Estudio MacArthur los investigadores descubrieron que los voluntarios del estudio con una alta puntuación en el test sobre la confianza en sí mismos creían que podían mejorar y conservar su capacidad memorística. La confianza en uno mismo iba ligada a una mayor actividad física y fuerza interior. Las personas mayores del estudio que lograron superar los retos y resolver los problemas confiaban mucho más en su capacidad para vivir independientemente, al margen de cuál fuera su capacidad real. Estas ideas positivas sobre sí mismas mejoraban en gran medida la cualidad de su vida.

La confianza en uno mismo y la autoestima son los rasgos característicos que se forman a una edad temprana, en las primeras etapas del desarrollo. Nuestro sentido del yo está influido por las experiencias de la infancia. A una temprana edad empezamos a compararnos con los demás. Quizás en aquella época creíamos ser más fuertes, altos, guapos o listos que los otros niños del parque, pero tal vez ellos tenían unos abuelos que los adoraban más, o eran mejores jugando a balonmano o tenían unos rizos más largos. Esta clase de comparaciones competitivas de nuestros propios atributos con los de los demás pueden aumentar o debilitar la autoestima. Los insultos de nuestros padres o incluso un comentario negativo hecho en el momento o el lugar equivocado pueden erosionar nuestra confianza; en cambio, los éxitos alcanzados o el aliento recibido de nuestros padres en una edad temprana pueden configurar positivamente la imagen que tendremos de nosotros mismos en el futuro.

La autoestima afecta a casi cada aspecto de la vida. Cuando nos sentimos bien con nosotros mismos, mantenemos unas relaciones más satisfactorias, tenemos una mayor capacidad de recuperación, nos sentimos más optimistas y hacemos frente a las adversidades con más eficacia. Por desgracia, con demasiada frecuencia la gente basa gran parte de su autoestima en el aspecto físico y en el dinero, en lugar de fijarse en los valores, los rasgos de la personalidad, la integridad y la propia conducta. Sin duda vivir un estilo de vida que fomenta una longevidad de calidad —una dieta sana, poco estrés y una buena forma física— nos ayuda no sólo a sentirnos más jóvenes, sino también a estarlo.

Pero a veces es difícil vivir a la altura de las imágenes perfectas obsesionadas con la juventud con las que las revistas, la televisión y las películas nos bombardean. Algo que se va convirtiendo en un reto cada vez mayor a medida que envejecemos. Aunque nadie pueda detener el paso del tiempo, con las medidas preventivas y los tratamientos médicos más recientes, podemos quitarnos años de encima (véase la octava estrategia). Las personas mayores a veces se quejan de que se sienten invisibles o de que nadie las tiene en cuenta, como si «fueran transparentes». Cuanto más pronto nos desprendamos del deseo de encajar con una imagen idealizada, poco realista y normalmente inalcanzable «de supermodelo/superrico», más sanos estaremos física y emocionalmente y mayor será nuestra autoestima.

Incremente su autoestima

Cualquier persona que haya pasado por una temporada de baja autoestima sabe que este estado fomenta una actitud negativa. Los siguientes ejercicios sencillos le ayudarán a adoptar una actitud positiva y una perspectiva más clara de las ideas negativas que pueda tener sobre sí mismo.

Haga lo que deba hacer

Hacer que sus actos coincidan con sus creencias es un gran potenciador de la autoestima. Intente lo máximo posible decidir y actuar de acuerdo con su escala de valores. Ayude con un pequeño acto de bondad a un desconocido o a un ser querido, haga una donación a una sociedad benéfica o luche quizá por una buena causa. Ayudar a los demás y apoyar las causas en las que creemos nos hace sentir bien.

Ejercicio del crítico interior y de las refutaciones

La siguiente tabla se compone de dos columnas: el crítico interior y las refutaciones. Escriba debajo del «crítico interior» tres ejemplos que ilustren cómo se critica a sí mismo. Escriba a continuación al lado de cada crítica varias refutaciones. Por ejemplo, tal vez ponga que no es demasiado bueno en su trabajo porque no ha obtenido el ascenso que deseaba y últimamente no se ha estado entregando por completo a él. En la columna de las refutaciones puede cuestionar esta idea negativa escribiendo sus logros profesionales, lo que más le gusta de su trabajo y el reconocimiento que ha recibido en el pasado de su jefe y sus compañeros. Cuando recuerde sus logros profesionales, los aspectos de su trabajo que más le gustan y el gran respeto que sus compañeros le tienen, quizá descubra que sus ideas críticas no son más que una distorsión de la realidad.

> ### EJERCICIO DEL CRÍTICO INTERIOR Y DE LAS REFUTACIONES
>
> En la columna de la izquierda escriba tres ejemplos de ideas negativas que tenga sobre sí mismo y refute a continuación cada una de ellas en la columna de la derecha.
>
> | Crítico interior | Refutaciones |
> |---|---|
> | 1._____ | 1._____ |
> | 2._____ | 2._____ |
> | 3._____ | 3._____ |

Beba del vaso medio lleno

Algunas personas se dejan envolver más que otras por la tristeza, las preocupaciones y los pensamientos negativos. Al imaginar siempre lo peor, algunas de ellas no sólo se preocupan por las posibles decepciones que puedan tener en el futuro, sino que además hacen que se cumplan. Si creemos que por más que nos esforcemos no lograremos alcanzar nuestras metas, si raras veces nos arriesgamos y no actuamos con convicción, estaremos reduciendo nuestras oportunidades para conseguirlo.

Los pensamientos y los sentimientos negativos pueden llevarnos con el tiempo a caer en una depresión. En estos casos la psicoterapia o una medicación adecuada, o ambas cosas a la vez, suelen ser de ayuda, y para la mayoría de nosotros ese estado, causado por una decepción, una oportunidad perdida o un fracaso, sólo es temporal. Sin embargo, hay algunas personas que cuando se deprimen caen en un círculo vicioso de pensamientos negativos. Se aíslan del mundo exterior y no hacen más que prever fracasos y decepciones, hasta el punto de dejar de interesarse por la familia, los amigos, las aficiones y el trabajo. Esta clase de personas necesitan sin duda recurrir al tratamiento de un profesional.

Jim S., de cincuenta y siete años, un abogado de éxito, era respetado por sus colegas y conocido por los difíciles casos que resolvía. Aunque disfrutaba de veras ayudando a sus clientes cuando más le necesitaban, su «trabajo diario» le estaba empezando a aburrir un poco. Siempre le habían gustado los nuevos retos y estaba buscando una forma de ser más creativo. Después de que le pidieran que escribiese un par de artículos para una publicación especializada, descubrió que este trabajo le resultaba muy creativo. Y además era mucho más ameno que las tediosas jergas legales de los casos que llevaba. Una noche conoció en una cena a una agente literaria que le propuso escribir un libro con algunos de los casos judiciales más notables que había llevado.

Jim se sintió muy orgulloso por esta propuesta y empezó a dedicarse a escribir el libro por las noches. Fantaseaba con pedir una excedencia en el trabajo para dedicarse de lleno a su carrera literaria: después de que este primer libro se convirtiera en un *best seller*, quizás intentaría escribir una novela de misterio. Después de todo, John Grisham había ejercido la abogacía antes de convertirse en escritor y sus libros ¡acabaron llevándose a la gran pantalla! Cuanto más se dedicaba a escribir el libro que le habían propuesto, menos disfrutaba con su trabajo de abogado.

Jim logró por fin terminarlo y esperó ansiosamente la respuesta de la agente literaria. Cuando ella le llamó, le dijo que el libro le había encantado y que lo había enviado a una docena de editores de Nueva York. Jim ya se imaginaba viajando por todo el país para promocionar el libro, apareciendo en los programas de entrevistas matinales y firmando libros. Quizás acabase dejando incluso su trabajo de abogado y estaba seguro de que no iba a echar en falta la presión a que lo sometían ni la gran cantidad de horas que le exigían.

Aunque un par de editores expresaron un cierto interés inicial por su libro, no le hicieron ninguna oferta en firme, sólo recibió cartas en las que le decían que ya había demasiados libros publicados sobre el tema. Un editor le sugirió que si sus casos se centraran en figuras políticas, tal vez fuera interesante, ya que el próximo año iban a ampliar la selección de libros sobre este tema. Su agente literaria le animó a reescribir el libro para darle este giro político.

Jim al principio aceptó hacerlo, pero cada vez que se sentaba para volver a escribirlo, se sentía abrumado y frustrado. Era un crítico muy severo consigo mismo: en cuanto escribía algo, volvía a leerlo y lo acababa tachando. La «excitación» que había sentido inicialmente cuando le propusieron que escribiera el libro se había esfumado y transformado en una pesadilla. No podía concentrarse en el libro y siempre lo dejaba para más tarde. Al final admitió que nunca iba a escribirlo.

Jim se sintió humillado por haberse dejado llevar por sus fantasías de convertirse en un escritor famoso. Se había distraído de su trabajo y ahora, aunque intentó volver a concentrarse en él, le parecía más aburrido incluso que antes.

Y lo peor de todo era que ya no sólo no confiaba en triunfar como escritor, sino tampoco como abogado. Si su oportunidad para convertirse en un famoso escritor se había desvanecido con tanta rapidez, quizá también iba a perder su próximo caso. Al cabo de poco su pesimismo acabó tiñendo todo cuanto hacía: si su mujer planeaba un picnic para el fin de semana, él pensaba que iba a llover. Si tenía una cita al otro lado de la ciudad, se preocupaba pensando que el tráfico le haría llegar tarde. Se sentía ansioso, se alteraba fácilmente y no dormía bien. Su esposa, que estaba cada vez más preocupada porque creía que él estaba cayendo en una depresión, le presionó para que pidiera ayuda a un profesional.

Después de dos meses de psicoterapia, Jim pudo ver algunas cosas sobre su negatividad y pesimismo. Comprendió que la reacción que había tenido al dejar de escribir el libro se parecía a su forma de reaccionar ante las decepciones e inseguridades cuando era niño. Para evitar sufrir cualquier otro fracaso, veía el futuro con una actitud negativa, el único modo de no tener ninguna decepcionante sorpresa.

Para ayudarle a recuperar el optimismo, el terapeuta le sugirió que volviera a concentrarse en su «trabajo diario». Le ayudó a aprender a redescubrir lo que al principio le gustaba tanto de su trabajo de abogado. Jim también decidió apuntarse a una actividad estimulante que había dejado muchos años atrás: volvió a asistir a clases de arte. Descubrió que la pintura le permitía expresar su aspecto creativo sin estrés y sin tener que intentar que le publicaran el libro. Su mujer y sus amigos le dijeron que los cuadros que pintaba eran muy buenos. Jim también estaba empezando a pensar lo mismo. Ahora que caía en la cuenta... quizás una de las galerías de su barrio estaría interesada en exhibir sus primeros cuadros al óleo. Recordó que Matisse, antes de convertirse en un famoso artista, había sido abogado.

Un reciente estudio llevado a cabo por la Universidad Wake Forest reveló que cuando intentamos experimentar alegría y felicidad, el esfuerzo merece la pena. El doctor Will Fleeson y sus colegas descubrieron que los voluntarios del estudio se sentían en realidad más felices cuando más extrovertidos se «mostraban» —cantando en voz alta, acercándose a alguien para charlar o siendo más asertivos y vitales— y que los demás también los percibían como unas personas más felices.

Los psicoterapeutas utilizan varios métodos para ayudar a los pacientes a minimizar los pensamientos negativos. En la *terapia cognitiva* la negatividad se ve como el resultado de suposiciones y pensamientos negativos. A los pacientes se les enseña a reconocer sus habituales pensamientos negativos y a aprender a abandonar este hábito.

Al aprender nuevas habilidades cognitivas las personas pesimistas pueden volverse más optimistas. Los doctores Martin Seligman, Albert Ellis y otros colaboradores han descrito métodos cognitivos sistemáticos para aprender a ser optimistas: en general consisten en centrarnos primero en cómo una determinada situación nos produce una sensación negativa. Aprendemos a reconocer las suposiciones que hacemos sobre esas sensaciones y las consecuencias y los resultados que nuestras respuestas a ellas crean. Por ejemplo, su jefe elige a otro ejecutivo para que se ocupe de un nuevo negocio. Usted se siente enseguida dolido y rechazado y asume que está a punto de despedirle. Al teñir su estado de ánimo y actitud con esta suposición infundada y negativa, rinde menos en el trabajo. Su jefe le dice que vaya a verle al día siguiente a su despacho porque quiere «hablar» con usted. Y usted se pasa la noche en blanco preocupado por si le despedirá mañana cuando vaya a verlo, pero en realidad lo que su jefe planea es confiarle otro nuevo negocio, posiblemente uno que a usted le parecerá incluso mejor que el otro.

No son sólo los acontecimientos los que evocan sensaciones en nuestro interior, sino también las suposiciones que nos hacemos sobre ellos. «Me siento fatal por haber llegado tarde a la cita de nuevo *y* sé que ella no querrá volver a salir conmigo nunca más.» Para romper los hábitos y los resultados negativos hemos de cuestionarnos esas suposiciones y evitar sobre todo la tendencia a generalizar los pensamientos negativos. Si ha cometido un error en el trabajo, no significa que su empleo corra peligro por ello; si ha recibido una sola citación de tráfico, no quiere decir que vayan a retirarle el carné de conducir; y una pequeña pelea con su pareja no tiene por qué acabar en un divorcio. Si suele pensar de esta forma tan negativa, recuerde los logros que ha alcanzado a lo largo de los años, su impecable récord de conductor o los lazos de amor y confianza que mantiene con su pareja; ello le ayudará a ver con objetividad esos pensamientos negativos.

Es posible observar desde una cierta distancia nuestras preocupaciones, ansiedades y miedos antes de que nos suman en un círculo vicioso de pensamientos negativos. El siguiente ejercicio puede serle útil.

Al hacer el ejercicio, concéntrese sólo en una sensación o situación cada vez y luego repita el ejercicio con los otros problemas que tenga. Después de llevarlo a cabo, si habla del proceso con un amigo, con su pareja o con una persona que le escuche con empatía, verá la situación incluso con más claridad si cabe.

> **EJERCICIO PARA MANTENER UNA ACTITUD POSITIVA**
>
> 1. Piense en una situación que le produzca ansiedad o miedo. Empiece con algo sencillo y cotidiano, como la discusión mantenida con un amigo, el miedo a perder un objeto o quizás a llegar tarde al trabajo. Imagine el posible resultado de la situación, como una sensación de dolor, ira, culpabilidad, tristeza...
> 2. Mientras piensa en la situación y en su posible resultado, concéntrese en la respiración. Respire de manera honda y lenta. Al concentrarse en su respiración rítmica, sienta que se va relajando física y mentalmente.
> 3. Siga respirando mientras piensa en la situación temida e intente verla con más objetividad. Con todos los buenos momentos que ha pasado con su amigo, es muy poco probable que su amistad se rompa por una simple discusión. Seguramente encontrará el objeto que ha perdido o podrá reemplazarlo por otro. Intentar ver la situación con objetividad, aprender a relajarse y observar las preocupaciones con una cierta distancia le permite adquirir de nuevo una actitud positiva con más rapidez.

Perdone y olvide

La capacidad de desprendernos de los malos sentimientos y dar la otra mejilla reduce los niveles de estrés y fomenta una actitud positiva. El doctor Neal Krause de la Universidad de Michigan descubrió que las personas que perdonan fácilmente a los demás experimentan un mayor bienestar psicológico y menos depresiones que las rencorosas. La próxima vez que alguien se porte mal y usted se enoje con esa persona intente escribirle una carta sincera, pero cuando la haya terminado, déjela para el día siguiente. Al leerla por la mañana, después de haber descansado por la noche, dispondrá de una nueva dosis de objetividad que le ayudará a distanciarse de los pensamientos negativos, posiblemente lo suficiente como para que ya no necesite enviarle la carta.

Muchas veces seguimos aún enojados después de habernos peleado con alguien y de haber olvidado los detalles de la pelea. Es una situación que suele darse entre las parejas, entre los viejos amigos o socios y entre los miembros de una familia. La próxima vez que le cueste perdonar a alguien, aunque le gustase hacerlo, tenga en cuenta que con el tiempo, probablemente, ya no se acordará de por qué se peleó con esa persona. Esta táctica suele ayudarnos a dejar de estar enojados. Intentar también comprender lo que la otra persona está sintiendo —culpabilidad, vergüenza, frustración o cualquier otro sentimiento— le ayudará a ponerse en su piel y a perdonarla con más rapidez (véase la tercera estrategia).

A veces también hemos de perdonarnos a nosotros mismos. Seguir sintiendo remordimientos o culpabilidad por los errores pasados pocas veces resuelve los problemas ni nos hace sentir mejor. Aprender a perdonarnos a nosotros mismos y a olvidar nuestros errores nos permite aprender de ellos y seguir adelante.

MANTENER UNA ACTITUD POSITIVA FOMENTA UNA LONGEVIDAD DE CALIDAD

- Intente ser extrovertido y vital: la felicidad es contagiosa.
- Perdónese y perdone a los demás: desprenderse del rencor reduce el nivel de estrés y favorece una actitud positiva.
- Potencie su autoestima tomando decisiones éticas. Tener presente sus logros y éxitos le ayudará a refutar las afirmaciones de su crítico interior.
- Si aún no lleva una vida espiritual o religiosa activa, considere hacerlo a través de la meditación, la religión, buscando la armonía en la naturaleza o de cualquier otra forma.
- Aprenda a ser optimista por medio de unos métodos sencillos y sistemáticos. Reconozca qué es lo que le produce la negatividad y cuestiónese cualquier suposición negativa que se apresure a hacer.
- Evite los pensamientos pesimistas centrándose en sus virtudes y fijándose unas metas razonables.
- No sea un solitario, pida a los demás que le apoyen y recurra a la ayuda de un profesional si es necesario.

TERCERA ESTRATEGIA
Cultive relaciones sanas y estrechas

La amistad nace en el momento en que una persona le confiesa a otra: «¡Qué me dices! ¿Tú también? Creía que sólo me pasaba a mí».

C. S. Lewis

Shirley I. se había por fin tomado las tan anheladas vacaciones de sus pacientes, hija, novio, padres y amigas. Una experta psicóloga la reemplazaría en su trabajo y su hija sabía cómo ponerse en contacto con ella en caso de cualquier emergencia. Aquella semana iba a dedicarla exclusivamente a relajarse en su balneario favorito, a ponerse al día con sus lecturas y a no responder a nadie acerca de nada. Aquella mañana les advirtió a todos: «Si no es un asunto de vida o muerte, no me llaméis, ¡no quiero hablar con nadie durante siete días!» En cuanto llegó al balneario, Shirley apagó el móvil, lo guardó y se parapetó tras sus enormes gafas de sol mientras se tumbaba junto a la piscina con una novela en las manos.

«¡Hola! ¿Están libres estas tumbonas?» Shirley al levantar la vista vio a dos mujeres jóvenes. «Sí, por supuesto», les respondió y luego retomó la lectura mientras las jóvenes extendían sus toallas sobre las tumbonas que había junto a la suya y se ponían a charlar al tiempo que pedían unas bebidas al camarero que en aquel momento pasaba por allí, se embadurnaban la una a la otra la espalda con crema solar y sacaban unos libros de sus respectivos bolsos. Shirley se fijó en el libro de la mujer rubia y le comentó:

«Yo ya lo he leído. Me encantó».«¿Ah sí? —le respondió sonriendo la mujer rubia—. ¡Me alegro! Odio ir de viaje sin un buen libro.» «¡Yo también! —le repuso Shirley enderezándose en la tumbona—. Tenía tantas ganas de irme de viaje sola una semana que me he llevado seis libros por si no me gustaba ninguno.» Las tres mujeres se echaron a reír. «Por eso me gusta tanto este lugar, porque en él puedo relajarme y estar sola. Estoy tan cansada de ocuparme de las personas que hay en mi vida que las mandíbulas me duelen de tanto hablar. A propósito, me llamo Shirley». Las otras dos mujeres también se presentaron y siguieron charlando. Al llegar el camarero con las bebidas, Shirley le dijo que las pusiera en su cuenta y pidió un almuerzo para todas mientras seguían hablando.

Los seres humanos somos sociables por naturaleza. No sólo nos gusta estar con otras personas, sino que además progresamos al hacerlo. Nuestra necesidad de proximidad, contacto emocional y apoyo social surge ya en la infancia y perdura en nosotros el resto de nuestra vida. El doctor Rene Spitz y otros médicos han descubierto que una elevada proporción de bebés que estuvieron bien alimentados, pero que no fueron sostenidos en brazos ni acariciados por sus madres, sufrieron con frecuencia retrasos en su desarrollo.

Los adultos tenemos una necesidad similar de contacto físico. Las investigaciones han revelado que las personas expuestas a períodos de privación sensorial, como los prisioneros encerrados en celdas de castigo, pueden llegar a sufrir alucinaciones y a no saber distinguir la fantasía de la realidad. Es vital para nuestro bienestar que sigamos manteniendo un estrecho contacto verbal y físico y relacionándonos sinceramente con los seres que más nos importan. Cualquier persona que goce de una longevidad de calidad reconoce que uno de los elementos más significativos e importantes de su vida es mantener relaciones sanas y estrechas con los demás.

Las personas sociables viven más años

El doctor Thomas Glass y sus colegas de la Universidad de Harvard han demostrado que pasar buenos ratos con otras personas alarga la esperanza de vida. Incluyeron en un estudio a casi tres mil americanos de edad avanzada para ver cuánto tiempo habían dedicado a una variedad de actividades sociales, como participar en juegos de mesa, asistir a eventos deportivos y salir a comer a restaurantes. La investigación realizada durante una década reveló que los que habían pasado más tiempo relacionándose socialmente tenían un 20 por ciento más de probabilidades de seguir viviendo que los que lo habían hecho muy poco o nada.

Varios estudios recientes han demostrado los beneficios físicos directos que aporta el apoyo social. La doctora Elizabeth Brondolo y sus colegas de la Universidad de Saint John de Nueva York estudiaron a un grupo de agentes de tráfico de la ciudad mientras sufrían el estrés diario propio de tener que enfrentarse a los infractores y multarles. Observaron si las repetidas amenazas e insultos de los descontentos conductores afectaban a la tensión arterial y otras constantes vitales de los agentes de tráfico y si al recibir el apoyo y el aliento de sus compañeros descendían o no los efectos del estrés.

Los investigadores, al controlar las respuestas físicas de los agentes a lo largo del día, descubrieron que el estrés causado por su trabajo les subía la tensión arterial. Sin embargo, cuando sus compañeros les ofrecían un cordial apoyo, sobre todo en los momentos de gran tensión, su tensión arterial se mantenía estable.

Estar conectado con los demás reduce la ansiedad y hace descender la cantidad de hormonas del estrés liberadas en el cuerpo. Este factor es importante porque se sabe que las hormonas del estrés contribuyen a desencadenar enfermedades cardíacas, la diabetes, la enfermedad de Alzheimer y muchas otras relacionadas con la edad. El estudio MacArthur sobre Envejecer Bien reveló que recibir un amplio apoyo emocional se asocia a un notable descenso en la sangre de los niveles de cortisol y de otras hormonas estresantes. Los voluntarios del estudio que eran sociables necesitaban también tomar menos analgésicos después de una operación, se recuperaban con más rapidez y seguían con más exactitud los consejos posoperatorios del médico.

Cuando nos relacionamos con un grupo de personas, tenemos la sensación de formar parte de él, de pertenecer al grupo, lo cual nos sube el ánimo y aumenta nuestra autoestima. Y también nos ofrece unos beneficios prácticos: los amigos, los miembros de la familia, los compañeros de trabajo y los vecinos se apoyan y ayudan unos a otros cuando es necesario. Tanto si se trata de pedir un poco de detergente o de que te lleven al mecánico para ir a recoger el coche, es agradable tener a alguien con quien contar.

Los buenos hábitos se pegan

Normalmente conocemos a gente que tiene algo en común con nosotros: sus hijos van al mismo colegio que los nuestros, vivimos en el mismo edificio o trabajamos en la misma empresa, por eso solemos tener al menos una o más cosas en común. La influencia que una persona o un grupo pueda ejercer sobre nosotros depende de las experiencias que hayamos tenido con ellos y de la historia de nuestras otras relaciones. Los sociólogos describen un «círculo interior»: las personas que consideramos más cercanas a nosotros, en general nuestra pareja, los hijos, los hermanos o alguna otra clase de familiares y amigos. Para la mayoría, el tamaño de este influyente círculo interior, tanto si incluye a nuestra pareja como a varios amigos o parientes, suele mantenerse estable a lo largo de los años, aunque los miembros de este círculo cambien.

Cuando pasamos un considerable tiempo con determinadas personas, solemos adoptar y compartir las mismas actitudes y hábitos de su estilo de vida. Con frecuencia no nos percatamos de lo mucho que influye ese estilo de vida en la calidad de nuestra longevidad. Si nos rodeamos de un grupo de personas que llevan una vida sana, tenderemos más a quedar los domingos por la mañana para ir a jugar al golf en lugar de los sábados por la noche para tomar unos cócteles y picar algo en el bar del club.

Kimberly L., una estilista de cuarenta y dos años, conoció a Richard T., un arquitecto, en el club de tenis. Él era un hombre encantador y divertido y ella hacía casi un año que no conocía a alguien con quien deseara salir. Al principio él fue a jugar al tenis y de excursión con ella, las actividades favoritas de Kimberly, pero al cabo de poco ella acabó acompañándole a las cenas y fiestas que él celebraba a altas horas de la noche con su gran círculo de amigos.

Kimberly disfrutaba con Richard, pero cuanto más tiempo pasaba con él, menos tiempo tenía para jugar al tenis o ir de excursión o al gimnasio. Empezó a dormir menos horas y a ganar unos kilitos e incluso llegó tarde al trabajo un par de veces. Alice, su mejor amiga, le comentó que estaba un poco desmejorada.

Una tarde, al terminar de cenar a altas horas de la noche en un restaurante francés, Richard le sugirió que fueran a tomar una copa a su bar favorito. Ella respondió que ya había bebido bastante ese fin de semana y que prefería volver a casa para poder ir al gimnasio por la mañana. Richard se puso a la defensiva y le soltó que no necesitaba que una «mamá» le dijera lo que debía hacer. Para no pelearse con él, ella cedió y se fue a tomar una copa con él y sus amigos.

A la mañana siguiente Kimberley se levantó con una ligera resaca y llegó tarde al trabajo. Después de mantener una buena charla con Alice, decidió darle a Richard un ultimátum: o iban a menos fiestas o se separaban. Él se enojó y le respondió: «De acuerdo. ¡Pues nos separamos!» Kimberley se sintió muy dolida, pero mantuvo su palabra. Los primeros días le resultaron difíciles, pero sabía que estaba haciendo lo mejor para ella y Alice estaba a su lado para apoyarla.

Una semana más tarde, Richard se disculpó por teléfono diciéndole que la echaba de menos y que estaba dispuesto a cambiar. Le pidió si podían verse para jugar un partido de tenis. Ella le dijo que sí y que después le invitaría a tomar algo, pero que en ese lugar sólo servían bebidas sin alcohol.

Los demás, al igual que en el caso de Kimberly, pueden influirnos, pero nosotros también podemos influirlos a ellos. Los que hemos aconsejado a nuestros hijos que eligieran sensatamente a sus amistades quizá podríamos seguir este sabio consejo.

Despeje sus relaciones

A veces seguimos manteniendo relaciones que no sólo se han vuelto poco importantes, sino además perjudiciales o incluso tóxicas. Las relaciones poco sanas pueden complicarnos la vida y hacernos adquirir malos hábitos que producen frustración y culpabilidad. Cuando tenemos demasiadas amistades tóxicas o incluso una sola que se ha vuelto importante en nuestra vida, sufrimos un *abarrotamiento* en las relaciones. Quizás haya llegado el momento de efectuar una limpieza emocional de la casa.

Para despejar nuestras relaciones, a menudo hemos de pasar menos tiempo con algunas personas y más con otras, o quizá cortar por completo con una relación poco sana. Si un amigo suyo le pide que le dedique un tiempo y unos recursos excesivos, puede acabar consumiendo su energía y agotándole emocionalmente.

A veces seguimos conservando unas relaciones poco sanas sólo por inercia, pero la negatividad o las molestas sensaciones que producen estas relaciones tóxicas pueden ser tan antiguas que quizá ni siquiera sepamos que podemos liberarnos de su carga distanciándonos de esas personas. En cuanto cambiamos estas relaciones o cortamos con ellas, al disminuir el estrés que nos provocaban, la calidad de nuestra longevidad mejora notablemente.

Por otro lado, también es posible reanudar una relación con una persona con la que hemos perdido contacto. La forma más segura de volver a conectar con ella es reservando un tiempo para estar juntos —solos— y compartir nuestros pensamientos y sentimientos. Cuando decida intentar reanudar una relación o cortarla por lo sano, considere el tiempo que hace que conoce a esa persona, si en el pasado lograron resolver sus diferencias y si ha sido y será una influencia positiva en su vida.

Barbara y Greg W., que rondaban la cincuentena, estaban a punto de celebrar sus treinta años de casados. Mientras cenaban con Jane y Alan, unos viejos amigos, Jane insistió en ayudarles a planear una gran fiesta para celebrar su aniversario, porque según ella no habían hecho «absolutamente nada» para festejar sus bodas de plata. Era evidente que para Jane no era importante el romántico viaje a Roma que Barbara y Greg habían hecho para celebrarlas. Jane dijo que tenían que hacer la fiesta en el nuevo y lujoso hotel que acababa de decorar: el servicio de *catering* que había en él era increíble. ¡Y además tenían que empezar a hacer la lista de los invitados lo antes posible!

Aquella noche Barbara estaba entusiasmada con la idea de Jane de dar una fiesta: «Tendré que comprarme un vestido nuevo y tu necesitarás sin duda un nuevo traje. ¡Ah!, y ¿te he mencionado que Jane conoce la mejor papelería del mundo para encargar las invitaciones?» Greg levantó las manos agobiado y le respondió: «¡Basta! ¡Basta! ¿No íbamos a pasar el aniversario visitando a nuestros hijos? Creí que querías jugar con tu nueva nieta». «¡Y así es! —respondió ella poniéndose a la defensiva—. Les pagaremos el avión para que nuestros hijos vengan a vernos durante una semana. Eso es lo que Jane y Alan hicieron. ¡Será fabuloso!» Greg echó un vistazo al elegante y moderno piso al que se habían mudado después de que sus hijos se independizaran y casaran, y se preguntó cómo iban a caber todos en él, ya que era más pequeño que la casa en la que antes vivían. Y además, salvo por las bodas de sus hijas, a ellos nunca les había gustado celebrar grandes fiestas.

Durante las dos siguientes semanas Jane puso al día a Barbara con una versión reducida de «Party Planning 101» sugiriéndole menús, flores, música, invitaciones y, lo más importante de todo, la lista de invitados. Como a Barbara le superaban muchos de los detalles o no le interesaban demasiado, dejó varias decisiones en las serviciales manos de Jane. Las facturas, sin embargo, iban a parar siempre a las tarjetas de crédito de Barbara, y a Greg no le hacía feliz la situación.

Una noche, cuando Barbara se preparaba para acostarse, Greg le soltó mientras repasaba las facturas echado en la cama: «¿Has contratado a un fotógrafo que cuesta mil quinientos dólares? ¿Y no podría sacar las fotos tu hermana? Es muy buena haciendo fotos». «¡Este tipo hizo las fotos en la boda del hijo de Jane! ¡Es un fotógrafo increíble! —le contestó Barbara desde el cuarto de baño—. ¡Hemos tenido mucha suerte al haber podido contratarlo!» Greg murmuró algo sobre «la gran suerte que habían tenido» mientras Barbara se metía en la cama y decía: «Sólo espero que todos los invitados quepan en la pista de baile del hotel». Greg respiró hondo antes de preguntarle: «¿De cuántas personas me estás hablando?» Barbara cogió la lista de invitados que Jane había mecanografiado para ella y le respondió: «Por suerte, de no más de ciento cincuenta». «¡Déjame verla! —le contestó él alargando el brazo—. ¿Vas a invitar a los Franks? —preguntó después de echarle un vistazo—. «¡Si hace tres años que no sabemos nada de ellos!» «Judy Frank va a la misma peluquería que Jane —le respondió Barbara poniéndose a la defensiva— y se acabará enterando de que damos una fiesta. Y también he de invitar a la hermana, al cuñado y a los padres de Jane. Podemos hacer que se sienten al lado del doctor Robertson». Greg se quedó atónito al oírlo. «¿Nuestro antiguo pediatra?», exclamó él. «¡También fue el pediatra de Jane! ¡Y todavía mantienen una relación muy estrecha!», respondió Barbara haciendo un mohín.

«Creía que Christine Fowler no te caía bien —prosiguió Greg molesto mientras seguía leyendo la lista con detenimiento—. ¿No me habías dicho que era la malvada reina de los chismorreos?» «¡Y lo es —gruñó ella—, pero prefiero que diga que ha sido una fiesta maravillosa a que soy una arpía por no haberla invitado». Greg lanzó un suspiro y dijo: «¡Estás hablando como Jane!» Barbara le dio la espalda, enojada, apagó la luz de la mesita de noche y se echó a llorar. Greg dejó la lista y la estrechó entre sus brazos. «Lo siento, cariño, sé que has estado trabajando mucho para organizar la fiesta y no quería molestarte». «¡Lo sé! —respondió ella gimiendo—. No te preocupes, supongo que sólo estoy estresada. Organizar la fiesta, gastar todo ese dinero, hacer que nuestros hijos y nietos vengan a vernos... ¡todo esto me está abrumando!» Greg la besó con dulzura y le respondió: «Es nuestro treinta aniversario de casados, cariño. Siempre podemos olvidarnos de la fiesta y escaparnos a algún paraíso tropical...» Barbara se volvió hacia él: «¿Estás bromeando? ¡Jane no volvería a dirigirme la palabra nunca más!»

La siguiente semana fue otra vorágine de frenética actividad relacionada con la fiesta: reservar los billetes de avión para sus hijos, encargar la ropa al sastre, ocuparse de algunas compras y hacer varios arreglos en el piso. El viernes por la noche Jane llamó a Barbara y le anunció que debía incluir cuatro personas más en la lista de invitados —los Klein y los Rupert del club de tenis— porque la adoraban a ella y a su esposo y había tenido que invitarlos a la fiesta. Barbara le recordó: «Jane, en la pista de baile del hotel caben como máximo ciento sesenta personas y ya tenemos esta cantidad de invitados». Jane reflexionó un momento y luego le respondió tranquilamente: «Querida, tu hermana y su familia no te han confirmado aún si van a venir. ¡En total son seis personas! ¡Y por el amor de Dios, viven a más de tres mil kilómetros de distancia! No tienes por qué animarlos a venir...» Barbara se quedó horrorizada: «¡Pero si es mi hermana! ¡En mi boda fue la dama de honor y yo quiero que venga!» «Sólo era una sugerencia, cariño. Tómala o déjala», le respondió Jane sin inmutarse.

Aquella misma noche Barbara decidió olvidarse de la fiesta. Al día siguiente ella y Greg llamaron a la papelería, a la floristería, al hotel y al fotógrafo para cancelar los encargos y pudieron recuperar la mayor parte de las pagas y señales que habían dejado. El estrés de Barbara se esfumó al instante al comprender que la fiesta se había convertido más en una necesidad de Jane para alternar con la gente, que en un acontecimiento para que ella y su marido celebraran los treinta años de amor y compromiso compartidos. No necesitaban a los Klein o a los Rupert, ni a ninguna exigente y prepotente amiga para que les recordaran lo que en su vida era importante para ellos y valía la pena celebrar.

> Dos días antes del día de la celebración, Barbara y Greg tomaron un avión rumbo a la costa Este para visitar a sus hijos y nietos. La familia de su hermana —los seis miembros que la componían— también fueron por la noche con todos ellos a un restaurante para celebrar el acontecimiento. Y después todo el clan familiar presenció cómo Barbara y Greg cogían el avión para realizar su romántico viaje tropical a las Bahamas. Barbara se acordó de llevar una lista con los nombres de las personas a las que más apreciaba para enviarles una postal de las islas y ni los Klein ni los Rupert figuraban en ella.

Una relación verdadera y satisfactoria requiere tiempo porque hay que irla cultivando, pero la mayoría de nosotros vamos cortos de él. Por eso hemos de elegir sabiamente a la gente con la que deseamos pasar nuestro tiempo libre y lo mejor es escoger a aquellas personas con las que podamos mantener una relación sustentadora.

La empatía: una habilidad social básica

Ser capaz de ponerse en la piel de otra persona y de comprender sus sentimientos se conoce comúnmente como «empatía». La habilidad para transmitir esta comprensión a la otra persona es el elemento cohesivo emocional que nos mantiene conectados socialmente. Cuando nos identificamos con los demás, nos sentimos menos solos en el mundo y podemos aumentar la intimidad, la amistad y el amor.

Al participar en grupos de personas con ideas afines que comparten una causa, una meta o un propósito en común, nos convertimos en parte de una red social. Las asociaciones estudiantiles, los clubes de lectura, las asociaciones de alumnos, las asociaciones de padres y maestros, las juntas de las sociedades benéficas, las asociaciones de vecinos y los grupos políticos son sólo unos pocos ejemplos de las formas en que nos agrupamos al tener intereses e ideas similares.

Las redes sociales aumentan nuestra sensación de bienestar y propia valía y dan más sentido a nuestra vida, lo cual fomenta una actitud positiva. Nos ayudan a superar momentos difíciles y estresantes, como un divorcio, un despido o la muerte de un ser querido, y también momentos felices y estresantes, como una boda o el nacimiento de un bebé. Y no es necesario recurrir a la familia ni a los amigos para recibir los beneficios de su apoyo. Sólo el saber que están dispuestos a ayudarnos ya hace que afrontemos las situaciones estresantes u otros problemas con más confianza.

Los científicos han descubierto recientemente que al ayudar a otras personas, nuestra salud física y mental mejora. Los voluntarios del estudio que fueron mentores de niños pequeños experimentaron una mayor fuerza física y resistencia, una mejor interacción social y una mayor estimulación mental que el grupo de control que no se ocupó de ningún niño.

Algunas personas se identifican con los demás de manera natural. Dejan en el acto sus necesidades a un lado para estar emocionalmente a la disposición de un amigo o de un miembro de la familia. Sin embargo, no todo el mundo lleva a sus espaldas la gran carga de este don. Muchos de nosotros hemos de esforzarnos mucho en ello, sobre todo si las, en apariencia, interminables complicaciones de nuestra vida son el centro de nuestra atención. Aunque nos guste pensar que lo dejaríamos todo para ayudar a un amigo cuando lo necesite, quizá nos cueste renunciar a las entradas de tribuna de un partido de fútbol cuando él nos llama para estar con nosotros varias horas y contarnos que le han dejado plantado en una cita.

La mayoría de nosotros conocemos a una o más personas que parecen no sentir empatía hacia nadie, y si no fuera por el trabajo, la familia o las obligaciones sociales, probablemente decidiríamos evitar a esos individuos. Esta clase de personas, normalmente, no escuchan ni recuerdan lo que les decimos o ni siquiera lo que nos han dicho ellas. Parece como si no se inmutaran por el sufrimiento de los demás y fueran incapaces de compartir sus alegrías o no quisieran hacerlo. Nos cuesta sentirnos conectados con las personas que carecen de empatía y a menudo las tildamos de pesadas o narcisistas. Por suerte, la mayoría de personas —incluso aquellas a las que les cuesta sentir empatía—

pueden mejorar este aspecto suyo si se esfuerzan un poco y siguen unas técnicas sencillas.

Al principio empezamos a sentir empatía en la niñez al observar a nuestros padres. Ellos son los que nos alimentan y cuidan, lo cual nos ayuda a desarrollar nuestro sentido del yo y la capacidad de identificarnos y relacionarnos con los demás. Gracias a sus afectuosas caricias y a sus comprensivas palabras, sonrisas, aprobaciones y a otra clase de comunicación no verbal, aprendemos a regular nuestras propias respuestas emocionales. Estas tempranas experiencias nos ayudan a configurar nuestra capacidad para estar cerca de los demás emocionalmente.

A medida que maduramos y nos volvemos más independientes, nos alejamos de nuestros padres e intentamos obtener nuestra «dosis de empatía» de las personas de nuestra misma generación con ideas afines que comparten nuestros intereses, deseos y valores. Al final acabamos estableciendo unas relaciones más íntimas fuera de la familia e intentamos recibir unos mayores niveles de duradera empatía en el matrimonio y en otras relaciones a largo plazo.

La poderosa forma de afectuosa empatía que muchos de nosotros experimentamos de golpe al tener hijos, nos lleva a desarrollar una intensa proximidad y a establecer un vínculo afectivo con ellos. La mayoría de los padres darían su vida para proteger a sus hijos sin pensárselo dos veces.

Muchas personas coinciden en que las formas más eficaces de sentir empatía hacia los demás es sintiendo plenamente nuestro propio dolor, duelo o alegría. Cualquiera que haya vivido la muerte de un hermano, un cónyuge o un progenitor sabe demasiado bien los momentos tan difíciles que experimenta alguien al pasar por el mismo trance. Por otro lado, al conocer la alegría que se siente al sostener en brazos el primer hijo o nieto, o al asistir a la boda de nuestra hija mayor, somos capaces de compartir estas maravillosas sensaciones con un amigo que las experimenta por primera vez.

Nuestra capacidad empática es a menudo puesta a prueba cuando nuestros padres envejecen y hemos de asumir el nuevo papel de ocuparnos de ellos. Aunque cuidar de los seres queridos que siempre se han ocupado de nosotros pueda confundirnos emocionalmente, muchos adultos cuidan con gran afecto de sus padres cuando la situación lo requiere.

La empatía probablemente nos ha situado a la especie humana en una posición privilegiada en la selección natural. La empatía de nuestros antiguos predecesores les proporcionó el elemento cohesivo y conectador social que les dio una ventaja para sobrevivir a las adversidades de su entorno. Al agruparse, podían defenderse mejor de los depredadores y alimentar a sus retoños, en cambio solos tenían menos posibilidades de sobrevivir. La ciencia actual muestra que el contacto que mantenemos con los demás no sólo es beneficioso para la supervivencia, sino que además tiene una base biológica.

Estamos diseñados para conectar con los demás

Gracias a los estudios recientes de neuroimagenología, los médicos están descubriendo lo que parece ser el sistema de la empatía en nuestro cerebro. La doctora Tania Singer y su equipo estudió a parejas enamoradas en el Instituto de Neurología del University College de Londres. Midieron la actividad cerebral en parejas voluntarias cuando uno de sus componentes sentía un estímulo doloroso, como una breve descarga eléctrica. Esa persona descubría más tarde que su pareja había sentido por lo visto el mismo breve dolor. Lo importante no era si un voluntario sentía realmente el estímulo doloroso o si creía que su pareja lo sentía, sino que en ambos se activaban los mismos centros emocionales del cerebro, lo cual sugirió que estos centros emocionales podían ser el origen de las experiencias empáticas.

Para sentir empatía no es necesario estar enamorados. Sólo con ver la expresión facial de alguien —ya sea dolorosa o placentera— se activa una sofisticada red neuronal por la que se transmite el mensaje a través de unos conductos programados y se desencadena una respuesta en nosotros. Esta red neuronal del cerebro para las emociones no es indeleble y podemos ejercer un cierto control sobre lo que sentimos. Los neurocientíficos del Centro de Mapas Cerebrales Ahmanson Lovelace de la UCLA descubrieron mediante imágenes por resonancia magnética que cuando los voluntarios observaban expresiones faciales emocionales se activaban ciertas áreas en sus cerebros. Después, al imitar simplemente esas expresiones faciales, los voluntarios podían activar las mismas áreas cerebrales.

Estos hallazgos coinciden con los primeros conceptos de la empatía. Cuando Theodore Lipps, psicólogo alemán, acuñó el término por primera vez a finales del siglo XIX, postuló que al sentir empatía de hecho imitamos las acciones de otra persona. Este «efecto camaleónico» se ha observado en individuos empáticos que imitaban sin darse cuenta los gestos y las expresiones faciales de otros, al contrario de los que demuestran tener muy poca empatía, a los que a veces se les califica de «imperturbables».

Una mayor educación en empatía

En el colegio nos enseñan una variedad de temas, desde leer y escribir, hasta educación física e incluso a saber apreciar la música. Pero aún no se ha creado un programa de estudios sobre la empatía que nos ayude a comunicarnos eficazmente con las personas importantes en nuestra vida.

No obstante, en la actualidad la empatía se está aceptando extensamente como una habilidad que podemos adquirir para mejorar el contacto que mantenemos con los demás, ya que fortalece la sensación de proximidad y de realización en nuestras relaciones. Al igual que en la temprana infancia aprendemos a hablar, también aprendemos a sentir empatía. Y como en el caso del lenguaje, podemos seguir perfeccionando esta habilidad a lo largo de la vida. El proceso de la empatía se compone de varios elementos que pueden perfeccionarse a base de práctica.

Reconocer los sentimientos de los demás

A los doce años la mayoría de nosotros somos conscientes de nuestras diversas emociones y podemos reconocerlas en los demás. Aprendemos a sentir empatía hacia los demás cuando otras personas tienen las mismas experiencias que nosotros hemos vivido.

A algunas personas les cuesta más que a otras distinguir los distintos estados emocionales sutiles. La habilidad para reconocer las sutilezas de las expresiones faciales y del lenguaje corporal y verbal puede adquirirse, practicarse y mejorarse. Algunos psicólogos hacen que sus pacientes vean o estudien fotografías o imágenes que transmiten una variedad de expresiones faciales de diversas emociones como la ira, la culpabilidad, el miedo o la tristeza para ayudarles a aprender a reconocer esas emociones. Cuando sabemos reconocer el estado emocional de otra persona, podemos identificarnos con sus sentimientos con más facilidad.

Escuchar con atención

Cuando mantenemos una conversación, es natural desear interrumpir al otro para expresar un determinado pensamiento que se nos ocurre o la reacción que sus palabras nos producen. Sin embargo, interrumpir a alguien mientras está hablando o exponiendo una reflexión puede distraer o frustrar a esa persona y podemos acabar no oyendo cómo se siente realmente. Los grandes conversadores suelen hablar poco y escuchar mucho. Las personas empáticas suelen ofrecer a la otra persona el suficiente tiempo como para que pueda contarle su experiencia con el mayor detalle posible. Esta clase de atenta escucha requiere autocontrol, no sólo para no interrumpir al que habla ni dejar que la mente esté pensando en otras cosas, sino también para no hacer ningún movimiento innecesario o nervioso que pueda distraer al que está hablando.

El siguiente ejercicio no sólo le ayudará a aprender a escuchar mejor a los demás, sino que es una herramienta habitual para «volver a conectar» con su pareja o con su amigo íntimo después de haber estado separados durante un largo día o cualquier otro espacio de tiempo. A veces todo cuanto ha de hacer para conectar con alguien con el que se ha estado cruzando apresuradamente por el pasillo durante días, aunque los dos vivan bajo el mismo techo, es escucharle con atención durante cinco minutos.

EJERCICIO PARA ESCUCHAR CON ATENCIÓN

Este ejercicio le ayudará a evitar distraerse con sus propios pensamientos y reacciones, como el deseo de interrumpir a la persona que está hablando para participar en la conversación. Puede hacer el ejercicio con un amigo, su pareja, un familiar o incluso con alguien que no conozca demasiado bien. Reserve quince minutos para que los dos puedan realizarlo por turnos.

- *Uno habla.* Uno de los dos habla de tres a cinco minutos sobre lo que está sucediendo en su vida en ese momento. Podría ser una crisis, un problema crónico o tal vez una situación pasada o futura. Los principiantes, si lo prefieren, pueden empezar hablando de unos sentimientos o situaciones que no impliquen directamente al que escucha. Si el tema tiene que ver con el que escucha, el que habla debe expresar sólo sus sentimientos sobre la situación, individual o de vida en pareja, y evitar criticar al que escucha. Este ejercicio no consiste en atacar a nadie ni en defenderse, sino en hablar, escuchar y ser comprendido.
- *El otro escucha.* El que escucha no tiene que interrumpir ni intentar persuadir al otro. En lugar de meter baza y decir: «¡Sé a lo que te refieres! ¡Yo me sentía igual!», ha de mantener contacto visual con el que habla y escucharle con atención. Aunque se distraiga durante un momento pensando por ejemplo: «¿Qué voy a decir cuando me toque el turno?», el que escucha debe apartar estos pensamientos de su mente y concentrarse de nuevo en lo que está diciendo el otro.
- *Cambio de papeles.* Al cabo de tres o cinco minutos, el que escucha se pone a hablar sobre algo que le está ocurriendo y la otra persona se convierte en alguien que le escucha atentamente. El tema puede no tener ninguna relación con el anterior. Si está relacionado con lo que el otro ha dicho, el que ahora está hablando debe centrarse en sus propios sentimientos sin vengarse ni atacarle.

- *Diálogo sobre la experiencia.* Después de haber tenido ambos la oportunidad de hablar y escuchar, deben hablar durante varios minutos de lo que han sentido con la experiencia. Muchas personas descubren que al escuchar simplemente con atención a alguien sienten enseguida empatía por esa persona y la comprenden. Y al ser escuchadas atentamente, la mayoría de personas tienen la sensación de ser comprendidas y de haber merecido el interés del otro. Tal vez le cueste un poco deshacerse del hábito de interrumpir al que habla para animarle, expresar sus sentimientos o sus propias experiencias, pero a base de práctica cada vez le resultará más fácil hacerlo.

Comunique su respuesta empática

Comprender lo que una persona está sintiendo es una parte importante de la empatía. Pero también es igual de importante transmitirle que la comprende y esto es lo que realmente atrae a la gente y la mantiene unida. Al interesarse por los problemas de la otra persona y conversar sobre ellos, sin criticarla, ella se siente comprendida. Para mantener esta clase de intercambio se requieren habilidades básicas de comunicación —tanto verbales como no verbales—, como el contacto visual, las expresiones faciales y el lenguaje corporal. Incluso los grandes comunicadores natos pueden mejorar estas habilidades.

Una forma de comunicarle a una persona que la ha comprendido después de haber estado escuchándola atentamente será aclarándole lo que usted ha interpretado. Podría decir: «Quiero asegurarme de haberlo entendido...», o «Veamos si lo he entendido bien». Después puede resumir los sentimientos o la situación de la otra persona e intentar parafrasear sus palabras. También es positivo pedirle que le dé más detalles. Al hacerle preguntas sobre el tema de la conversación, le está mostrando que le ha escuchado, que está interesado en lo que le ha explicado y que desearía conocerlo más a fondo.

Si su interlocutor está afrontando una situación difícil, usted puede empezar reconociendo los esfuerzos que hace por superarla. Si no puede hacer nada para ayudarle, hágale saber que le comprende y que desea escucharle. A veces al escucharle simplemente sin juzgarlo, ya le estará apoyando más que si intenta resolver la situación.

Comunicar nuestra comprensión y compasión a nuestra pareja nos acerca a ella y puede además aumentar nuestra satisfacción sexual. Una vida sexual satisfactoria contribuye a una longevidad de calidad —física y emocionalmente— y une realmente a las parejas.

Una buena vida sexual propicia la longevidad

Los investigadores de distintas partes del mundo han revelado que existe una conexión positiva entre la actividad sexual y la esperanza de vida. Un estudio reciente determinó el nivel de actividad sexual de mil voluntarios masculinos de una ciudad de Gales y controló su estado de salud durante los siguientes diez años. La esperanza de vida de los hombres sexualmente activos —que decían tener un orgasmo dos o más veces a la semana— era mayor que los que lo tenían menos de una vez al mes.

Ser sexualmente activo fomenta la longevidad porque, entre otras razones, se ha asociado a un descenso en el índice de infartos, ya que los investigadores suponen que está relacionado con la hormona DHEA liberada durante el orgasmo. Se ha descubierto que la testosterona, la hormona que estimula el deseo sexual tanto en las mujeres como en los hombres, disminuye el riesgo de sufrir un infarto. La actividad sexual también nos ayuda a estar en forma al quemar calorías y grasa.

La actividad sexual fortalece la función inmunológica, la capacidad del cuerpo para combatir las infecciones. Un estudio realizado con estudiantes de institutos reveló que los que mantenían relaciones sexuales una o dos veces por semana tenían un nivel superior de inmunoglobulina A comparados con los estudiantes abstinentes. (Por supuesto, este caso no es aplicable a mi hija adolescente, que no tiene tiempo para semejantes actividades porque ha de concentrarse en estudiar y dirigir más tarde la Orquesta Filarmónica de Nueva York, hasta que se case con el joven perfecto que merezca mi total aprobación.)

La investigación demuestra que una actividad sexual saludable, aparte de mejorar la salud física y alargar posiblemente la vida, añade cualidad a esos años adicionales. La satisfacción sexual baja la tensión arterial y nos ayuda a dormir mejor, quizá por la liberación de endorfinas y de otras hormonas que comporta. Los estudios también han revelado que alivia el dolor crónico de espalda, la ansiedad y las jaquecas. Las experiencias sexuales positivas suelen potenciar la autoestima, y hay muchas religiones y culturas que consideran la expresión sexual como una herramienta para alcanzar la iluminación espiritual.

Ame a la persona con la que está

Una vida sexual saludable fomenta la intimidad, los sentimientos de afecto y la proximidad entre una pareja. Expresar el deseo sexual es un ingrediente básico para que se forme un vínculo afectivo entre la pareja, y las sexualmente satisfechas tienen más probabilidades de gozar de una estabilidad duradera en su vida en común.

Aunque la intimidad sexual sea beneficiosa para la salud y el estado emocional y fomente la longevidad, a mucha gente le cuesta mantener viva la pasión a lo largo de los años. Las necesidades familiares, las presiones laborales, las enfermedades y una infinidad de distracciones hacen que al final del día muchas personas se sientan físicamente agotadas y drenadas emocionalmente, y el sexo tal vez sea la última cosa en la que se les ocurra pensar. Las estrategias sencillas que ofrezco a continuación le ayudarán a comunicarse mejor con su pareja, a fortalecer la intimidad que mantiene con ella e incluso a tener una vida sexual más satisfactoria.

Ante todo, quiérase tal como es

Es fácil culpar a nuestra pareja por su falta de interés sexual. Como ya no se viste ni actúa de forma sexy, ni inicia el contacto íntimo, o quizá ni siquiera menciona el sexo, nuestro propio deseo se apaga.

Sin embargo, antes de echar la culpa a nuestra pareja debemos intentar fijarnos en nosotros mismos. Desprendernos de sentimientos negativos como la ira, la culpabilidad y el miedo nos permite tener una actitud más positiva y fortalecer nuestra autoestima sexual. Con el paso de los años nuestro cuerpo cambia, pero es un mito que el deseo sexual y la cualidad del mismo hayan de menguar. En realidad, la mayor experiencia y sabiduría que adquirimos con los años al vivir con nuestra pareja hace que el amor sea incluso más agradable que antes. Al practicar la plena conciencia —vivir el momento presente y ser conscientes de todas las sensaciones que surgen en nuestro interior— tendremos más ganas de juguetear y seremos emocionalmente más accesibles para nuestra pareja, lo cual a su vez le ayudará a superar sus propias distracciones o miedos.

Hable del sexo con su pareja

Hablar con nuestra pareja de los deseos y las fantasías sexuales puede resultarnos difícil, sobre todo cuando no estamos acostumbrados a hacerlo. Sin embargo, es tan beneficioso que vale la pena intentarlo, aunque nos produzca una molesta sensación. Si lo desea, puede empezar hablando con su pareja de las experiencias sexuales más satisfactorias que han tenido juntos. Intente hacer este sencillo ejercicio:

1. Cuéntele a su pareja algo que ella le haya hecho en el pasado y que le excitó muchísimo. Quizá no sepa que usted disfrutó tanto con ello.
2. Su pareja también ha de contarle algo que usted le hizo y que le excitó mucho.

Esta clase de conversación puede iniciar un diálogo sexual que lleva a compartir las fantasías y a gozar de una intimidad sexual más satisfactoria.

Muéstrele que le ha escuchado

Responder a los deseos sexuales de su pareja de manera positiva y sin juzgarla fomenta una mayor intimidad. Si usted le ha contado algo que le excita en la cama y su pareja responde intentando ponerlo en práctica, sabe que le ha escuchado, que se interesa por usted y que intenta complacerle. Es una descripción del amor tan buena como cualquier otra. Tanto si consiste en encender unas velas, en comprar un pijama sexy o en masajearle la espalda, tomar la iniciativa es otra forma de mostrar a su pareja que usted está interesado y que quiere complacerla.

Más consejos para seguir íntimamente conectados

Incluso las parejas más bien avenidas descubren que los retos del trabajo y la familia les dejan mental y físicamente agotadas al final del día, impidiéndoles mantener una intimidad sexual. Hay varios pasos positivos para resolver este problema y otra clase de obstáculos habituales que a veces surgen en las relaciones de pareja. Considere algunas de estas sugerencias:

Planee una cita íntima. Un encuentro a solas con su pareja: quizás una cena en su restaurante favorito seguida de una romántica noche en un hotel o incluso una velada íntima en casa solos. El simple hecho de esperar esta ocasión, ya puede ser excitante.

Cree el ambiente idóneo. Antes de ir a la cama, adorne el dormitorio con velas, ponga una música suave y, si le gusta el incienso, encienda algunas barritas.

Programe sus medicamentos. Muchos de nosotros sufrimos molestias y dolores que nos limitan los movimientos y hace que no podamos concentrarnos en ese placentero «deseo» de intimidad. Descubra el tiempo que tarda el medicamento en hacer efecto: tanto si es un antiinflamatorio, un estimulador de la función sexual o incluso un Tylenol, y asegúrese de tomárselo en el momento oportuno.

Intente echar un «polvito». Hacer el amor no siempre tiene por qué ser un acontecimiento importante precedido de una cena con rosas y a la luz de las velas. A veces un breve encuentro sexual —realizado con excitación y rapidez— puede ser una picante variación. Tanto si es un espontáneo encuentro en el cuarto de baño mientras los niños miran la televisión o una breve cita al mediodía durante el almuerzo, esta clase de encuentros suelen tener una cualidad divertida y secreta que puede ser excitante.

Entréguese a sus fantasías. Intente contarle a su pareja algunos pensamientos privados que le excitan sexualmente. Casi todo el mundo tiene fantasías sexuales y explorarlas con la pareja puede llevar a un nuevo nivel de intimidad.

El valor del compromiso matrimonial

Según la información de los Centros para el Control y la Prevención de Enfermedades, el matrimonio aumenta la esperanza de vida hasta cinco años. Numerosos estudios han revelado que las personas casadas viven más años: las felices en el matrimonio son las más longevas, y las que siguen siendo sexualmente activas (entre los dos miembros de la pareja, por supuesto) se sienten más satisfechas con su vida en general.

Una nueva investigación de la Universidad de Warwick en Inglaterra reveló que la felicidad de un cónyuge afecta al estado mental de su pareja. El estudio observó a 9.700 matrimonios y los comparó con 3.300 parejas que vivían juntas sin estar casadas. Un esposo más feliz hacía que su esposa fuera más feliz, y viceversa, en cambio este hecho no se daba con las parejas no casadas. El estudio demostró que las parejas que vivían juntas sin estar casadas daban mayor importancia a la autonomía personal a costa de la conexión emocional que mantenían.

En Estados Unidos el índice nacional de divorcios casi se ha doblado en los últimos cuarenta años y en la actualidad una creciente industria de «terapeutas de pareja» está intentando unir a familias rotas. Normalmente hay tres clases de técnicas de orientación matrimonial que ayudan a las parejas a mejorar sus habilidades comunicativas y la satisfacción que les produce su relación. En la terapia matrimonial conductual, la técnica tradicional más común, el terapeuta ayuda a la pareja a aprender a comunicarse y a resolver sus diferencias de una manera más bondadosa y empática. La terapia matrimonial introspectiva, la segunda clase de método, utiliza tanto técnicas conductuales como estrategias para comprender las razones que tiene la otra persona para enojarse y ponerse a la defensiva en la relación de pareja, con el fin de neutralizar las luchas de poder crónicas.

La terapia centrada en la emoción, un tercer método más nuevo, nos ayuda a reconocer que nuestra pareja tiene unas necesidades y una forma de afrontar las situaciones que pueden ser muy distintas a las nuestras. Las parejas aprenden a apreciar esas diferencias y a adaptarse a ellas en lugar de intentar cambiarlas. La doctora Susan Johnson de la Universidad de Ottawa ha estudiado esta forma de terapia relativamente corta —suele requerir de ocho a doce sesiones—, y ha descubierto que produce mejoras importantes que duran al menos tres años en la mayoría de parejas, incluso en las que corren un gran peligro de divorciarse. Es un índice de éxito mucho más elevado que el que se da en las formas más tradicionales de terapia de pareja.

Muchas parejas no necesitan seguir una terapia formal para resolver sus conflictos y mantener una buena relación. Sin embargo, incluso las parejas satisfechas que funcionan se benefician de algunas simples estrategias concebidas para seguir conectados y ser felices a largo plazo.

Resérvese un poco de tiempo. Muchas personas están tan ocupadas haciendo un montón de cosas a la vez durante el día que les queda muy poco tiempo para hablar de sus preocupaciones diarias y de temas personales con su pareja. Haga que pasar un rato juntos cada día —sin niños, amigos, televisión o sin otras distracciones— se convierta en un ritual. Aproveche este rato para contarle lo que piensa y cómo se siente. Aunque a veces lo que uno realmente necesita es estar junto a su pareja sin hablar.

Conserve el sentido del humor. Todas las parejas discuten. Sin embargo, lo que define a un matrimonio que funciona es «cómo» discute. Intente suavizar un desacuerdo con una ocasional sonrisa o con sentido del humor para transmitir a su pareja que comprende sus pequeñas manías y rarezas.

Manténgase en contacto con su pareja. Una buena forma de seguir sintiéndose emocionalmente cerca de su pareja cuando está separado de ella por un tiempo es hacerle una breve llamada telefónica o dejarle un mensaje de voz comunicándole que piensa en ella. Mandarle un e-mail también es una buena idea.

No la critique. Si se fija sólo en los defectos de su pareja, ésta se pondrá a la defensiva y usted no podrá sentirse conectado con ella. En lugar de limitarse a criticar sus acciones, intente hablarle de los sentimientos que le provocan. En vez de soltarle: «¿Por qué tienes que ser tan desconsiderado y dar un portazo mientras estoy trabajando?», intente decirle: «Cuando das un portazo mientras estoy trabajando me desconcentro y me siento frustrado e impotente».

Tenga una vida social con su pareja. Intente buscar sitios a los que les guste ir juntos y hacer actividades con otras personas con las que se sientan a gusto, sobre todo con otras parejas de ideas afines. Compartir opiniones y nuevas ideas con los demás enriquecerá su relación y hará que usted se sienta más vivo, aunque a veces sólo sea porque podrá reírse un poco con su pareja cuando todo el mundo se haya ido a sus casas.

Cuídese. La mayoría de las personas que mantienen una larga relación comprenden que su pareja no puede satisfacer todas sus necesidades personales. Además de su salud, también debe ocuparse de su parte emocional y social. Jugar a tenis con regularidad, al póquer por las noches, ser miembro de un club de lectura, de un grupo de apoyo, de un grupo de teatro o ser fan de un equipo deportivo, y participar en un grupo religioso o benéfico son sólo algunas formas de «cargar las pilas» sin tener que recurrir a su pareja. Y al volver a casa, se sentirá lleno de energía emocionalmente y dispuesto a disfrutar de la compañía de su pareja.

Una mesa individual

La mayoría de la gente pasa una buena parte de su vida adulta sin pareja, ya sea porque está soltera, divorciada o viuda. Y a pesar de que en la sociedad actual se considere que este estado comporta una mayor independencia, se sigue enfatizando la vida en pareja y la seguridad que aportan los grupos. Si alguna vez ha comido solo en un buen restaurante, sabrá qué se siente: la gente te sonríe compasivamente o te trata como si tuvieras una enfermedad contagiosa, y los camareros no cesan de preguntarte: «¿Espera a alguien?»

La vida en pareja no es para todos la solución para gozar de una longevidad de calidad. Ser *soltero* también tiene sus propias ventajas y le permite tomar decisiones basándose en sus propias necesidades y deseos sin tener que comprometerse a complacer los caprichos de su pareja. Pero las personas sin pareja siguen necesitando conectar con los demás, y las que siguen manteniendo unas sólidas relaciones con la familia, los amigos y con la comunidad a la que pertenecen viven más años que las que no las mantienen. En realidad, las mujeres sin pareja que tienen unas relaciones sólidas y duraderas con los amigos y la familia viven varios años más que sus homólogos masculinos. A los *solteros* les beneficia salir y estar conectados con los demás, ya sea a través de los deportes, el trabajo, las citas, el voluntariado u otras actividades sociales.

El mejor amigo del hombre

Son muchas las personas a las que les gustan los animales domésticos, pero la mayoría no se dan cuenta de que las mascotas alargan la esperanza de vida de sus propietarios. Los estudios de pacientes con cardiopatías han revelado que los que tienen animales domésticos viven más tiempo —con frecuencia más de un año— que los que no los tienen. Un estudio realizado por la UCLA demostró que los participantes que tenían un perro requerían menos atención médica a causa de las jaquecas y las molestias físicas generadas por el estrés que los que no lo tenían, y además que estos efectos terapéuticos no eran exclusivos de los canes. Se ha demostrado que los gatos, los periquitos, las tortugas —o incluso contemplar un acuario con peces tropicales— reducen el nivel de estrés y favorecen una longevidad de calidad.

Algunos estudios han descubierto que los propietarios de perros tenían un nivel más bajo de tensión arterial y colesterol y un nivel más elevado de satisfacción en la vida. Aún no se conoce cómo las mascotas reducen exactamente el estrés, sin embargo lo cierto es que establecemos un vínculo afectivo con ellas y que constituyen una buena y sincera compañía. Ser propietario de un perro también tiene sus ventajas prácticas, como disponer de un compañero con quien salir a pasear, una alarma que suena cuando un visitante se acerca a la puerta y, en el caso de mi perro, un amiguito que te ayuda gustoso a mantener el suelo de la cocina limpio de las migajas que puedan caer.

Si se plantea adquirir una mascota, piense cuál es la que le resulta más práctica para usted, su familia, su hogar y su entorno, y cuáles son sus preferencias en este sentido. Incluso los que padecen fuertes alergias llegan a encontrar alguna mascota hipoalergénica a la que pueden tolerar y amar.

El cuidado de los padres

Gracias a los avances de la tecnología médica, tanto los hijos adultos como sus padres ya mayores están gozando de una vida más larga y de mejor salud. Sin embargo, el riesgo de sufrir enfermedades crónicas aumenta con la edad y algunos adultos que están aún ocupándose de sus propios hijos se descubren teniendo que asumir el nuevo papel de cuidar de sus ancianos padres.

Como la mayoría seguimos recurriendo a nuestros padres en busca de apoyo emocional, este cambio de papeles puede ser difícil de asumir psicológicamente. Y para los padres, la idea de tener que pedir ayuda a sus propios hijos puede estar a veces teñida de humillación.

A un nivel práctico, muchos padres mayores y sus hijos adultos no están preparados para afrontar los problemas médicos, económicos, legales y geográficos que pueden surgir cuando los padres necesitan la ayuda de los hijos. Es importante prepararse de antemano para esta posible transición. La mayoría de los que mantenemos una buena relación con nuestros padres e hijos deseamos que estas afectuosas relaciones continúen, aunque los papeles se intercambien. Los siguientes consejos y estrategias le ayudarán durante el período de transición relacionado con el cuidado de sus padres.

Sea empático. Al tener que cuidar de sus padres quizás experimente una variedad de sensaciones, tales como ansiedad, miedo y culpabilidad. Intente prever algunas de las preocupaciones de la generación anterior. Una de las muchas cuestiones que debe tener en cuenta es la incomodidad que sus padres pueden sentir por tener que depender de usted. Y éstos a su vez quizá deseen ser conscientes de la sensación de pérdida que su hijo experimenta ahora con el intercambio de papeles. Sentir empatía ayuda tanto a los padres como a los hijos a hablar más de sus sentimientos y a seguir manteniendo una estrecha relación.

Pida ayuda. Tanto los padres mayores como sus hijos ya adultos suelen ser reacios a pedir ayuda. Los padres no quieren molestar a sus hijos y muchos hijos de la «generación sándwich», que están ocupándose de sus padres y de sus propios hijos al mismo tiempo, no recurren a otros miembros de la familia o a cuidadores para que les ayuden. Normalmente es la hija mayor la que se ocupa sobre todo de sus padres, pero si a ella le sobrepasa el trabajo y no deja que los demás la ayuden, la familia entera sufre las consecuencias.

El tema económico. El dinero puede ser entre padres e hijos un símbolo de amor, poder, afecto, venganza o de una variedad de otros motivos y sentimientos. Concéntrese en aclarar algunas cuestiones prácticas como: ¿cuáles son los bienes y las necesidades reales de los miembros de la familia? Recibir un buen asesoramiento legal sobre testamentos, fideicomisos y otros asuntos económicos antes de que surjan las discusiones entre los familiares sobre estas cuestiones puede evitar conflictos en el futuro.

Un nuevo hogar. Cuando los padres ancianos ya no pueden vivir solos, hay que ocuparse de encontrarles el mejor sistema de vida para ellos. Algunos hijos están encantados de que sus padres se vayan a vivir con ellos, una opción que suele funcionar muy bien, sobre todo cuando los padres gozan de la suficiente privacidad y se sienten útiles en la familia. Para otros hijos, en cambio, una opción más factible es llevarlos a una vivienda tutelada para la gente mayor o a una buena residencia para la tercera edad. En la actualidad existen muchos recursos para ayudar a las familias a elegir la mejor opción.

Los cuidados médicos. Muchos hijos deben ocuparse de los cuidados médicos de sus padres mayores cuando éstos son incapaces de tomar las decisiones necesarias. El secreto está en respetar su privacidad y en comprender al mismo tiempo cuándo es importante intervenir y ayudarles. Disponer de antemano de las instrucciones necesarias es un buen sistema para asegurarse de seguir los deseos de los padres cuando éstos ya no pueden expresarlos con claridad.

MANTENGA RELACIONES SANAS Y ESTRECHAS

- Siga conectado a los demás y participe socialmente, tanto si tiene pareja como si no. Intente pasar sus ratos libres con gente sana, porque los buenos hábitos se pegan.
- Despeje sus relaciones dejando de mantener contacto con los amigos y conocidos «tóxicos».
- Desarrolle y conserve sus habilidades empáticas. Escuche a los demás, intente identificarse con sus sentimientos y hágales saber que los comprende.
- Si mantiene una relación íntima, intente cultivarla: resérvese tiempo para estar con su pareja, comparta con ella sus sentimientos sin criticarla y siga en contacto con los amigos y con otras parejas. Una sana vida sexual fomenta una longevidad de calidad.
- Tener una mascota puede alargarle la esperanza de vida. Los animales domésticos son unos compañeros encantadores que reducen el nivel de estrés.
- Planear de antemano el reto emocional y práctico que supone cuidar de los padres ancianos hará que el cambio de papeles sea menos estresante para ambas partes.

CUARTA ESTRATEGIA

Intente llevar una vida sin estrés

*La realidad es la causa principal de estrés
entre quienes están en contacto con ella.*

LILY TOMLIN

Alan F., de cincuenta y tres años, se despierta el lunes por la mañana con su música clásica favorita procedente de la radio-despertador. Mientras recuerda el fantástico fin de semana que ha pasado en la playa con su familia se siente descansado y tranquilo. Hizo un tiempo estupendo, todo el mundo se lo pasó fenomenal y él, que dirige una cadena de hoteles, pudo desconectar por completo del trabajo. Durante el desayuno, Alan se promete que no dejará que las presiones del trabajo le afecten esta semana. Pero mientras está dándose una ducha, el agua le sale de pronto helada. ¡De acuerdo!, sabe que compartir el agua caliente no es una idea que sus hijos hayan captado aún. Se seca con la toalla y se dice que no importa, que sigue siendo una hermosa mañana. Sin embargo, al afeitarse, se corta la cara. Por lo visto su mujer ha vuelto a usar su cuchilla de afeitar para depilarse las piernas. No pasa nada, se dice a sí mismo, quizás ella tenga razón y a él, al igual que a sus hijos, le cueste compartir las cosas. Su mujer, toda una experta en compartirlo todo, asoma la cabeza por el cuarto de baño y le recuerda que hoy tiene que pasar por el banco para firmar unos papeles. Mientras Alan se viste rápidamente, no tiene idea de cómo va a poder hacer un hueco en su apretada agenda para ir al banco al salir del

> trabajo. Como se le está haciendo tarde, busca desesperadamente las llaves, que están junto a su móvil, y descubre que éste no funciona. La asistenta al pasar ayer la aspiradora por la casa debió de haberlo desconectado sin querer mientras se estaba cargando. No pasa nada, se dice a sí mismo, lo cargaré en el trabajo. Cuando por fin se está empezando a relajar en el coche en medio del tráfico, mientras escucha una emisora de música clásica y avanza serpenteando entre los coches por los carriles de la autopista, advierte las parpadeantes luces de un coche de policía tras él. Alan murmura una palabrota y siente que los músculos de la espalda se le tensan mientras se detiene en el arcén. Oye al locutor de la radio comentar alegremente que en la playa va a hacer un tiempo incluso mejor que el del fin de semana. Mientras el policía se acerca al coche, Alan piensa que ojalá su móvil estuviera cargado para llamar al despacho diciendo que está enfermo y volver a la playa.

El estrés, que favorece en gran medida el desarrollo de enfermedades relacionadas con la edad, no puede evitarse por completo. La mayoría de la gente, como Alan F., sufre estrés debido a la presión del trabajo, los problemas del hogar y un sinfín de otros factores cotidianos. Sin embargo, al aprender a minimizar el estrés y a responder a él de otra forma, podemos empezar a limitar el impacto que ejerce en nuestra vida y a aumentar nuestra longevidad de calidad.

El estrés no se debe sólo a crisis o problemas. A veces los acontecimientos positivos, como la llegada de otro hijo a la familia, un ascenso en el trabajo o planear una gran celebración, también pueden estresarnos. En otras ocasiones aparece a causa de una pérdida: la muerte de un amigo o de un miembro de la familia, una enfermedad física o quizás un divorcio. Incluso los incidentes triviales pueden estresarnos, tanto si se trata de una crítica pasajera, de las llaves extraviadas del coche o de una uña rota. Sea cual sea la causa, la ciencia ha demostrado que el estrés debilita el cuerpo y acelera el envejecimiento.

Cuando el cuerpo está sometido a un estrés intenso, moviliza energía y libera hormonas del estrés, como el cortisol. Con lo que aumenta la frecuencia cardíaca, la tensión arterial y el ritmo respiratorio, haciendo que el organismo tenga que liberar más oxígeno en los músculos. Y durante esta intensa reacción se suprimen las funciones no esenciales del cuerpo, como la digestión. Esta respuesta de «lucha o huida» es una herramienta fisiológica ideal de supervivencia que sirve en muchas situaciones peligrosas. Sin embargo, cuando el estrés se vuelve crónico, los constantes problemas o preocupaciones hacen que esta respuesta al estrés siga activada y la continua liberación de hormonas del estrés que provoca puede llegar a perjudicar al cuerpo.

Un estudio reciente ha revelado que el estrés crónico acelera el envejecimiento de nuestras células. Científicos de la Universidad de California en San Francisco descubrieron que los voluntarios con un elevado nivel de estrés tenían unos marcadores celulares de envejecimiento equivalentes al menos a una década más de edad, comparados con los voluntarios con un bajo nivel de estrés.

Con el tiempo los elevados niveles de cortisol y de otras hormonas del estrés pueden mermar literalmente los centros de la memoria del cerebro y aumentar el riesgo de sufrir la enfermedad de Alzheimer. El estrés continuado se ha asociado con un mayor riesgo a tener la tensión alta, una frecuencia cardíaca irregular y algunas clases de cáncer.

Un estudio de veinte años de duración realizado con trece mil personas aproximadamente reveló que el estrés crónico aumentaba el riesgo de morir de un infarto cerebral o cardíaco. Se ha demostrado que el estrés debilita el sistema inmunológico, con lo que bajan las defensas para combatir los resfriados y las infecciones. En algunas personas el estrés afecta al sistema digestivo y puede causar desde úlceras hasta el síndrome del intestino irritable. El estrés también puede elevar el nivel de azúcar en la sangre, un conocido factor de riesgo que favorece la diabetes. Los índices de exceso de peso y de obesidad aumentan con el estrés crónico, porque éste estimula la leptina, una hormona del apetito, y la serototina, una sustancia química que altera el estado de ánimo.

Aunque normalmente no podamos controlar las situaciones que nos producen estrés, nuestra forma de percibirlas y de reaccionar a ellas inciden directamente en el efecto que ejercen sobre nuestra salud. Podemos aprender unas sencillas técnicas para reducir el estrés que mejoran mucho nuestra forma de responder a él y disminuyen sus efectos perjudiciales. Muchas de las otras estrategias básicas, tales como hacer ejercicio físico con regularidad, seguir una dieta sana, disfrutar de unas relaciones saludables y adoptar una actitud positiva también nos ayudan a reducir el estrés.

¿Cuál es su grado de estrés?

Comprenderse a sí mismo —las situaciones que más le estresan y cómo reacciona instintivamente a ellas— es el primer paso para averiguar cómo puede evitar las situaciones más estresantes o transformarlas y controlar sus reacciones. Los síntomas del estrés no siempre son evidentes, ya que pueden ser tanto físicos como mentales. Si puede relacionar un determinado síntoma de estrés con la causa del mismo, habrá dado un gran paso para vivir con un bajo nivel de estrés. Responda a las siguientes preguntas para hacerse una idea mejor de si está estresado y de las situaciones que le provocan una respuesta de estrés.

Cuestionario sobre el grado de estrés

	Bajo		Medio		Alto		
¿Qué puntuación le daría a su grado de estrés?	1	2	3	4	5	6	7

¿Hasta qué punto las siguientes situaciones le tensan o irritan?

	Poco		Medianamente		Mucho		
Una discusión con un amigo o un familiar	1	2	3	4	5	6	7
Esperar en la mesa de un restaurante	1	2	3	4	5	6	7
Llegar tarde a una cita	1	2	3	4	5	6	7
Prever la fecha tope de un trabajo	1	2	3	4	5	6	7

¿Hasta qué punto le resulta fácil relajarse cuando...?

	Fácil		Medianamente		Difícil		
Mira un programa en la tele o una película...........	1	2	3	4	5	6	7
Lee un libro o una revista...........	1	2	3	4	5	6	7
Da un paseo, corre o hace otra clase de ejercicio físico...........	1	2	3	4	5	6	7

¿Con qué frecuencia experimenta los siguientes estados?

	Nunca		A veces		Siempre		
Insomnio...........	1	2	3	4	5	6	7
Falta de aliento...........	1	2	3	4	5	6	7
Ritmo cardíaco acelerado...........	1	2	3	4	5	6	7
Manos o pies fríos...........	1	2	3	4	5	6	7
Impaciencia o irritabilidad...........	1	2	3	4	5	6	7
Dolor de cabeza...........	1	2	3	4	5	6	7
Disculparse por hablar con brusquedad..	1	2	3	4	5	6	7
Tenso o preocupado...........	1	2	3	4	5	6	7

Sume su puntuación, que puede ser de 16 a 112 puntos y anótela:

Grado total de estrés: _____

Si obtiene menos de 40 puntos, su nivel de estrés es razonable, aunque le beneficiaría hacer algunos ejercicios para reducirlo. Si ha sacado entre 41 y 80 puntos, usted experimenta un nivel medio de estrés. Aprender y practicar las técnicas para disminuir el estrés es una estrategia básica para mejorar su longevidad de calidad. Si ha obtenido entre 81 y 112 puntos, se encuentra en el grupo de un estrés elevado y se beneficiará sin duda de las estrategias para reducir el estrés descritas en esta sección.

Como cada persona responde de distinta manera a los estímulos del ambiente, algunas parecen sobrellevar mejor el estrés que otras. Sin embargo, quienquiera que intente controlar el estrés que hay en su vida puede lograr disminuir sus perjudiciales efectos. Intente seguir las siguientes estrategias para bajar el nivel de estrés y aumentar su longevidad de calidad.

La plena atención

La plena atención o plena conciencia —el sutil proceso de ser conscientes a cada momento de nuestros pensamientos, sentimientos y estado físico— es una herramienta que nos permite seguir muchas de las estrategias básicas de *La Biblia de la larga vida*. Al ser conscientes, es más probable que advirtamos cuándo hemos comido lo suficiente y podemos controlar mejor nuestro peso. También nos permite escuchar y comunicarnos mejor, y ello optimiza nuestras relaciones con los demás. Y al mismo tiempo fomenta una actitud más positiva, lo cual nos permite disfrutar más de la vida.

La meditación como un medio para desarrollar la plena atención se hizo popular entre los occidentales cuando los Beatles y otras celebridades se convirtieron en adeptos de Maharishi Mahesh Yogui, que fue quien fundó el movimiento de la Meditación Trascendental a finales de la década de 1970. La plena atención, que procede de las antiguas tradiciones budistas, no es sólo la base de la meditación, sino también la de muchas otras técnicas para controlar el estrés, como la autohipnosis, el *biofeedback* y el yoga. También se ha usado para tratar diversos trastornos, como la hipertensión, el dolor crónico y la ansiedad.

Las pruebas científicas demuestran que la plena atención fomenta la salud y la calma mental. Los estudios sistemáticos sobre las técnicas de meditación mediante el uso de electroencefalogramas han revelado los importantes efectos que tienen lugar durante la meditación y después de ella y también una mejor respuesta del sistema inmunológico a las vacunas. Y cuanto más cambian las ondas cerebrales a través de la meditación, más eficaz es la respuesta del sistema inmunológico. Un estudio reciente ha revelado que si se medita con regularidad aumenta el tamaño de la región cerebral que regula la memoria y la atención. Al parecer, calmar la mente practicando la meditación favorece la curación física. Un estudio descubrió que los pacientes con psoriasis que habían escuchado una casete de meditación durante los tratamientos a base de luz ultravioleta se curaron cuatro veces más rápido que los que no meditaron durante el tratamiento.

Meditar con regularidad también puede prolongar la esperanza de vida. Los científicos estudiaron durante ocho años a doscientos voluntarios de mediana edad y de edad avanzada con tensión arterial ligeramente elevada, una enfermedad común que el estrés cotidiano suele empeorar. Descubrieron que los índices de mortalidad de los que meditaban con regularidad eran un 23 por ciento más bajos. Los fallecimientos por enfermedades cardiovasculares se habían reducido en un 30 por ciento y los provocados por cáncer en un 49 por ciento, comparados con los índices de los que no meditaban.

La meditación y otras formas de ser consciente producen lo que el doctor Herbert Benson de la Universidad de Harvard ha llamado la respuesta de relajación: un estado de una profunda relajación física y mental. No sólo nos produce una sensación de calma, sino que además modifica nuestra fisiología: el ritmo cardíaco y respiratorio descienden, la tensión arterial baja y los músculos se relajan. Muchas de estas técnicas se basan en mantras o en la repetida recitación de unos determinados sonidos que actúan como un ritmo hipnótico. También consisten en observar la mente, silenciar nuestro parloteo mental habitual y en no apegarnos a las sensaciones físicas que puedan distraernos.

El objetivo es mantener la mente concentrada en un pensamiento sereno a cada momento (véase el recuadro). Al principio la experiencia puede ser frustrante, ya que nuestra mente salta de manera natural de un pensamiento a otro. Muchos principiantes al practicar la meditación se impacientan creyendo que son incapaces de concentrarse, ya que su mente se distrae con un sinfín de pensamientos mundanales, como el de limpiar el garaje o hacer la lista del supermercado. Pero para beneficiarse de esta clase de sencillos ejercicios, no necesita alcanzar cada vez el nirvana, sino sólo aprender a descansar de sus cavilaciones habituales para librarse de los hábitos mentales negativos o improductivos. Al practicar estos ejercicios a diario, su estado mental, salud en general y esperanza de vida mejorarán.

> **DESCANSO MEDITATIVO**
>
> Para iniciar esta antigua práctica, elija un mantra: un sonido, palabra o frase que le tranquilice, ya sea «que haya paz en el mundo», «amor», «mmm», «om» o cualquier otro sonido que le calme. Siéntese en una silla o en el suelo con las piernas cruzadas y coloque las manos sobre la parte superior de los muslos con las palmas hacia arriba. Cierre los ojos, relaje los músculos y respire de manera lenta y natural. Cada vez que exhale, repita el mantra en silencio. Intente mantenerse concentrado en el mantra y en la respiración e ignore el impulso de dejar divagar la mente. Si tiene algún pensamiento relacionado con el mundo exterior, como «¿He echado la carta en el buzón?» «¿He devuelto la llamada telefónica?», no se inquiete, deje que estos pensamientos pasen por su cabeza sin aferrarse a ellos y vuelva a concentrarse en el mantra. Cuanto más practique, más fácil le resultará no aferrarse a los pensamientos que surjan en su mente. Al cabo de cinco minutos abra los ojos y siga sentado en silencio un minuto más aproximadamente, mientras vuelve a la vida cotidiana con suavidad. Haga el ejercicio a diario y vaya poco a poco alargando la sesión hasta llegar a diez minutos.

Hacer varias cosas a la vez: la mente bajo estrés

La palabra «multitarea» se refería al principio a la capacidad del ordenador de realizar diversas tareas simultáneamente. Pero hoy día para muchos de nosotros se ha convertido en una forma de vivir e incluso en un secreto para el éxito. En realidad, algunos excelentes ejercicios aeróbicos mentales consisten en hacer trabajar el cerebro en dos o más estimulantes actividades a la vez. Aunque para algunas personas consultar el correo electrónico en el portátil mientras hablan por el móvil y leen el periódico sea de lo más natural (no es aconsejable hacerlo conduciendo), muchas veces al hacer varias cosas a la vez no somos más sino menos productivos. Y los estudios apuntan a que esta forma de actuar puede acabar produciendo ansiedad, déficit de atención, pérdida de memoria y un mayor estrés.

Para poder hacer varias cosas a la vez el cerebro utiliza un área conocida como la corteza prefrontal. Este centro cerebral «ejecutivo» controla nuestra capacidad para evaluar y priorizar diversas tareas. Irónicamente el estrés crónico daña sobre todo esta área de la corteza prefrontal. Las imágenes cerebrales obtenidas de voluntarios ejecutando diversas tareas a la vez muestran que al cambiar de una tarea a otra esta parte frontal del cerebro descansa un momento. Seguro que ha experimentado este «momento de descanso» de la corteza prefrontal si alguna vez ha marcado un número de teléfono y de pronto no se ha acordado de a quién está llamando cuando le contestan por el otro lado de la línea. Lo que probablemente ocurrió es que entre el acto de marcar el número de teléfono y el de responder su mente se dedicó a otro pensamiento o tarea y después necesitó ese «momento» para volver a la tarea inicial. Las investigaciones también revelaron que la eficacia de muchos voluntarios descendía al hacer varias cosas a la vez mientras que era más alta en aquellas ocasiones en las que hacían sólo una.

Es fácil hacer varias cosas simultáneamente cuando al menos una de las tareas es rutinaria, habitual o requiere pensar poco. A la mayoría de nosotros no nos cuesta comer y leer el periódico a la vez. Sin embargo, cuando intentamos hacer simultáneamente dos o más cosas que requieren atención, a veces nos volvemos torpes o cometemos errores.

Cuando tratamos de ocuparnos de varios detalles al mismo tiempo, no solemos recordar igual de bien las cosas. Si no estamos concentrados, no podemos prestar demasiada atención a la nueva información que recibimos y nunca llegamos a almacenarla en la memoria (véase la primera estrategia). Es una de las principales razones por la que olvidamos los nombres de la gente, incluso justo después de habérnosla presentado. Hacer varias cosas a la vez también puede afectar a nuestras relaciones. Si alguien está consultando su e-mail mientras conversa por teléfono con un amigo, puede dar la impresión de estar distraído o de tener poco interés. También puede hacer que pase por alto o no tenga en cuenta una información fundamental relacionada con ambos.

Si siempre está haciendo varias cosas a la vez, le sugiero que reserve cada día un rato o varios para apagar el móvil o protegerse de otras distracciones y terminar varias tareas prioritarias, tanto si se trata de ordenar el despacho o el armario, de ocuparse de su bandeja de entrada del programa de correo electrónico, de poner al día la correspondencia o de otras tareas. La sensación de haber realizado parte de una o más tareas o de haberlas terminado hará que se sienta menos presionado para ponerse al día haciendo varias cosas a la vez.

Solemos realizar varias cosas a la vez sin darnos cuenta, y aunque creamos que estamos sacándonos mucho trabajo de encima, lo estamos llevando a cabo con menos eficacia y quizá de una manera desorganizada. Para resolver este problema, intente ocuparse sólo de la tarea más importante que deba hacer, y cuando la haya terminado, inicie la siguiente. Puede también intentar crear una lista de tareas y realizarlas una a una en orden de importancia o reservar unas determinadas tareas para ciertos momentos del día. A base de práctica será cada vez más consciente de cuándo empieza y termina una tarea y ya no hará con tanta frecuencia varias cosas a la vez.

El poder del «no»

«No» suele ser la palabra favorita de los niños y sin embargo a muchos adultos nos cuesta pronunciarla. Cuando la usamos con eficacia, puede ayudarnos a reducir notablemente nuestro nivel de estrés.

Al no decir «no» lo suficiente, podemos descubrirnos asumiendo demasiadas responsabilidades, sentirnos ansiosos, resentidos y quizás un poco «atrapados» por todas las tareas a las que nos hemos comprometido y que nos resulta imposible terminar. Incluso favores que al principio parecen poco importantes o que sólo son para el futuro acaban teniéndose que realizar y hemos de apilarlos en nuestra lista de responsabilidades y tareas. Como el tiempo se ha convertido en un lujo para muchos de nosotros, aceptar hacer demasiados favores, organizar otra comida, asistir a otra reunión, participar en otra causa como voluntario o acompañar con el coche a alguien a una cita puede a veces agobiarnos y producir un mayor estrés.

A los setenta y tres años Anna, la madre de Shirley, era la matriarca adorada de la familia. A lo largo de su vida siempre se había ocupado de todo el mundo y aún seguía haciéndolo. Aunque en el instituto había sido una alumna que siempre sacaba sobresalientes y habría podido ir a la universidad que ella prefiriera, trabajó como secretaria para que su esposo, con el que acababa de casarse, pudiera estudiar dirección de empresas. Crió a sus cuatro hijos sin ayuda de las niñeras ni de las sirvientas que sus propios hijos parecían necesitar para ocuparse de los suyos. Si alguno de sus nietos quería alguna vez algo especial, tanto si se trataba de una chuchería, un CD o del último juguete salido en el mercado, iba corriendo a buscarlo como mínimo a tres tiendas hasta que lo encontraba, y si no lo lograba se llevaba un surtido de juguetes para que sus nietos eligieran.

Anna, que cultivaba la imagen de ser la mejor madre del mundo, se enorgullecía de ayudar a los demás y se sentía fatal cuando no podía hacer algún favor que su familia o sus amigas le pedían. Pero últimamente se veía irritable y a su familia le parecía que ya no le gustaba ser tan servicial como antes. Quizás acompañar con el coche a su marido Frank a todas partes desde que él tenía flebitis y ocuparse de su hermana aquejada de Alzheimer era demasiado para ella, además de todas las otras obligaciones que se había impuesto.

A Anna no le gustaba pedir ayuda, lo cual exasperaba a sus hijas. Cuando Shirley, la más pequeña, le preguntó qué podía traer para la cena del día de Acción de Gracias, su madre le respondió: «¡Oh, no hace falta que traigas nada, cariño!»

«Pero mamá, quiero llevar algo para ayudarte —insistió Shirley— ¿Qué te parece un postre? De camino a tu casa puedo pasar por la panadería y comprar uno».

«¡Oh, no, cielo, no quiero que te gastes el dinero, pero si insistes, trae lo que quieras... Quizás una ensalada de pepino... o un pan casero, pero sin pasas ni frutos secos, ya sabes cómo es papá».

La familia se dio cuenta de que algo no iba bien cuando Shirley llegó a casa de sus padres para celebrar el día de Acción de Gra-

> cias y al entrar en la cocina con la ensalada de pepino y un crujiente pan francés comprado en la panadería y saludar a su madre, su hermana y sus dos cuñadas, de pronto, delante de todo el mundo, Anna cogió de un manotazo el plato de ensalada y lo arrojó al suelo gritando: «¿Ni siquiera has podido hacer el pan? ¡He estado trabajando como una negra toda la semana y cuidando de tu tía y de tu padre y ninguna de vosotras me habéis ofrecido siquiera celebrar el día de Acción de Gracias en vuestra casa!» Anna salió de la habitación sollozando, dejando a todos atónitos.

Para las personas como Anna, decir «no» va en contra de la idea que tienen de sí mismas, al igual que nunca se les ocurre pedir ayuda. Anna fue incapaz de ver que las expectativas que se había impuesto eran demasiado poco realistas, lo cual la llevó a sentirse desesperada, y su dificultad para pedir ayuda sólo hizo que la situación empeorara. Después de que su familia la convenciera para que fuera a ver a un psicoterapeuta, Anna se dio cuenta de sus propias necesidades, y esto la ayudó a decir «no» cuando veía que no podía cumplir lo que los demás le pedían. También se unió a un grupo de apoyo para personas que cuidaban de un enfermo de Alzheimer y se repartió con sus hijas el trabajo de tener que acompañar en coche a su marido.

A menudo al aprender a cuidar mejor de nosotros mismos disfrutamos más ayudando a los demás. Para que se sienta más cómodo al negarse a hacer algo, intente algunas de las siguientes estrategias.

La otra cara del «no». Tenga en cuenta que cuando rechaza una petición está aceptando alguna otra cosa. Al no aceptar el trabajo adicional que le han ofrecido en su empresa, tendrá más tiempo para disfrutar del fin de semana con su familia.

Establezca sus propias normas y manténgalas. Si se siente incómodo cuando un amigo o un compañero le pide prestado dinero o un favor, dígale que tiene «por norma» no prestar dinero a los amigos ni ayudar en las mudanzas..., así esta persona tenderá menos a sentirse herida y quizás usted pueda salvar la amistad o la relación laboral que mantiene con ella. La técnica de tener «por norma» no hacer algo también funciona muy bien con los adolescentes que piden varias veces lo mismo. En ese caso puede decirle a su hijo: «Ya sabes que tengo por norma...»

Ignore la presión. Si no está seguro de aceptar una petición, responda amablemente a quien se la formula que le contestará cuando haya revisado su agenda, así tendrá más tiempo para sopesar los pros y los contras que conlleva. Si en ese momento se siente presionado a dar una respuesta, puede sencillamente rechazar la petición al no tener el tiempo necesario para decidir.

Sea directo. Todo el mundo está ocupado de vez en cuando, ya sea intentando entregar un trabajo en una fecha límite, planeando un acontecimiento o cuidando de un amigo o de un familiar enfermo. A veces es estresante mantener el compromiso adquirido y hablar con franqueza de ello suele ser el mejor sistema. La mayoría de la gente le comprenderá y acabará encontrando otra solución.

Un loco, loco mundo

La ira es una respuesta común y a veces sana a las situaciones estresantes. La gente suele decir que se siente aliviada al poder «desahogar» su ira y a veces es posible resolver una situación estresante expresando la ira de manera razonable. Los neurocientíficos han localizado recientemente una región del cerebro que se activa cuando una persona es insultada y se prepara para vengarse de la misma forma. Es la misma área del cerebro que se activa cuando nos preparamos para satisfacer el apetito u otros deseos, sobre todo placenteros. Esta investigación respalda la idea del «dulce placer de la venganza». Sin embargo, al igual que podemos comer demasiado en un bufé cuando estamos hambrientos, una persona indignada puede excederse en su venganza. A veces el perdón y la empatía nos ayudan a superar nuestro deseo de venganza y casi siempre es el mejor camino para resolver pacíficamente los conflictos (véase también la tercera estrategia).

Cuando nos enojamos, también nos disgustamos y una ira incontrolada puede transformarse en rabia, hostilidad e infelicidad. Los que se enojan rápidamente a la más pequeña provocación o sin ninguna pueden acortar con ello su esperanza de vida. Al expresar ira, el sistema nervioso se excita, con lo que aumenta la frecuencia cardíaca, la tensión arterial y el riesgo de sufrir un infarto cerebral. Las pruebas científicas demuestran que las personas con mal carácter son más proclives a sufrir enfermedades cardíacas.

Reprimir la ira tampoco es la solución. Los que reprimen sus emociones y sufren en silencio suelen tener un mayor nivel de hormonas del estrés que los que desahogan su ira de manera sana. Los estudios sistemáticos apuntan a que lo mejor es expresar la ira de una forma sana e intermedia, que se encontraría entre unos arrebatos desenfrenados y una total contención. Así podemos modular la liberación de la hormona del estrés que acompaña a las expresiones controladas de ira sin perder los estribos ni decir algo de lo que después nos arrepintamos.

Hay varios métodos para manejar la ira. La mayoría de las técnicas intentan ayudarnos a ser conscientes de lo que la produce, a aprender a controlarla y a usar técnicas de relajación para minimizar las respuestas físicas que provoca. Una ira incontrolada puede a veces ser un síntoma de otro problema, como una depresión, beber en exceso o abusar de las drogas. Independientemente de las causas de los arrebatos de ira crónicos, para que la técnica empleada funcione es necesario admitir que tenemos un problema. Casi todo el mundo puede aprender a ser asertivo y a expresar la ira adecuadamente sin ser agresivo ni destructivo.

Ríase en la propia cara del estrés

A todos nos gusta reírnos con ganas. El humor nos permite liberar la tensión y desembarazarnos del miedo o de la ira, aunque sólo sea por un corto espacio de tiempo. Norman Cousins fue un campeón en utilizar su sentido del humor para combatir su dolorosa y limitadora enfermedad artrítica y las investigaciones sistemáticas confirman los saludables efectos del sentido del humor.

Científicos japoneses han estudiado recientemente a un grupo de voluntarios que miraban una serie cómica en la televisión mientras cenaban y lo compararon con otro grupo que comía lo mismo mientras leía una aburrida lectura (le prometo que no se trataba de mi libro). Después de cenar, los niveles de azúcar en la sangre del grupo que más se había reído era más estable, y se sabe que la estabilidad del azúcar en la sangre disminuye el riesgo a tener diabetes.

La risa también nos protege de las cardiopatías. En un estudio reciente realizado con trescientos voluntarios, los científicos descubrieron que los que no tenían una enfermedad cardíaca solían afrontar la vida cotidiana con un 60 por ciento más de sentido del humor. Otros estudios han asociado mirar cada día en televisión una comedia de enredo de media hora con una tensión arterial más baja y una mejor frecuencia cardíaca, y ambas cosas reducen el riesgo de sufrir infartos.

Por lo visto, prever una situación graciosa es bueno para la salud. Los voluntarios a los que se les dijo que podrían leer su cómic preferido al cabo de tres días, experimentaron un descenso del nivel de hormonas del estrés y un ascenso del nivel de las sustancias químicas que fortalecen el sistema inmunitario. Otras investigaciones han descubierto que la risa aumenta nuestra capacidad para tolerar el dolor. Sea lo que sea lo que prefiera —viejas comedias que dan por la tele, ir con frecuencia a ver obras teatrales cómicas o leer la sección humorística del periódico—, una dosis regular de risa no sólo le subirá el ánimo, sino que además potenciará su longevidad.

> **EJERCICIO PARA RELAJAR LOS MÚSCULOS: TENSE Y RELAJE**
>
> Haga el ejercicio acostado o sentado en una silla cómodamente. Cuando se sienta cómodo y relajado, apriete lentamente la mano derecha lo máximo posible. Concéntrese en la tensión que siente en la mano y en el antebrazo derecho. Al cabo de cinco segundos, relaje la mano, deje sueltos los dedos y la muñeca y relájese quince o treinta segundos más. Advierta la sensación de tensión y relajación en esos músculos. Repítalo con la mano izquierda y luego relájese. Doble ahora el codo derecho, tense el bíceps y manténgase así durante cinco segundos. Estire a continuación el brazo, déjelo caer suavemente al lado del cuerpo y relájese durante quince o treinta segundos más. Repita el ejercicio con el codo izquierdo. Siga haciendo esta secuencia de tensar y distender distintos grupos musculares uno detrás de otro: siga con los brazos, los hombros, el pecho, el rostro, la espalda, el abdomen, las nalgas, las piernas y los pies. Después de haberlo hecho con los dedos gordos del pie, tense todo el cuerpo durante cinco segundos y luego relájelo. Respire hondo varias veces y saboree la agradable sensación de relajación muscular.

Goce de un sueño reparador

Se calcula que 100 millones de americanos sufren el estrés provocado por el insomnio, un estado que causa pérdida de memoria, fatiga, irritabilidad y una variedad de otros problemas. La Administración Nacional para la Seguridad en el Tránsito por Carretera de Estados Unidos estima que los conductores que se duermen al volante provocan más de 100.000 accidentes automovilísticos cada año. La falta de sueño también puede aumentar su cintura. Los investigadores han descubierto recientemente que la falta de sueño eleva el nivel en la sangre de las hormonas que estimulan el apetito y lo relacionan con un mayor riesgo de padecer obesidad.

Por término medio necesitamos dormir de siete a ocho horas cada noche, pero las horas de sueño descienden con la edad. Las personas que no duermen lo suficiente suelen tener poca energía y motivación; al día siguiente se sienten «atontadas» o confundidas. Aunque dormir las suficientes horas sea una meta para reducir el estrés, no todo el sueño tiene la misma calidad. Para que el sueño sea reparador hemos de dormir toda la noche. Incluso los ruidos sutiles que no llegan a despertarnos pueden ser lo bastante molestos como para afectar a la calidad de nuestro sueño. Por eso al quedarnos dormidos frente al televisor, al día siguiente nos sentimos cansados.

Las siguientes sugerencias le ayudarán a dormir las horas que necesita:

- *Sea regular.* Nuestro cuerpo se adapta a la regularidad de los ciclos diarios. A veces los problemas de sueño surgen porque nuestro horario no se adapta temporalmente al estilo de vida que necesitamos llevar. Intente acostarse a la misma hora cada noche y programe la alarma del despertador para despertarse a la misma hora cada mañana. Para mantener esta rutina, no se acueste demasiado tarde los fines de semana y evite echar una siesta durante el día.
- *Cálmese antes de acostarse.* Cuando esté en la cama, evite ver la televisión o comer. Si decide leer por la noche, intente saltarse sobre todo las historias demasiado excitantes que pudieran desvelarle. Si le gusta escuchar música antes de acostarse, ponga una música tranquila y reserve el rock duro para las actividades diurnas. Evite la cafeína y cualquier bebida en general. Advierta también cuándo empieza a sentirse cansado: el momento en el cual desea apagar la luz, adoptar una postura cómoda y relajarse.
- *Tome una ducha.* A muchas personas tomar una ducha o un baño caliente antes de acostarse las relaja y les ayuda a conciliar el sueño.
- *Cree un espacio agradable.* Decore el dormitorio de modo que los muebles, la luz y el nivel del sonido le ayuden a calmarse y a sentirse lo más cómodo posible (véase la quinta estrategia).
- *Esté activo durante el día.* Una de las mejores formas de dormir toda la noche es asegurándonos de hacer una buena actividad físi-

ca durante el día. Programe las sesiones de ejercicio físico para mucho antes de irse a la cama, así no se acostará lleno de energía ni le resultará difícil relajarse.
- *Pida consejo al médico.* El insomnio crónico puede ser un síntoma de depresión o de cualquier otro trastorno. Si sus esfuerzos para conciliar el sueño son inútiles, consúltelo con el médico de cabecera.

La acupuntura: experimente las agujas

Esta antigua terapia china se ha utilizado para tratar distintas formas de dolor y una variedad de trastornos relacionados con el estrés. Durante el tratamiento con acupuntura se insertan unas agujas finas en unos determinados puntos del cuerpo. Algunas formas de acupuntura en lugar de agujas usan el calor, la presión o una ligera corriente eléctrica para estimular los puntos.

La teoría de este sistema chino afirma que la energía del *chi* fluye por el cuerpo por unos conductos o *meridianos,* y el bloqueo de esta energía es lo que provoca las enfermedades. Los practicantes tradicionales creen que la acupuntura, al desbloquear estos conductos y equilibrar el flujo del *chi,* restablece la salud. Algunos médicos occidentales que la practican sugieren otras explicaciones sobre el funcionamiento de la acupuntura. La doctora Hélène Langevin de la Universidad de Vermont afirma que los puntos de acupuntura están relacionados con unas áreas de grueso tejido conjuntivo en las que también hay grandes concentraciones de terminaciones nerviosas. Al estimular estas regiones se afectan al mismo tiempo las áreas nerviosas que transmiten las señales de dolor. El tratamiento aumenta el nivel de endorfinas, las cuales tienen efectos analgésicos. La acupuntura también eleva el nivel de serotonina, una sustancia química cerebral, un antidepresivo natural del cuerpo.

En un reciente estudio realizado con quince mil voluntarios que sufrían jaquecas, los que recibieron un tratamiento semanal de acupuntura a lo largo de tres meses sintieron menos dolor que los que sólo recibieron tratamientos convencionales. Otros estudios han descubierto que la acupuntura alivia el dolor y mejora las funciones en pacientes con artritis al igual que otros tratamientos sin agujas. Aunque no todos los estudios han sido positivos, hay suficientes pruebas para sugerir que este antiquísimo sistema tiene el potencial de ayudar a muchas personas que padecen distintas clases de dolor.

Incremente sus ahorros

Como en la actualidad se vive más años, es importante planear económicamente nuestra vejez. Al prepararla y hacer rendir nuestro dinero, podemos eliminar gran parte del estrés que nos producen nuestras preocupaciones económicas sobre el futuro. Las investigaciones indican que la mayoría de la gente no ahorra lo suficiente para disfrutar cómodamente de sus años de jubilación. En realidad, según una reciente encuesta realizada por la Asociación Americana de Jubilados, uno de cada tres jubilados se ve obligado a volver a trabajar después de retirarse porque no logró ahorrar el suficiente dinero para retirarse por completo o porque sufrió unas pérdidas catastróficas en sus inversiones. Sólo uno de cada tres americanos se preocupa de hacerse un plan de pensiones privado o uno basado en su trabajo para cuando se jubile, sin embargo los que lo hacen no suelen invertir en él todo el dinero que podían o deberían invertir.

Los neurocientíficos tienen una explicación biológica para este fenómeno. Los estudios de neuroimagenología sugieren que nuestro cerebro está diseñado para preferir las gratificaciones inmediatas: disfrutar del presente en lugar de ahorrar para futuro. Investigadores de la Universidad de Princeton observaron por medio de imágenes de resonancia magnética la actividad cerebral de voluntarios al tomar decisiones sobre distintas opciones de ganancias económicas. Descubrieron que al tomar decisiones económicas se activaban dos áreas del cerebro: la corteza prefrontal, una región capaz de tomar unas decisiones muy desarrolladas, y una región primitiva conocida como el sistema límbico, que responde a las decisiones que conllevan unas recompensas instantáneas. Al estudiar los sujetos que solían preferir las recompensas instantáneas, se descubrió que mostraban una mayor actividad en esta región límbica, por tanto la predisposición de su cerebro a las recompensas inmediatas nublaba su capacidad para tomar decisiones a largo plazo. Otros estudios han revelado que cuando podemos elegir la mayoría dejamos aquello que es difícil o doloroso para más adelante, aun sabiendo que es bueno para nosotros.

Las compañías de inversiones se han dedicado a crear unas nuevas propuestas que ayudan a la gente a superar la tendencia a disfrutar de la vida en el presente sin pensar en el futuro y a plantearse ahorrar para la vejez. En cuanto haya planeado económicamente su futuro, descubrirá que se siente más aliviado. Las siguientes estrategias le ayudarán a hacerlo.

- *Calcule sus necesidades reales.* Ser realista sobre cuánto dinero necesitará al jubilarse, basándose en sus actuales hábitos ahorrativos, será una agradable forma de aliviar su estrés o una llamada de atención para hacer algunos cambios. Un experto en planes de pensiones o en inversiones le ayudará a calcular con exactitud el dinero que necesita para ello.
- *No gaste sin ton ni son.* Analice cómo está gastando su dinero. Mientras revisa sus hábitos económicos, busque algún gasto que haga con regularidad y que pueda suprimir. En realidad, incluso puede ser divertido intentar ahorrar dinero no haciendo una visita innecesaria a la zapatería ni al mostrador de los artículos de maquillaje e ir en su lugar a dar un paseo que le saldrá gratis.
- *Elija un plan de pensiones.* Las empresas ofrecen a veces a sus empleados, de una forma que no resulta demasiado atractiva, la opción de un plan de pensiones, pero la indiferencia que esta clase de ofertas provocan impide que se concretice el plan de pensiones, y hay que hacer un esfuerzo para elegir uno adecuado. En cambio, cuando el plan de pensiones que ofrecen las empresas deja de ser opcional para convertirse en automático y los empleados tienen que decidir rechazarlo, aumenta radicalmente la proporción de trabajadores que invierten una cantidad de dinero en su jubilación.

- *Aumente un poco más la cuota.* Si ya tiene un plan de pensiones, intente aumentar en un 2 o 3 por ciento la cantidad que dedica a él, ya que apenas notará la diferencia. Y la próxima vez que le suban el sueldo o que tenga menos gastos, aproveche la oportunidad para aumentar un poco más la cantidad de dinero que reserva para su jubilación.
- *Haga que su contribución sea automática.* De esta forma no tendrá que preocuparse en hacerla con regularidad. Es mejor no tener demasiado acceso a los ahorros para el futuro, así no caerá en la tentación de gastárselos antes de tiempo. Tanto si le han ofrecido en el trabajo un plan de pensiones como si no se lo han ofrecido, puede recurrir a muchas otras clases de planes de ahorro, como un plan de pensiones privado o los bonos del Tesoro. Un profesional le ayudará a elegir el que mejor se adapta a sus necesidades.
- *No pierda de vista sus inversiones.* Ahorrar e invertir para el futuro es un excelente inicio, pero también debe evitar correr riesgos innecesarios con sus inversiones. Las pérdidas de capital crean un estrés económico y emocional. La mayoría de asesores financieros recomiendan evitar las inversiones arriesgadas a medida que sus clientes se acercan a la jubilación.

El estrés laboral

Pocas veces rendimos más cuando trabajamos bajo presión y sin embargo la mayoría de nosotros ha sufrido estrés en el trabajo en alguna ocasión. Esta clase de estrés puede ser muy perjudicial para la salud y el bienestar. Puede surgir por varios factores: como las relaciones en el trabajo, unas expectativas laborales poco razonables e incluso el espacio físico del lugar de trabajo (véase la quinta estrategia).

Se ha descubierto que el estrés que crea tener un problema de forma directa con el jefe afecta negativamente a la salud de los empleados. Los científicos han comprobado recientemente que cuando el personal de asistencia sanitaria trabajaba para un jefe que consideraba injusto, su presión arterial sistólica (cuando el corazón se contrae) aumentaba trece puntos y la diastólica (entre las contracciones) seis puntos en general. Lo cual es suficiente para que el riesgo de tener un infarto cerebral aumente en un 40 por ciento. En cambio, al trabajar para un jefe que les infundía respeto y confianza, y que les apoyaba con sus elogios e impresiones positivas, la presión arterial de los empleados descendía ligeramente.

Otros estudios han revelado que el riesgo de morir de un infarto se duplica entre los empleados en las épocas en que la compañía afronta un recorte de plantilla. Un análisis realizado con más de veinticuatro mil trabajadores suecos reveló que durante los períodos de las fusiones a gran escala los empleados tendían más a pedir la baja por enfermedad o a ir al hospital a causa de algún trastorno.

Gran parte del estrés laboral surge, por lo visto, al unirse unas grandes demandas de trabajo con una limitada sensación de poder controlar la situación. Cuando los empleados creen que tienen algún control sobre su lugar de trabajo —la sensación de poder dirigir sus propias acciones—, se sienten más satisfechos, sufren menos estrés y gozan de mayor salud. Como a menudo no podemos eliminar la causa que nos provoca el estrés laboral, encontrar otras formas de relajarnos nos ayuda a evitar algunas de sus negativas consecuencias físicas y emocionales.

- *Organícese y evite postergar el trabajo.* Al inicio de cada día resérvese algunos minutos para establecer las tareas prioritarias y organizar la jornada que tiene por delante. Sea realista sobre lo que puede llevar a cabo y evite dejar para otro día las tareas difíciles. Esta costumbre matinal le ayudará a no perder de vista sus objetivos, a centrarse en su trabajo y a no hacer tantas cosas a la vez.
- *Ponga a punto sus habilidades comunicativas.* Una de las mayores causas de estrés laboral son los problemas de comunicación y los malentendidos. Intente ser concreto al hacer preguntas o exponer sus quejas y evite meterse en conflictos en los que no esté directamente implicado. Cuando surja alguno, escuche atentamente a los demás antes de exponer su postura. Si es posible, en los conflictos con los compañeros de trabajo no implique a sus superiores, a no ser que no logre solucionarlos. Tenga en cuenta que todo

cuanto escriba —sobre todo los e-mails— quedará archivado, o sea, que elija las palabras que escribe sensatamente.
- *Reduzca la ingestión de cafeína.* Aunque unas modestas cantidades de cafeína aumentan la atención, tomar demasiada produce irritabilidad y ansiedad, con lo que el estrés aumenta. Evite recurrir al café cuando se sienta presionado en el trabajo.
- *Tómese unos descansos para estirarse y relajarse.* Levántese y estírese o haga ejercicios respiratorios a intervalos regulares. Si es posible, durante los descansos en el trabajo intente salir a la calle o abrir la ventana para respirar un poco de aire fresco. Active la alarma del reloj para acordarse de estirarse y andar un poco. Relajar los músculos a lo largo del día es una medida para prevenir el estrés.
- *Aprenda a delegar tareas.* Las personas reacias a delegar tareas acaban con un estrés innecesario. Pedir a los demás que le ayuden en las tareas para las que están capacitados le permite tener más tiempo para terminar el trabajo que quizá sólo usted puede ejecutar.
- *Personalice su espacio en el trabajo.* Las fotografías y una gran variedad de objetos dan un toque personal al lugar de trabajo y una atmósfera hogareña, lo cual fomenta una sensación de calma. Para que el espacio en el que trabaja sea más cómodo y no perjudique su salud, lea los principios ergonómicos aplicados al mundo laboral (véase la quinta estrategia). A veces para reducir la tensión muscular y el estrés basta con ajustar correctamente el ángulo de la silla con la posición del teclado o con apoyar los pies sobre una caja.
- *Eche una siesta reparadora.* A los que andan faltos de sueño, echar una siesta por la tarde les ayuda a estar más despiertos y a tener más energía el resto del día. Un estudio reciente realizado con voluntarios a los que les permitieron echar una siesta de media hora demostró que, después, estas personas rendían más en el trabajo que las que no la habían hecho (véase el recuadro).

> **SUGERENCIAS PARA UNA SIESTA REPARADORA**
>
> 1. No duerma más de media hora. Las siestas más largas suelen dejarnos cansados y atontados. Procure echar una siesta de veinte minutos.
> 2. Mucha gente evita las siestas porque teme alargarlas demasiado. Utilice un despertador para que esto no le ocurra.
> 3. Si tiene un despacho para usted solo, únicamente necesita cerrar la puerta y desconectar el teléfono para estar un rato tranquilo. Y si trabaja en un lugar público, tendrá que ser creativo para encontrar un lugar silencioso y privado. Durante la hora del almuerzo a algunas personas les gusta echar una siesta en su coche o en un parque, a la sombra de un árbol.
> 4. Si no consigue dormir, no se preocupe. El simple hecho de relajarse con los ojos cerrados le ayudará a sentirse más descansado.

Más métodos comprobados para reducir el estrés

Hay una variedad de otros métodos que no sólo reducen el estrés, sino que además mejoran la forma física, el equilibrio y la claridad mental. La siguiente lista incluye algunos de ellos.

- *Yoga.* Esta antigua práctica de la India fomenta la salud y la relajación por medio de una serie de posturas físicas y de ejercicios respiratorios que aumentan la fuerza, el equilibrio y la flexibilidad. Es eficaz para reducir el estrés y aumentar la claridad mental. Se ha descubierto que el yoga también disminuye el nivel de colesterol y la presión arterial, y un estudio científico reciente ha revelado que al combinar el yoga con la meditación en un programa de seis semanas para reducir el estrés, la salud del corazón aumentaba notablemente.
- *Tai chi.* Esta forma china de ejercicio reduce el estrés, aumenta la fuerza, mejora el equilibrio y ayuda a prevenir las caídas en las

personas mayores. Muchos de sus movimientos, procedentes de las artes marciales, se efectúan con lentitud y elegancia y hacen hincapié en una respiración profunda y en la relajación. Los científicos han descubierto recientemente que el *tai chi* mejora la función cardíaca y pulmonar. Los investigadores del Instituto Semel de Neurociencia y Conducta Humana de la UCLA afirman que practicar *tai chi* durante quince semanas ayuda a proteger a los adultos de edad avanzada del herpes (el mismo virus que causa la varicela), lo que sugiere que esta práctica oriental aumenta la función inmunitaria. El *qi gong*, una antigua práctica china relacionada con el *tai chi*, contiene unos ejercicios muy similares que favorecen la concentración mental, el movimiento y la respiración.

- *Autohipnosis*. Este método suele combinar las técnicas de relajación con la visualización y las imágenes para inducir un estado hipnótico, que es esencial en una forma de relajación muy profunda. Se ha descubierto que la autohipnosis reduce el nivel de estrés y el dolor, y alivia algunos síntomas alérgicos. También aumenta la concentración y la memoria.
- *Masaje*. La terapia del masaje, además de reducir el estrés, se ha empleado para aliviar los síntomas de varios trastornos, como el dolor de la migraña, el dolor lumbar y de cuello, y la fibromialgia. Algunos expertos opinan que el masaje no sólo alivia temporalmente el dolor, sino que además activa el sistema inmunológico del cuerpo. En Estados Unidos los Institutos Nacionales de la Salud tienen un Centro para la Medicina Complementaria y Alternativa que está llevando a cabo estudios sistemáticos sobre los beneficios del masaje para la salud y los resultados iniciales son muy alentadores.
- *Sea activo y sociable*. La actividad física no sólo mejora nuestra salud y fuerza, sino que además nos ayuda a relajarnos, en parte debido a las endorfinas, un antidepresivo natural, la hormona que el cuerpo secreta durante los ejercicios aeróbicos. Disfrutar de un partido de tenis o dar un vigoroso paseo con un amigo reduce el estrés por medio de los beneficios emocionales de la interacción social.

- *Controle el desorden.* Muchas personas ignoran que el hogar, el lugar de trabajo, la cocina, un armario o cualquier otro espacio desordenado y abarrotado favorece el estrés y el aumento del nivel de cortisol, la hormona del estrés. Despejar el espacio que nos rodea es un reto para toda la vida que se asume mejor si lo hacemos a diario, guardando las cosas en su sitio y deshaciéndonos de cualquier objeto innecesario, antes de que la situación se nos vaya de las manos (véase la quinta estrategia).
- *Mantenga una actitud abierta.* Una de las formas más eficaces de reducir el estrés es hablando de nuestros sentimientos con una persona en la que confiemos. Tanto si se trata de su pareja, su mejor amigo o de un profesional, desahogarse le ayudará a ver la situación con objetividad y a resolver una situación estresante.
- *Planee la situación.* A veces vemos venir una situación estresante o la prevemos antes de que ocurra. Tal vez consista en tener que cenar en su casa el fin de semana con un pariente que siempre le insulta o tener que trabajar el lunes por la mañana bajo las órdenes de un compañero que ha obtenido el ascenso que usted anhelaba y que ahora se ha convertido en su nuevo jefe. Intente planear de antemano estas situaciones para prepararse emocionalmente, poder afrontar el estrés que le producen y posiblemente evitar los errores que cometió en otras ocasiones en las que no tuvo tiempo de prepararse. Naturalmente, siempre que sea posible, intentar evitar una situación estresante es una buena decisión para gozar de una larga vida, pero en muchos casos es imposible hacerlo.

Como cada uno respondemos de distinta manera a las diversas técnicas para reducir el estrés, es una buena idea probar varios sistemas para descubrir cuál es el que mejor le funciona. Las pruebas documentadas muestran que muchas de estas técnicas además de ayudarle a relajarse también favorecen la salud y la longevidad.

PARA VIVIR SIN ESTRÉS

- Sea consciente en cada momento —consiste en vivir en el momento presente y conocer lo que ocurre en su interior—. La meditación, las técnicas de relajación, el yoga y otros ejercicios que le gusten pueden ayudarle. Haga varios descansos a lo largo del día para eliminar el estrés.
- Evite hacer varias cosas a la vez reservándose un determinado espacio de tiempo cada día para terminar las tareas prioritarias; intente acabar una tarea antes de empezar otra.
- Aprenda a decir «no» cuando deba hacerlo.
- Module el estrés expresando su ira de manera saludable.
- Utilice el sentido del humor para observar con una cierta distancia las situaciones estresantes.
- Duerma plácidamente por la noche. Dé unos sencillos pasos para vencer el insomnio sin fármacos.
- Descubra cómo reducir el estrés en el trabajo.
- Esfuércese en ahorrar para la vejez.
- Reduzca el estrés poniendo orden en su entorno personal.
- Planee sus propias estrategias para afrontar las situaciones que sabe le estresarán.

QUINTA ESTRATEGIA

Domine su entorno

*Lo que está dañando el entorno
no es la contaminación, sino las impurezas
del aire y el agua.*

DAN QUAYLE

Barbara W. fue al despacho de Greg, su esposo, a llevarle té y galletas porque estaba trabajando aún, a altas horas de la noche, en un caso que debía de presentar por la mañana. Para poder dejar la taza de té sobre el abarrotado escritorio, Greg tuvo que cambiar de lugar dos grandes pilas de papeles y un montón de archivos relacionados con su profesión de abogado, y a pesar de ello, aún tiró al suelo sin querer el teléfono y la bandeja de la correspondencia. Barbara ansiosa por el desorden que reinaba en la mesa, le ayudó a recoger los papeles. Odiaba entrar en el despacho de su marido; el increíble montón de carpetas, dossiers, documentos y notas manuscritas que había sobre el escritorio le ponían los pelos de punta. «¿Cómo puedes trabajar con ese desorden?», le preguntó por enésima vez a su marido. «¡Ya lo sé! ¡Ya lo sé! —le respondió él encogiéndose de hombros—. En cuanto termine con estos dos casos, despejaré el escritorio y ordenaré mis cosas», concluyó encogiéndose de hombros y acomodándose en la silla, y luego apoyó los pies sobre otra pila de dossiers y retomó su trabajo.

A la noche siguiente, después de cenar, Greg tuvo que volver a su despacho para seguir trabajando y Barbara quitó la mesa. Veinte segundos más tarde oyó gritar a su marido desde despacho: «¡Barba-

> ra!» Ella acudió corriendo y se lo encontró plantado en medio de su ahora limpio, ordenado y reluciente despacho, con los dossiers guardados en los cajones y el escritorio despejado, con el teléfono, el ordenador y el fax colocados prolijamente sobre él. «¿Qué ha ocurrido?», inquirió él atónito. «¿Te gusta? —le preguntó su esposa expectante—. Maria y yo nos hemos dedicado hoy a ordenarlo». «¿Dónde está el dossier de Mitchelson? ¡No lo encuentro!» exclamó Greg preso del pánico buscándolo con desesperación por el escritorio. «Te ayudaré a encontrarlo», respondió ella dirigiéndose al cajón donde había guardado los dossiers. «¡No! —gritó él—. ¡Me has destruido todo mi sistema de organización. El dossier de Mitchelson estaba encima de la tercera pila, empezando por la izquierda, detrás del teléfono, junto al fax. ¡Tenía dos clips amarillos!»

Nuestro entorno, todo cuanto nos rodea, no sólo influye directamente en cómo nos sentimos, sino además en lo bien que funcionamos y en la cantidad de tiempo que vivimos. El lugar en que vivimos y trabajamos nos afecta física y emocionalmente, y cada uno de nosotros respondemos de distinta forma a los diversos factores de nuestro entorno. Tanto si se trata del tráfico, del ruido y de la contaminación, como de unos factores más personales, como el desorden, el humo y la decoración, para gozar de una longevidad de calidad hemos de adaptarnos a esas influencias o *adaptarlas* para que satisfagan nuestras necesidades personales.

La estética en el hogar

Al crear un ambiente agradable en el hogar o en el trabajo, hemos de fijarnos en la funcionalidad del espacio que decoramos y en el impacto emocional que nos produce. Cada persona tiene su propio estilo y sus preferencias estéticas; los buenos interioristas se preocupan de conocer personalmente a sus clientes para poder evocar ciertas sensaciones en las habitaciones que decoran para ellos.

Una sala de estar moderna y minimalista puede relajar en el acto a una persona, y en cambio otra puede sentirse más a gusto y cómoda en una vieja sala de estar de estilo rural. La elección de la decoración y del color pueden generar una atmósfera que fomenta un estado emocional o que nos aleja de él. Un color cálido como el rojo le produce a una persona una sensación de peligro y en cambio a otra le aviva la pasión. Los tonos azules y verdes y los marrones neutros crean un ambiente relajante.

El *feng shui*, un sistema popular para decorar el hogar, es el arte chino de disponer el hogar o el lugar de trabajo de un modo que fomente la salud, la felicidad y la prosperidad. Los expertos en *feng shui* aconsejan a sus clientes sobre muchos detalles relacionados con la decoración de su entorno personal: desde la elección de los colores hasta la ubicación del mobiliario.

Aunque algunos occidentales no conocen el *feng shui*, muchas de sus recomendaciones para mejorar el entorno se basan en el sentido común. Uno de sus principios tiene en cuenta lo importante que es la primera impresión que recibimos al entrar en una casa. Podemos crear una sensación cálida y acogedora colocando sencillamente un gran jarrón con flores en un rincón del vestíbulo. Al cambiar de lugar la cama, el escritorio y el sofá que están debajo de una viga, también evitamos la sensación de que hay «algo colgando sobre uno». En un espacio abarrotado, un experto en *feng shui* recomendaría colocar unos espejos y sacar los muebles innecesarios para crear una sensación de espaciosidad.

Los sonidos y ruidos que nos rodean, así como la música que escuchamos, también afectan en gran medida a nuestro estado de ánimo y la calidad de nuestra vida. Se ha descubierto que al escuchar música los cirujanos trabajan con más rapidez y precisión en las intervenciones quirúrgicas. Una determinada clase de sonido, en un proceso conocido como terapia vibroacústica, se ha usado para reducir el estrés y los síntomas de dolor. Se ha descubierto que al escuchar música clásica disminuye la presión arterial alta producida por el estrés, y que la música que elegimos escuchar, tanto si es música country, rock o rap, puede mejorar la calidad de nuestra vida. Las fuentes u otras formas de aplicar el agua son relajantes para el oído y la vista, y sirven para apagar los molestos ruidos del tráfico.

Al decorar el hogar con obras de arte, atractivas texturas y cómodos muebles, se vuelve más acogedor y, al mismo tiempo, reduce el estrés y hace que nos sintamos en él como en un relajante refugio. Rodearnos de las fotos o los regalos de los seres queridos nos ayuda a tenerlos presentes. La luz natural y las plantas, y los espacios que favorecen el descanso y la reflexión, tanto fuera como dentro del hogar, contribuyen a la estética y función de nuestro entorno.

El dormitorio: la frontera decisiva

Pasamos casi un tercio de nuestra vida durmiendo. La decoración del dormitorio puede fomentar o perturbar la sensación de seguridad y comodidad que nos ayuda a dormir. La cantidad de horas que dormimos cada noche afectan a la salud y la longevidad de calidad mucho más de lo que muchos creemos.

Aunque no dormir lo suficiente tiene sus riesgos para la salud, dormir demasiado también puede ser perjudicial. Científicos japoneses han descubierto recientemente mediante una encuesta realizada a más de 100.000 personas que los que dormían ocho o más horas cada noche tenían un índice de mortalidad más elevado comparado con los que dormían sólo siete horas. Sin embargo, también se descubrió que al dormir menos de cuatro horas y media el índice de mortalidad aumentaba.

El sueño también afecta al apetito. Cuando no dormimos lo suficiente, nuestro cuerpo produce unas cantidades inadecuadas de una hormona que nos ayuda a sentirnos satisfechos después de comer, o sea, que la falta de sueño puede causar un aumento de apetito y de peso. Sin embargo, para la mayoría de personas dormir de seis a siete horas cada noche está asociado con una buena salud y una longevidad de calidad.

Para asegurarse de dormir en un ambiente relajante y tranquilo, fíjese en los siguientes detalles.

El colchón. Tal vez a usted le entusiasme un determinado colchón y en cambio su pareja lo aborrezca. Lo más importante al probar varios colchones para elegir el más adecuado es tener en cuenta tanto la comodidad como la firmeza. Si adquiere un cobertor antialérgico para el colchón, le protegerá de las pequeñas partículas y de los ácaros del polvo.

La ropa de cama. Las sábanas de algodón de una gran cantidad de hilos suelen ser más suaves que las otras, por eso son las mejores para conciliar el sueño y dormir toda la noche. Pueden tener de 200 a 800 hilos, pero las sábanas con unos hilos sumamente finos (las de una mayor cantidad de hilos) son más caras y suelen romperse o estropearse después de repetidos lavados. Elegir una buena almohada también es importante. Las almohadas de lana o de plumón le ofrecen un mejor apoyo para el cuello y los hombros, pero si es alérgico, es mejor elegir una almohada ergonómica de látex. Tenga en cuenta que incluso en las almohadas sintéticas puede haber ácaros. La mejor forma de protegerse de ellos es adquirir una funda antialérgica para la almohada. Si sufre dolor lumbar, póngase una almohada adicional bajo las rodillas (si duerme boca arriba) o entre ellas (si duerme de lado) para reducir la tensión muscular y estar más cómodo.

La iluminación. Si le gusta leer en la cama, asegúrese de que el dormitorio esté lo suficientemente iluminado como para no tener que forzar la vista ni sufrir dolores de cabeza, aunque tampoco debe excederse, porque una luz demasiado intensa no ayuda a conciliar el sueño. Si en el dormitorio entra la luz del sol por la mañana, cubra si lo desea la ventana con una cortina para no despertarse demasiado temprano. Sin embargo, al levantarse asegúrese de abrir las cortinas para que entre la luz, ya que es una maravillosa forma de empezar el día y le protege de los cambios de humor estacionales o de la depresión invernal.

El ruido y la temperatura. Tenga en cuenta los ruidos que pueden despertarle, tanto si se trata del tráfico como si son los ladridos de un perro o los ronquidos de su pareja. Roncar demasiado puede ser un signo de apnea nocturna, un trastorno que puede tratarse. Para no oír otros ruidos inevitables, tápese los oídos con unos tapones o adquiera un aparato de «ruido blanco» que genere ondas u otros sonidos relajantes. Asegúrese de que la alarma del despertador es agradable en lugar de estridente o aguda.

Para empezar el día con buen pie, también puede despertarse con la agradable música de una radio-despertador.

La mayoría de la gente prefiere dormir en una habitación cómoda y fresca que esté a unos dieciocho o diecinueve grados de temperatura, cubriéndose con una o dos mantas para sentirse caliente y a gusto. Cuando haga calor, intente dormir con las ventanas abiertas o con un ventilador, y cuando el tiempo lo exija, duerma con aire acondicionado o con calefacción.

La lectura y la televisión. Los expertos sugieren dedicarse a una actividad agradable y relajante antes de acostarse. A esas horas de la noche es mejor evitar ver programas de televisión que le exciten o leer libros de intriga porque podrían estimularle en lugar de calmarle. Si la televisión le ayuda a dormir, prográmela para que se apague automáticamente a una determinada hora, así no se despertará en medio de la noche por culpa de un ruidoso anuncio publicitario. Si padece insomnio, es mejor que saque el televisor del dormitorio.

Controle el desorden

A menudo es una sensación sutil: al entrar en una habitación se siente de pronto incómodo, confundido o tenso sin saber por qué. La próxima vez que le ocurra, observe su entorno. Tal vez significa que sufre los efectos psicológicos de una habitación, un armario o un despacho desordenado y abarrotado.

Los científicos han descubierto que los animales de laboratorio que viven en jaulas abarrotadas y desordenadas se vuelven malhumorados, agitados y antisociales. El desorden y el abarrotamiento crónico pueden llegar a crear un alto nivel de cortisol, la hormona del estrés, que afecta a la memoria y la concentración, y agrava una amplia variedad de enfermedades relacionadas con la edad.

Mantener el hogar y el lugar de trabajo despejados y ordenados es un reto diario que dura toda la vida. Normalmente, volvemos a casa después de un día ajetreado quizá con las bolsas de la compra y abrimos la correspondencia, pero nunca nos dedicamos a guardar las cosas en su sitio: en la repisa de la cocina se van acumulando las revistas y los folletos de propaganda, y dejamos la chaqueta sobre una silla en lugar de colgarla en el armario. También solemos rodearnos de papeles, accesorios para el ordenador, carpetas, fotografías, CD, ropa, libros, colada, platos sucios, revistas y otras cosas. El desorden va aumentando con el tiempo hasta que no podemos encontrar lo que necesitamos. Algunas personas prefieren coger el coche e ir a la ferretería a comprar un nuevo destornillador, antes que buscarlo por el garaje, aunque sepan que está enterrado en alguna parte.

En los casos más extremos, el desorden puede llegar a adquirir proporciones patológicas. Todos hemos oído hablar de personas que son como «urracas» y no pueden evitar recoger de la calle periódicos, revistas o ropa usada hasta el punto de vivir casi sepultados por una montaña de objetos. Esta clase de trastorno obsesivo compulsivo puede ser tratado por un profesional, pero muchos adictos a acumular objetos se resisten enérgicamente a desprenderse de sus queridas colecciones.

La mayoría de personas podemos mantener nuestro entorno ordenado siguiendo los siguientes consejos.

- *Ordene los objetos poco a poco.* Revise y ordene sólo una habitación o zona, y cuando haya terminado, pase a la siguiente. Intentar ordenar de golpe toda la casa o todo el despacho es abrumador y reduce las posibilidades de que lo lleve a cabo.
- *Guarde los objetos en distintas cajas.* Clasifique los objetos guardándolos en tres cajas: la primera es para las cosas que piensa donar, la segunda para las que desea conservar y la tercera para las que aún no sabe qué hacer con ellas. Guarde en estas tres cajas los objetos al ordenar su casa o su despacho.
- *Despréndase de los objetos innecesarios.* Saque la caja de los objetos que piensa dar lo antes posible de su casa. Ocúpese después de la de los objetos que aún no sabe si desea conservar y meta ahora mismo y sin rechistar los objetos que hace más de doce meses no usa en la caja de las donaciones.
- *Ocúpese enseguida de la correspondencia.* Cuando reciba la correspondencia o traiga la compra del supermercado, ocúpese ensegui-

da de ella. Tire a la basura la propaganda o devuelva las cartas que no le interesen escribiendo una nota en ellas para que no se las sigan mandando.
- *Clasifique los objetos.* Clasifique los objetos que desea conservar según su función, color o textura. Guarde en un mismo lugar los objetos similares para localizarlos fácilmente. Es mucho más fácil encontrar el candado de la entrada si lo guarda en la caja correspondiente que si lo mete en algún cajón de la cocina. Etiquete las distintas cajas para reconocerlas enseguida.
- *Guarde los objetos que apenas usa.* La ropa de esquiar no tiene por qué ocupar un lugar destacado en su armario en los meses de verano. Guarde los objetos que usa poco o de temporada en lugares menos frecuentados, como en el armario de una habitación que no utilice habitualmente o en el altillo.
- *Guarde los objetos en un lugar aislado.* No podemos evitar acumular un montón de objetos, pero sí podemos reservar unos espacios para almacenarlos. Tanto si los guarda en el clásico «cajón lleno de cachivaches» de la cocina, como en el armario de la habitación extra o en la caja del altillo, asegúrese de que sea un lugar que no esté a la vista. Revíselo con regularidad para deshacerse de los artículos innecesarios, sobre todo si apenas caben ya en él más objetos.
- *Dedíquese cada día a ordenar un poco.* Adquiera la costumbre de ordenar y clasificar los objetos de su casa cada día durante cinco o diez minutos. Llévese una bolsa de la basura y revise los espacios más frecuentados. ¿Los libros, las revistas o el correo se están apilando? ¿Los armarios, el escritorio o la despensa están desordenados? Si ordena la casa a diario, evitará tener que hacer maratones de limpieza.

El exceso de información: la gestión de la tecnología

En las últimas décadas los avances tecnológicos relacionados con los ordenadores, las telecomunicaciones y otros campos han transformado nuestro entorno. Los futuristas predicen que pronto las videollamadas serán tan corrientes como los e-mails. Todo, desde revisar el historial médico y activar los aparatos eléctricos del hogar, hasta reservar una mesa para cenar en un restaurante, podrá realizarse gracias a las facilidades de Internet, que no cesan de aumentar.

Lo que estamos presenciando es una explosión de información y los ordenadores, además de ser más amenos, se han vuelto más útiles. Incluso es posible recibir un tratamiento de psicoterapia en la red. Un grupo de científicos ha afirmado recientemente en una conferencia patrocinada por el Departamento de Salud y Servicios Humanos de Estados Unidos que la «terapia hablada» recibida a través de Internet por medio de agendas electrónicas era eficaz para tratar a pacientes con ansiedad y fobia social. Sin embargo, los estudios recientes sugieren que los avances en la automatización también producen a menudo fallos. La creciente complejidad de los programas crea una mayor cantidad de problemas técnicos y de bloqueos en los ordenadores que nos hacen perder tiempo y reducen la productividad.

El exceso de información está creando una nueva clase de manía acumulativa. Los ordenadores y los sistemas de almacenamiento de datos están tan llenos como nuestros armarios y cajones. No sólo hay un exceso de datos electrónicos, sino además de copias impresas. Un americano utiliza por término medio más de dos toneladas de papel al año.

El bombardeo de información que recibimos está alcanzando unos extremos insospechados: desde las vallas publicitarias electrónicas, los móviles, la radio, la televisión por cable y la televisión vía satélite con los titulares de la información bursátil, hasta las pantallas de plasma en los ascensores. La edición dominical del *New York Times* contiene, probablemente, más información de la que una persona normal tuvo la oportunidad de recibir en toda su vida hace sólo cien años. Ante semejante cantidad de información, podemos volvernos insensibles, indecisos y frustrados.

Sin embargo, algunos de los posibles riesgos de esta nueva tecnología son al parecer más un mito que una realidad. Por ejemplo, una leyenda urbana popular afirma que el excesivo uso del móvil puede causar tumores cerebrales. Un grupo de epidemiólogos daneses investigaron sistemáticamente esta cuestión y no pudieron confirmar que el móvil afectara a la incidencia o el tamaño de los tumores cerebrales de ningún modo.

Se estima que el 75 por ciento de adultos jóvenes y el 20 por ciento de personas mayores utilizan Internet, y en la última década ha aumentado notablemente la cantidad de internautas de edad avanzada. Uno de sus mayores incentivos es el de estar en contacto con los miembros de la familia, ya que los jóvenes animan a sus padres y abuelos a abrir una dirección de correo electrónico y a las personas mayores este sistema les encanta. En Internet hay varias páginas que enseñan a navegar por él, como *www.generationsonline.com* y *www.seniornet.org*.

Se estima que más del 60 por ciento de los usuarios del correo electrónico lo consulta una vez al día y que una tercera parte lo hace varias veces al día. La creciente popularidad de los mensajes instantáneos y de las agendas electrónicas que nos permiten navegar por Internet, como los móviles, ha hecho que algunas personas se vuelvan prácticamente adictas a los e-mails y que chateen durante horas. Aunque el rápido y fácil intercambio de información electrónica sea eficiente, al recurrir demasiado a él nos perdemos el contacto humano directo. La cualidad informal de los e-mails hace que seamos más desinhibidos al comunicarnos. Sin las pistas visuales que obtenemos al hablar con alguien frente a frente, es más fácil malinterpretar lo que nos dice. La cantidad de e-mails que la gente se manda desde las oficinas en las que trabajan ha aumentado tanto que muchas empresas se ven ahora legalmente obligadas a controlarlos.

> Joyce y Brian fueron a casa de sus padres con una gran caja envuelta en papel de regalo. Sus hijos les seguían con un pastel de cumpleaños y una postal. Ellen, la madre de Joyce, cumplía setenta años, y todos se apiñaron a su alrededor mientras ella abría el regalo: ¡un ordenador! Ellen sonrió un poco decepcionada. «No teníais por qué hacerme un regalo tan caro. Nunca aprenderé a usarlo. Y vuestro padre sólo lo tocaría si fuera de chocolate.» Su marido soltó unas risitas, Ellen tenía razón. Él aún estaba intentando aprender a usar el mando del televisor que le habían regalado por Navidad.

Joyce ignorando sus protestas, le dijo a Brian que instalara el ordenador en el estudio. «No te preocupes mamá, te va a encantar. Podrás enviar e-mails a tus nietos, recibir fotografías suyas, encontrar nuevas recetas de cocina, jugar al bridge y hacer muchas otras cosas. Y hemos contratado un servicio informático para que te ayude a resolver cualquier problema que tengas.»

Ellen aprendió, con la ayuda de Joyce, a usar el ordenador y empezó a comunicarse con sus nietos una o dos veces a la semana por medio de e-mails. Compartía con sus amigas de la red las fotografías de sus nietos y le gustaba intercambiar consejos de cocina y recetas en un *chat* que Joyce le ayudó a encontrar.

Dos semanas más tarde, Joyce colgó irritada el teléfono cuando Brian volvió a casa después de trabajar. «¿Qué demonios estará pasando? —exclamó volviendo a la cocina para preparar la cena—. ¡El teléfono de mis padres hace tres horas que está ocupado!» Brian le dio un beso. «Probablemente lo habrán colgado mal, cariño, estoy seguro de que todo va bien.»

Transcurrió otro mes y los niños hacía semanas que no veían a sus abuelos. Joyce llamó a su madre para anunciarle que iban a visitarlos. «El domingo es el Día del Padre y siempre hemos ido a veros en esta fecha.» Joyce escuchó la respuesta de su madre. «Déjame hablar con papá. —Se produjo una pausa—. Vale, venid el domingo a las cuatro. Adiós.»

Cuando llegaron el domingo, Joyce encontró a su padre mirando un partido de fútbol en la sala de estar. La casa parecía una leonera, había platos, vasos, latas de refrescos y ropa sin planchar por todos lados e incluso su padre estaba sin afeitar. Ellen se encontraba en el estudio, delante del ordenador. Joyce se acercó a ella. «¿Mamá?» «¡No me interrumpas ahora! —le soltó Ellen—. ¡Me estoy jugando quinientos dólares!» Joyce descubrió horrorizada que su madre estaba jugando al póquer por Internet.

Joyce y Brian dijeron a los niños que salieran a jugar al jardín y mantuvieron una seria conversación con Ellen y su esposo. Al parecer ésta hacía varias semanas que había empezado a jugar a las cartas apostando dinero y, sin que su marido lo supiera, había adquirido ese pequeño «hábito» que le había hecho perder 3.500 dólares. Por desgracia, también estaba empezando a perder la relación que mantenía con su marido, sus amigas y su familia. Ellen se sintió avergonzada y no supo decir exactamente cómo había adquirido ese hábito con tanta rapidez. Prometió no seguir jugándose el dinero y decidió no navegar por Internet hasta que un profesional pudiera ayudarla con su nuevo «problema».

Ellen fue a ver a un terapeuta y comprendió que si quería conservar el ordenador no debía entrar en las páginas de juegos, porque se había vuelto adicta a los juegos de azar. El terapeuta la animó a seguir un programa de doce pasos para ludópatas. Su marido, sus amigas y su familia no la perdían de vista y la animaron a mantenerse alejada de esa clase de páginas. Y no le costó demasiado hacerlo, porque ahora estaba demasiado ocupada pujando por los maravillosos objetos de eBay. Aún no le había mencionado a su terapeuta esta nueva afición.

Los ordenadores fueron concebidos para mejorar nuestra vida cotidiana y no para dejarnos manipular por ellos. Al igual que controlamos la comida que ingerimos, podemos controlar y limitar la cantidad de información recibida, evitando que nos bombardeen con ella y que nos roben el poco tiempo que nos queda para estar con los seres queridos. Los siguientes pasos sencillos le ayudarán a reducir el cansancio, la confusión y el estrés que produce el exceso de tecnología y de información.

- *Proteja su dirección.* Cualquier persona que utilice el correo electrónico o Internet sabe lo fácil que es verse inundado por el montón de correo basura que nos mandan. Si se descubre recibiendo una gran cantidad de correo basura, revise los mensajes y elimine rápidamente los que no son importantes. Resérvese también varios minutos para descargar un programa que filtre el correo basura y para instalar otro que le proteja de los virus. Haga que su

número de teléfono no figure en la guía, de esta forma reducirá el número de esas molestas llamadas a la hora de cenar en las que intentan ofrecerle algún producto o servicio.
- *Evite los grupos de noticias.* A no ser que prefiera estos foros para ponerse al día, intente declinar las invitaciones de los grupos de noticias para ahorrar tiempo y evitar información repetida. Lo más probable es que reciba la misma información de los periódicos, las revistas y las noticias de la televisión.
- *No se pierda en la red.* Se estima que existen cerca de dos mil millones de páginas en la red, por eso es fácil sentirse agobiado por el exceso de información. Aprender algunas técnicas básicas de búsqueda (consulte *www.metacrawler.com*) le ayudará a reducir diez mil posibles entradas a la razonable cantidad de diez.
- *Ahorre papel.* Usar la impresora con sensatez hace que la información esencial sea más accesible, pero las pilas de papel pueden llegar a amontonarse al cabo de poco. Tire el papel que ya no necesita al contenedor de reciclaje.
- *Limite el tiempo que habla por teléfono.* Durante las reuniones importantes apague el móvil y conteste más tarde las llamadas. Si tiene que estar localizable todo el tiempo para algunas personas, intente conseguir un buscapersonas y limite el acceso a él.
- *Organícese.* Use una bandeja para clasificar la información que recibe y la que debe enviar. Colóquela en un lugar adecuado, como en el escritorio o sobre una mesa.
- *Deshágase del correo comercial.* Si lo desea, puede ponerse de acuerdo con los vecinos y colocar una placa en la puerta de entrada advirtiendo que no se admite correo comercial.

La teleadicción

La televisión, una herramienta para difundir información, ha transformado nuestro entorno: influyendo en nuestras conductas, gustos actividades e incluso bebidas. Es una de las herramientas de la tecnología que más configura la vida social y política. Pero también podemos excedernos en aquello que es positivo. Los americanos pasan por término medio tres horas cada día mirando la televisión, más tiempo que en cualquier otra actividad, salvo la del trabajo y el sueño. Si sumamos las horas que pasamos delante del televisor, a los setenta y cinco años el total ascenderá a *nueve años*.

Una de las razones por las que la televisión nos atrae es porque al parecer nos produce el reflejo de orientación instintivo que describió por primera vez el fisiólogo ruso Ivan Pavlov, famoso por la investigación que realizó con perros en el campo del reflejo condicionado. Reaccionamos instintivamente ante una telenovela y los estímulos repentinos: la frecuencia cardíaca desciende, los vasos sanguíneos del cerebro se dilatan y la sangre se aleja de los músculos principales. Esta reacción psicológica ayuda al cerebro a concentrarse en el estímulo mental. Los programas de televisión suelen pasar rápidamente de una escena a otra, lo cual estimula y mantiene nuestra atención. Sin embargo, cuando estos cambios se vuelven demasiado frecuentes, hacen que nuestro reflejo de orientación se transforme en sobreestimulación: seguimos mirando la televisión, pero nos sentimos cansados en lugar de estimulados mentalmente.

El doctor Robert Kubey de la Universidad de Rutgers y el doctor Mihaly Csikszentmihalyi de la Claremont Graduate University han descubierto que la prolonganda exposición a la televisión puede ser fuente de peligros ocultos. Al controlar sistemáticamente los estados de ánimo y los estados mentales de los voluntarios que veían la televisión, los investigadores descubrieron que estaban relajados y pasivos mientras la miraban, pero que su nivel de estimulación mental era inferior comparado con el que se daba en otras actividades como la lectura.

También descubrieron que cuando dejaban de ver la televisión, la sensación de relajación descendía rápidamente y se sentían menos atentos. La capacidad de concentración de los voluntarios disminuyó y muchos de ellos afirmaron sentirse agotados, como si les hubieran «chupado la energía» después del maratón televisivo. Cuanto más miramos la televisión, menos disfrutamos de ella. Los teleadictos se aburren con más rapidez y tienen más problemas con la atención. También son más propensos a sufrir exceso de peso que los no teleadictos.

Las pruebas científicas no son lo bastante contundentes como para empezar a prohibir la televisión y muchas personas disfrutan mirándola, recibiendo información y obteniendo otros beneficios que conlleva.

Pero como mirar demasiado la televisión afecta negativamente a nuestro estado psicológico, los siguientes pasos sencillos le ayudarán a controlar mejor este hábito.

- Intente ver sólo los programas que le interesan a su familia o a sus amigos en lugar de mirar durante horas la televisión haciendo *zapping*.
- Haga una lista de los programas que ve cada semana empezando por aquellos que más le gustan, e intente eliminar uno o más del final de la lista.
- Plantéese volver a disponer los muebles de modo que la televisión no ocupe el lugar destacado de la habitación. No deje que la televisión configure su experiencia cotidiana: controle el mando, no deje que él le controle a usted.
- Déles una oportunidad a los libros. Resérvese un rato para leer, quizás antes de acostarse.
- Plantéese otras actividades durante el tiempo que habitualmente dedica a ver la televisión. Intente participar en algún juego de mesa con su pareja, su familia o sus amigos, y averigüe si aún sigue siendo el experto en Mahjong o el rey del Scrabble.

La ergononomía en el trabajo

Muchos de nosotros nos pasamos una gran cantidad de tiempo sentados ante el escritorio. La seguridad y la estética del espacio que rodea su escritorio afecta a su productividad y longevidad de calidad. La *ergonomía* es la ciencia de diseñar objetos, sistemas y entornos para que el área de trabajo se adapte a las personas. Un área de trabajo diseñada ergonómicamente tiene en cuenta la anatomía, fisiología y psicología humana para que el entorno sea cómodo, seguro y eficiente para quienes lo usan. Una luz, postura y posición adecuadas minimizarán las enfermedades laborales como el dolor de cuello y espalda, el síndrome del túnel carpiano, la vista cansada y las jaquecas.

Como la pantalla del ordenador causa cansancio ocular o fatiga, las imágenes tienen que ser estables y carecer de distorsiones o parpadeos.

Los típicos retos ergonómicos tienen que ver con posturas poco naturales, movimientos repetitivos, el uso excesivo de la fuerza y el estrés por contacto, todo lo cual puede causar dolor, embotamiento, hormigueo, rigidez o pérdida de fuerza. Cambios sutiles como colocar los brazos más bajos o elevar la posición de los pies pueden ayudarle a evitar las enfermedades laborales más comunes. Para asegurarse de que el lugar donde trabaja es ergonómicamente seguro, consulte en Internet la página de la Asociación Internacional de Ergonomía en *www.iea.cc*.

Incluso unas sutiles influencias del entorno, como los colores, repercuten en el estado de ánimo y en la productividad. Se ha descubierto que los empleados de las oficinas prefieren las pintadas en color rojo a las blancas y los estudios revelan que la productividad es considerablemente mayor en las oficinas pintadas de rojo. Otros experimentos indican que los colores también influyen en la memoria y la atención.

Trabajar en un ambiente de temperatura regulada también es importante. Muchos trabajadores mantienen acaloradas peleas en el lugar del trabajo a causa de la temperatura. Un reciente estudio realizado por el doctor Alan Hedge y sus colegas de la Universidad de Cornell reveló que los trabajadores de una gran compañía de seguros se volvieron más productivos cuando la temperatura de la oficina se elevó a mediados de la década de 1970 a veinte grados. El rendimiento laboral aumentó un 150 por ciento y los errores disminuyeron un 44 por ciento.

La contaminación acústica en el lugar de trabajo también reduce la productividad, y cuando es extrema, puede dañar permanentemente el oído. El riesgo que se corre en esta clase de ambiente depende tanto de la duración del ruido como del nivel del volumen (medido en decibelios [dB]). Una conversación normal (60 dB) o el sonido del teléfono (80 dB) se encuentran dentro de los límites saludables que marca la legislación, pero estar expuesto más de ocho horas al ruido de una moto o de un secador (85 dB), a la sirena de una ambulancia (140 dB) o al ruido del despegue de un reactor (140 dB) puede provocar pérdida auditiva. Si le preocupa el nivel acústico de su lugar de trabajo, considere protegerse los oídos —con tapones o cascos—, o limite la cantidad de tiempo que está expuesto al ruido.

Somos aquello que respiramos

Una de las ventajas de vivir en una ciudad superpoblada es que podemos *ver* el aire que respiramos. ¡Quién sabe lo que respiran los que viven en la limpia atmósfera del campo! Ahora hablando en serio, la contaminación del aire plantea muchos problemas para la salud, ya que agrava las dolencias pulmonares como el asma y aumenta la presión arterial. Los días que hay más contaminación de lo habitual se han asociado a un mayor índice de mortalidad en las ciudades americanas y las investigaciones recientes han revelado que puede reducirse la esperanza de vida de las personas que de jóvenes están expuestas a la contaminación.

La exposición al aire tóxico mientras uno se encuentra en medio del tráfico puede casi triplicar el riesgo de sufrir un infarto. Un estudio reciente realizado con más de novecientos infartados reveló que el día que tuvieron el infarto los pacientes habían tardado más tiempo en trasladarse al trabajo que los días anteriores. El riesgo era tres veces mayor si habían ido al trabajo en coche o en un transporte público durante la hora previa al ataque, y cuatro veces mayor si habían ido en bicicleta. La buena noticia es que cuando la contaminación de las ciudades desciende el índice de enfermedades cardiovasculares baja.

Aunque la mayoría de urbanitas no puedan evitar respirar el aire contaminado, sí pueden tomar medidas para estar menos expuestos a él. Una de las estrategias consiste en intentar trabajar más horas durante cuatro días a la semana para evitar desplazarse un día al trabajo. Cerrar las ventanillas y las entradas de aire del coche también le ayudará a estar menos expuesto en las áreas sumamente congestionadas. Intente no salir durante la hora punta del mediodía, cuando la contaminación es más alta, y reserve las actividades como correr, ir en bicicleta u otras parecidas para las horas en las que la contaminación es más baja, normalmente al inicio de la noche y por la mañana.

El aire del interior de los edificios también tiene sus peligros. La prolongada exposición al polvo y a los hongos de los interiores puede causar o agravar las alergias o el asma. Sólo por el hecho de moverse por su casa y sentarse en el cómodo sofá puede ya esparcir polvo y esporas de hongos, que en algunas ocasiones hacen que entre tanto aire contaminado en nuestros pulmones como si estuviéramos fumando un cigarrillo.

Aunque no todas las clases de hongos son peligrosas, las demandas judiciales que recientemente han llamado la atención se han concentrado en los peligros ocultos de algunas formas de hongos domésticos. Los hongos no sólo pueden exacerbar los problemas respiratorios, sino que además los inesperados problemas físicos y económicos que conllevan acaban produciendo síntomas relacionados con el estrés, como ansiedad y depresión.

Muchas compañías de seguros han dejado de cubrir el daño causado por hongos después de tener que pagar miles de millones de dólares por la contaminación procedente de hongos tóxicos como el *Stachybotrys chartarum*. Esta clase de hongos de interiores puede crecer en cualquier lugar donde haya humedad y aire, como en las baldosas, las alfombras, los muebles, los muros de mampostería, los espacios abarrotados y los conductos del aire. Las colonias de hongos a veces tienen el aspecto de manchas viscosas y huelen a humedad.

El Instituto de Medicina ha advertido recientemente sobre los peligros que plantea para la salud pública la excesiva humedad en los edificios y los hongos que la provocan. Intente que el aire que respira en su casa sea saludable, tenga en cuenta las siguientes sugerencias:

- *Inspeccione la casa antes de adquirirla.* Buscar una casa o un piso donde vivir puede ser una experiencia emocional. Hay mucha gente que al comprar una casa se deja llevar por el corazón, lo cual puede hacer que no tenga en cuenta consideraciones prácticas. Invierta su tiempo y su dinero inspeccionándola adecuadamente para asegurarse de que el espacio en el que vivirá sea saludable.
- *Repare las fugas de agua.* Vigile las fugas de agua. Un grifo o una cañería que gotee puede plantear un peligro para la salud, porque cualquier acumulación de humedad podría convertirse en un caldo de cultivo para la formación de hongos tóxicos. Asegúrese también de que su hogar esté bien impermeabilizado y tenga unos desagües apropiados para evitar que la humedad se acumule en él.
- *Venza al polvo.* Si es sensible al polvo, plantéese desprenderse de las moquetas y de otros objetos que acumulen polvo y esporas,

como las persianas venecianas. Asegúrase de sacar el polvo de los muebles con un paño húmedo y de mantener el suelo limpio con ayuda de una fregona.
- *Los filtros HEPA.* Estos sistemas filtran del aire las minúsculas partículas que empeoran el asma y los síntomas alérgicos. Al adquirir un filtro HEPA portátil (de alta eficiencia en el control de partículas en suspensión), elija uno con la capacidad adecuada para el tamaño de su habitación. Si tiene que filtrar el aire de varias habitaciones, quizá necesite comprar más de uno o adquirir un sistema de filtración HEPA central para toda la casa, el piso o el lugar de trabajo. Algunos modelos reducen la contaminación añadiendo ozono al aire, una sustancia que ataca la estructura celular de las bacterias y los hongos.

Si cree que el lugar donde trabaja está contaminado con hongos, coménteselo a su jefe. Para obtener más información sobre los hongos u otra clase de contaminación, consulte en Internet la página de la Administración de Salud y Seguridad Ocupacional del Departamento de Trabajo (OSHA) de Estados Unidos *(www.osha.gov)*.

Los cigarrillos: sin peros que valgan

Cuando era niño, muchos de mis amigos creían que fumar le daba a uno categoría; querían parecerse al Hombre de Malboro. Mucha gente, incluso una gran cantidad de doctores, ignoraban los peligros que el tabaco supone para la salud. Por suerte, hoy día estos peligros se tienen mucho más en cuenta.

El tabaco no sólo aumenta el riesgo de sufrir cáncer, embolias y enfermedades coronarias, sino que además envejece nuestro aspecto. El doctor Darrick Antell y la doctora Eva Taczanoski de la Universidad de Columbia estudiaron los efectos envejecedores del tabaco en treinta y cuatro pares de gemelos idénticos de cuarenta y cinco a setenta y cinco años. Descubrieron que la profundidad y la gravedad de las arrugas, la cantidad de piel distendida, la cualidad de la textura de la misma y la cantidad de canas variaban según si eran fumadores o no: los gemelos que no fumaban siempre tenían un aspecto más joven que sus hermanos. Uno de los gemelos que había estado fumando un paquete de cigarrillos diario durante cuarenta años tenía aproximadamente un 50 por ciento más de canas que su hermano gemelo que nunca había fumado. El tabaco por lo visto afecta mucho más al aspecto de la piel que la exposición al sol, el ejercicio, la dieta y el alcohol.

En cuanto nos enganchamos al tabaco, nos cuesta mucho dejar de fumar, pero los beneficios aparecen rápidamente después de hacerlo. El nivel de monóxido de carbono en el cuerpo baja enormemente y al cabo de una semana el peligro de morir de un infarto desciende. Cinco años más tarde, esa persona corre el mismo riesgo de tener un infarto que otra que nunca haya fumado. Un asesoramiento intensivo y los programas educativos, así como los parches y los chicles de nicotina, suelen ser eficaces para dejar de fumar. El bupropion, un antidepresivo (comercializado como Wellbutrin), se usa a veces para ayudar a dejar de fumar. Como se ha descubierto que el alcohol aumenta los agradables efectos de la nicotina, evitar tomarlo ayuda a los fumadores a dejar de fumar. En Internet también hay páginas para ayudar a los fumadores a dejar de fumar *(www.quitnet.com; www.ashline.org)*.

El gobierno americano ha reconocido recientemente la importancia de los programas para dejar de fumar aprobando la financiación de Medicare para ayudar a las personas mayores a dejar de fumar. El coste de once millones de dólares anuales del programa Medicare quedará compensado al reducirse los gastos de la salud pública con la menor cantidad de hospitalizaciones y de enfermedades relacionadas con el tabaco.

Si toma el sol, ¡tenga cuidado!

Casi todo el mundo ha oído hablar de los peligros que tiene para la salud tomar el sol; sin embargo, el contacto del sol sobre la piel sigue siendo nuestra mayor fuente de vitamina D, y científicos del Centro Médico Baptista de la Universidad Wake Forest han descubierto recientemente que la exposición a la luz ultravioleta hace que los que toman el sol se sientan más relajados, por lo que desean volver a tomarlo de nuevo. Los investigadores creen que el cuerpo secreta endorfinas, unas sustancias químicas naturales que se asocian al alivio del dolor y a las sensaciones de euforia, al exponerlo a los rayos ultravioletas.

Esta mejoría del estado de ánimo puede explicar por qué la gente sigue tomando el sol a pesar de las abrumadoras pruebas que hay sobre los riesgos que supone para la salud. Los rayos ultravioleta del sol pueden dañar la piel y hacerla envejecer prematuramente, causar cataratas e inhibir la función inmunológica. La exposición prolongada al sol sin protección puede causar melanoma, un cáncer sumamente letal si no se detecta y se extirpa antes de que se extienda.

Si toma el sol, cúbrase las áreas más sensibles del cuerpo, lleve un sombrero y protéjase con un factor 15 de protección solar o incluso con uno más fuerte. La Academia Americana de Dermatología recomienda volver a aplicarse el filtro solar cada dos o tres horas. Tenga también en cuenta que los rayos ultravioleta atraviesan las nubes y se reflejan en la arena, el agua e incluso en el hormigón, por eso debe cubrirse las zonas sensibles y utilizar un protector solar incluso en los días nublados. Procure no tomar el sol al mediodía (en general, entre las diez de la mañana y las cuatro de la tarde).

Lleve gafas de sol para protegerse los ojos de los rayos ultravioleta. Compruebe también que los medicamentos que toma —sobre todo los antibióticos y los fármacos para el acné— no aumenten la sensibilidad al sol. Manténgase alejado de las cabinas de rayos UVA y examínese la piel a intervalos regulares para asegurarse de que no haya ningún cambio inusual en ella. Y por último, si para usted es importante estar bronceado, plantéese usar alguna de las numerosas lociones autobronceadoras que hay en el mercado, las encontrará en las farmacias y en los mostradores de maquillaje.

Ir al volante

Como vivimos más años, estamos viendo una mayor cantidad de personas mayores al volante. Se calcula que en el año 2020 habrá 40 millones de conductores americanos de sesenta y cinco años y de más edad incluso. Para la mayoría de adolescentes el carné de conducir es una etapa decisiva en su desarrollo: es cuando empiezan a sentir realmente que son independientes y adultos. Poder perder este privilegio en un determinado momento es una idea que a la mayoría nos aterroriza.

Y, sin embargo, algunas personas al envejecer experimentan un descenso en los reflejos, la coordinación y la agilidad mental que puede suponer un peligro a la hora de conducir. La artritis puede limitar la flexibilidad del cuello, los problemas visuales hacen que cueste más divisar los peligros de la carretera y, a medida que envejecemos, tendemos más a tomar medicamentos que pueden interferir en la claridad mental, la rapidez de los reflejos o la memorización de las direcciones.

Velar por la seguridad vial incluye ser realista sobre el hecho de que algunas personas mayores constituyen un peligro público cuando van al volante. Los signos que indican que alguien necesita volver a comprobar su habilidad como conductor incluyen tener numerosos accidentes o multas, o ambas cosas a la vez, la tendencia a conducir con demasiada lentitud o a acercarse demasiado a los coches de delante, y nerviosismo o inseguridad al girar o al tomar otras decisiones al conducir.

Una forma fácil de empezar a minimizar los riesgos de tener un accidente es reducir el tiempo que pasa al volante. La cantidad de tiempo que uno conduce no sólo se ha relacionado con el nivel de estrés que produce, sino también con el sobrepeso. Un estudio reciente ha revelado que por cada media hora adicional que pasemos en el coche, el riesgo de sufrir obesidad aumenta un 3 por ciento. Considere ir andando o en bicicleta en lugar de desplazarse habitualmente con su coche.

Hogares que envejecen con gracia

Como vivimos más años, nuestro entorno necesita más a menudo cambios. Quizá nos jubilemos o decidamos trabajar en casa; tal vez los hijos se independicen o nuestros padres vengan a vivir con nosotros. Puede que decidamos vender la gran casa en la que hemos vivido para mudarnos a un apartamento a la orilla del mar o a un piso que queda más cerca de los amigos, los teatros, los restaurantes, los museos, el trabajo y otras atracciones urbanas. Quizás estemos buscando una casa con menos escaleras, con una entrada más ancha, con más habitaciones o simplemente con más privacidad. El «nido vacío» puede ser la excusa que necesitamos para echar a volar y explorar un nuevo entorno o modificar el que tenemos para aumentar al máximo el espacio y el placer que nos proporciona.

Asegurarnos de que el espacio de nuestro hogar se adapta a nuestras necesidades a medida que éstas cambian es un importante objetivo para gozar de una longevidad de calidad. Hoy día está de moda buscar un lugar espacioso y tranquilo para vivir, utilizando menos habitaciones y gozando de un espacio más despejado. Si dispone de los medios necesarios, echar abajo unas paredes para crear un espacio más amplio o añadir alguna para dividir una habitación suele ser suficiente para sus nuevas necesidades.

Cuando una pareja mayor ya no puede vivir sola, quizá tenga que decidir si desea ir a vivir con sus hijos adultos, encontrar una residencia, elegir una residencia de vivienda asistida o alguna otra opción. Si sus padres se encuentran en esta situación, considere las ventajas y las desventajas de las diversas opciones:

- *El cuidado de los padres desde lejos.* Muchas personas mayores prefieren vivir en su propia casa y barrio para poder seguir recibiendo el apoyo emocional y práctico de los amigos y de la comunidad. Esta alternativa, sin embargo, no es práctica si sus hijos viven lejos, ya que en caso de necesitar algo tan sencillo como que los lleven en coche a alguna parte o que les hagan un recado, tendrán que pedírselo a un amigo. Y si se ponen enfermos o tienen un accidente, sus hijos deberán coger rápidamente un avión para atenderlos, lo cual supone más estrés, gastos y problemas en la vida familiar.
- *Bajo el mismo techo.* Si en su casa hay espacio suficiente, quizá sus padres deseen ir a vivir con usted. Respetar cada miembro de la familia la privacidad de los demás y hacer que los padres participen en la vida familiar ayudará a realizar esta transición. Además podrán echarle una mano con el cuidado de sus hijos o ayudar a éstos a hacer los deberes.

- *Las residencias con asistencia y las viviendas tuteladas.* Las residencias con asistencia permiten a las personas mayores vivir independientemente y al mismo tiempo disponer de un suministro de comidas, servicios de apoyo, actividades sociales y supervisión las venticuatro horas del día. Las viviendas tuteladas ofrecen distintos niveles de cuidados, que incluyen desde un piso independiente hasta los cuidados médicos de enfermeros expertos. Muchas viviendas tuteladas ofrecen contratos que garantizan un piso y cuidados médicos.
- *Residencias.* Son las que proporcionan un nivel más intenso de cuidados, y comprenden las comidas, atención sanitaria de enfermeros expertos, rehabilitación, servicios médicos, atención personalizada y actividades sociales. Las nuevas residencias, más pequeñas pero con unos espacios más acogedores, dan una mayor sensación de comunidad y muchas instituciones tradicionales están reformando su espacio para crear un ambiente más hogareño.

Más vale prevenir que curar

Afrontar nuevos retos y correr algunos riesgos puede ser excitante, producirnos un subidón de adrenalina y ofrecernos nuevas experiencias y aventuras. Pero la imprudencia debe evitarse, porque puede acortar nuestra esperanza de vida. Medidas sencillas como abrocharse el cinturón, ponerse el casco y guardar o retirar las armas de fuego de la casa salvan vidas cada día.

A medida que atravesamos las distintas etapas de nuestra vida, los retos para vivir en un espacio seguro van cambiando. Cuando había hijos pequeños en la casa, el mayor peligro era que pudieran caerse por las escaleras. Las escaleras también pueden ser peligrosas para los ancianos. Los medicamentos, los problemas oculares y la artritis pueden aumentar el riesgo de que las personas mayores se caigan por las escaleras. Algunas medidas para prevenir los accidentes son una buena iluminación, evitar abarrotar los espacios y fijar las alfombras al suelo. Las siguientes sugerencias le ayudarán a vivir en un hogar seguro a medida que envejece.

- *Instale barandillas.* Unos elementos relativamente económicos que ayudan a las personas que caminan con pasos vacilantes. Asegúrese de poner al menos una barandilla en todas las escaleras y de que estén bien sujetas.
- *Unas escaleras seguras.* Compruebe que las escaleras estén en buen estado y que sean de un material antideslizante. Intente añadir en el borde de cada peldaño una tira de un color que destaque para que sea más fácil verlos o utilice unas bandas antideslizantes y reflectantes.
- *Mantenga la entrada limpia.* Quite las hojas, la nieve y el hielo de la entrada con regularidad. Durante los meses de invierno use sal o arena para deshacer el hielo y evitar resbalones peligrosos.
- *Coloque barras en el cuarto de baño.* Instalar barras en la bañera, la ducha y el váter le ayudará a prevenir las caídas. Si coloca una barra en la pared lateral, le será más fácil entrar y salir de la bañera. Para sentirse más seguro, plantéese colocar una silla especial en la bañera para poder ducharse sentado.
- *Alfombrillas.* Colocar en la bañera una alfombrilla de goma y además una alfombrilla antideslizante le ayudará a prevenir las caídas.

La conservación de nuestro entorno

Muchas personas saben que debemos conservar las selvas tropicales, los océanos, las fuentes de agua, la fauna y otros recursos naturales de nuestro planeta, sobre todo a medida que son cada vez más los países que están industrializándose. Cerca del 80 por ciento de americanos viven en espacios urbanos, donde los parques y las áreas verdes constituyen un agradable descanso en medio del pavimento de las ciudades. En los medios urbanos estas áreas verdes públicas se han relacionado con una mayor longevidad. Un grupo de científicos japoneses descubrió que la esperanza de vida de las personas mayores de Tokio había aumentado cinco años al poder salir a dar un paseo cerca de sus hogares o pisos por los parques y calles bordeadas de árboles.

Nuestra habilidad para conservar la energía, mantener los espacios verdes, reciclar los materiales y evitar el despilfarro nos ayuda a sentirnos bien y también es bueno para nuestro entorno. Los árboles, las plantas y las flores, tanto de interior como de exterior, aumentan nuestro bienestar mental y físico. Las zonas ajardinadas aportan relieve y vida al espacio en el que habitamos, y nos producen una agradable sensación al contemplarlas.

Los conservacionistas aprovechan los ciclos naturales y utilizan varios productos de desecho de algunos de ellos para abastecer otros. El agua de la cocina y del lavabo puede aprovecharse para el jardín, y con los restos de las verduras y plantas se puede crear abono orgánico. Otra opción es una zona ajardinada con plantas comestibles: un huerto de verduras y plantas aromáticas es agradable a la vista y muy práctico cuando necesita una ramita de romero o varias hojas de albahaca para completar una obra de arte culinaria.

Conservar los recursos naturales y crear un entorno agradable, despejado y relajante ayuda a alcanzar las metas de una longevidad de calidad. Pequeños cambios en la forma de diseñar, construir y mantener nuestro hogar nos harán ahorrar dinero y energía, y aumentarán nuestra salud y satisfacción. Por ejemplo, los avances tecnológicos han hecho que aprovechar la energía del sol por medio de placas solares sea un sistema más eficaz y económico. El fácil acceso a la pintura ecológica, las ceras y los aceites naturales para el suelo y los muebles nos ayudan a eliminar los productos tóxicos del hogar. Instalar grifos con dispositivos de ahorro y una cisterna equipada con un mecanismo de doble descarga en el váter contribuyen al ahorro de agua. Adquirir electrodomésticos de bajo consumo también ahorra energía. Y en último lugar, si vive en una zona donde llueva poco, puede ajardinarla con plantas autóctonas que resistan la sequía.

CONTROLE SU ENTORNO

- Al diseñar su hogar y el lugar de trabajo, tenga en cuenta la funcionalidad y la estética. Procure controlar el desorden y el ruido y decore el dormitorio de un modo que fomente el sueño y el descanso.
- Reduzca al máximo la exposición al sol, al humo, a la contaminación y a otras sustancias tóxicas en el aire.
- No corra ningún riesgo en la carretera, deje que otra persona conduzca si usted se ve incapaz de hacerlo.
- Haga que su lugar de trabajo sea seguro y cómodo y considere los diseños ergonómicos.
- Controle la tecnología para evitar recibir un exceso de información.
- Si sus padres ya no pueden vivir solos, plantéese las ventajas y las desventajas de las distintas opciones posibles.
- Ayude a conservar los recursos naturales protegiendo el entorno.

SEXTA ESTRATEGIA

Manténgase en forma para estar joven

*A los sesenta años mi abuela empezó a caminar
cada día ocho kilómetros. Ahora tiene noventa y tres
y no tenemos ni idea de dónde para.*

ELLEN DeGENERES

Alan F. esperaba con excitación la salida anual que su empresa organizaba para ir a esquiar. En los últimos años, primero una lesión en la rodilla y después un esguince en la espalda le habían obligado a quedarse en el *jacuzzi* de la estación de esquí mientras su esposa disfrutaba esquiando por las pendientes con un variado repertorio de jóvenes y guapos monitores. Unos meses antes de realizar el viaje, Alan había empezado a seguir un programa en su gimnasio para tener más fuerza y flexibilidad; quería asegurarse de que la espalda y las rodillas no le fallarían al esquiar. Además cada mañana se dedicó a nadar y a hacer una sesión de estiramientos. Alan fue torneando su cuerpo y adelgazando poco a poco y se sintió como cuando era más joven y estaba en plena forma.

Al llegar con su mujer a la estación de esquí, estaba seguro de que aquel año iba a mostrar a los colegas de su empresa que aún podía descender esquiando la pista de esquí. Mientras su mujer sacaba la ropa de la maleta en la suite donde se alojaban, decidió bajar al gimnasio para hacer un poco de ejercicio con la cinta rodante antes de cenar. Al cabo de dos minutos de cerrar la puerta tras él, su mujer le oyó entrar de nuevo. «¡Si que te has cansado pronto de la cinta!» observó ella. «¡Hielo, dame hielo!», le gritó él desde la otra habitación mientras se dirigía cojeando al sofá y se tumbaba manteniendo la pierna en alto. En su entusiasmo por ir al gimnasio, había bajado las escaleras de dos en dos en lugar de coger el ascensor. Pero al no calcular bien un escalón, había recorrido los tres últimos rodando por la escalera. El tobillo derecho se le estaba empezando a hinchar. A la hora de cenar, ya había ido a ver al médico, el cual le había vendado la seria torcedura, le había dado un par de muletas y había destruido su sueño de esquiar también ese año. Al día siguiente su mujer se ofreció para quedarse con él jugando al ajedrez, pero él insistió en que fuera a esquiar y tomara una clase con uno de los jóvenes monitores de la estación de esquí. Aquella noche, cuando sus colegas vieron que Alan se había torcido el tobillo, creyeron que le había ocurrido esquiando, pero él no les mencionó que había sido al bajar las traidoras escaleras de dos rombos negros para ir al gimnasio.

Hace muchos años nuestros antepasados no se preocupaban de si hacían o no suficiente ejercicio: estaban demasiado ocupados cazando y cosechando para pensar en ello. Pero hoy día nuestro estilo de vida es más sedentario. Como pasamos el tiempo sentados delante del ordenador, conduciendo y mirando la televisión, muchos de nosotros necesitamos planear nuestra sesión de ejercicio diario. Esta rutina no sólo es buena para la salud y para mantenernos jóvenes, sino que además nos prolonga la esperanza de vida. El ejercicio físico regular añade calidad a esos años adicionales porque nos hace que nos sintamos mejor, tanto física como emocionalmente.

Todas las clases de actividades físicas, tanto si consisten en andar, ir en bicicleta, jugar al baloncesto o bailar, prolongan por lo visto una vida sana. Un estudio realizado con más de dieciséis mil ex alumnos de Harvard de treinta y cinco a setenta y cuatro años de edad reveló que la actividad física regular aumenta la esperanza de vida al menos en dos años.

Descubrieron que los que jugaban al tenis, nadaban, corrían o caminaban a paso ligero tenían un índice de mortalidad un 33 por ciento menor y un índice de enfermedades coronarias un 41 por ciento inferior al de los de sus colegas más sedentarios. Los estudios realizados con campeones de esquí y otros atletas han revelado que su esperanza de vida es cuatro o más años mayor que la de la población general. Muchos deportes y formas de ejercicio hacen trabajar tanto el cuerpo como la mente, prolongan la vida y protegen el cerebro.

Para recibir los beneficios del ejercicio físico no es necesario correr un maratón a diario. Sólo por el hecho de andar de diez a quince minutos al día, o lo equivalente a noventa minutos semanales, se reduce de manera notable el riesgo de desarrollar Alzheimer. Las personas físicamente activas tienen un menor índice de infartos, cáncer de colon y mama, diabetes y depresión, y estos beneficios se experimentan a casi cualquier edad. Un estudio llevado a cabo con más de cuatro mil voluntarios reveló que la buena forma física en la juventud está relacionada con un corazón más sano en la adultez. Otro estudio reciente ha descubierto que los hombres que deciden hacer ejercicio, incluso después de los sesenta, pueden aumentar su esperanza de vida.

Practicar ejercicio físico con regularidad aumenta incluso la vida sexual. Un estudio realizado con quinientos hombres de mediana edad reveló que los que hacían ejercicio físico con regularidad afirmaban tener unas relaciones sexuales más satisfactorias y frecuentes que los menos activos. Otra investigación descubrió que el nivel de actividad sexual de los nadadores expertos de mediana edad era comparable al de los adultos veinte años más jóvenes, ¡después de secarse, claro!

Hacer ejercicio con regularidad fortalece los músculos, los tendones y los cartílagos y aumenta la densidad ósea, y todo ello es importante para mantener el cuerpo joven y en forma. La mayor fuerza y equilibrio que nos proporciona reduce el riesgo de sufrir caídas y lesiones. El ejercicio físico nos produce además una sensación de euforia —a veces llamada «subidón de los corredores»— al estimular la liberación de endorfinas. Y también aumenta la función inmunológica, la salud del corazón y el riego sanguíneo. El ejercicio físico disminuye al mismo tiempo el riesgo de sufrir diabetes, hipertensión e infartos cerebrales al ayudarnos a controlar el peso.

Verse y sentirse más joven

Casi todas las portadas de las revistas o los programas de televisión nos recuerdan que nuestra cultura destaca la juventud y la belleza. Y son muchas las personas que desean mantenerse físicamente activas porque les ayuda a tener un aspecto más joven y atractivo. Cuando alguien se compromete a seguir un programa para alcanzar una longevidad de calidad —consumiendo los alimentos adecuados, haciendo suficiente ejercicio físico, durmiendo las horas necesarias y manteniéndose activo tanto física como mentalmente—, pierde kilos, se siente más fuerte y resistente, y se ve más joven y delgado. A menudo los amigos, la familia y los compañeros de trabajo le comentan el cambio positivo que ha experimentado, lo cual potencia su autoestima, y esto a su vez aumenta en él la sensación de que su aspecto es más joven y atractivo.

Un cuerpo atractivo suele ser sinónimo de belleza y nuestra idea de la belleza varía según las culturas y tiene unas profundas raíces psicológicas. Históricamente la sociedad ha presionado mucho más a las mujeres que a los hombres para que tengan un cuerpo joven y bonito, aunque esto está empezando a cambiar. En las sociedades occidentalizadas, donde el riesgo de sufrir una hambruna por razones climáticas es menor, los científicos han descubierto que la proporción de la cintura y las caderas femeninas es un gran indicador de lo atractiva que los hombres encuentran a una mujer. Lo cual es lógico, ya que el tamaño de la cintura transmite información sobre su estado reproductor y su salud.

Los estudios sobre la percepción que uno tiene de la belleza revelaron que las mujeres elegían la imagen de un cuerpo relativamente delgado como la más deseable, atractiva y sana. Aunque esta idea pueda acabar creando un trastorno alimentario, el no sentirse a gusto con su cuerpo y desear adelgazar motiva en general a las mujeres a seguir dietas más sanas. El peso femenino ideal aumenta para una mujer cuando alcanza la edad madura. Los estudios sistemáticos han revelado que a partir de los treinta años las mujeres ya no se decantan por el cuerpo femenino delgado que a los hombres más les atrae.

Al ver un rostro bello, se activa en nuestro cerebro una respuesta fisiológica. El doctor Itzhak Aharon y sus colegas de la Facultad de Medicina de Harvard de Boston descubrieron que cuando un voluntario veía un rostro bello, se activaba en su cerebro un determinado circuito que implicaba la dopamina, un neurotransmisor. Se trata del mismo circuito neural que controla el hambre, el apetito sexual, el dinero o la búsqueda de drogas. Al liberarse la dopamina en el cerebro, se experimenta una sensación de placer que puede reforzarse con la repetición. Lo cual podría explicar por qué algunas personas se obsesionan con el cuerpo y la juventud al igual que otras lo hacen con la comida o las drogas.

Un interés sensato por mantener un aspecto atractivo es un objetivo saludable y razonable para gozar de una longevidad de calidad. Ver que estamos en buena forma y que tenemos un aspecto atractivo nos ayuda a sentirnos bien y a seguir conectados socialmente. La rutina física para la longevidad mejora nuestra salud y nos prolonga la esperanza de vida, y además tiene la ventaja de que no sólo nos ayuda a sentirnos bien, sino que además mejora nuestro aspecto. Aunque como es natural hay muchos otros factores que no tienen que ver con el cuerpo que influyen en nuestra sensación de ser atractivos, como la personalidad, los logros alcanzados, la confianza en uno mismo, el estado de ánimo, la actitud y las impresiones que recibimos del exterior. Son muchas las personas que se han beneficiado de los tratamientos médicos y quirúrgicos al buscar la belleza y la juventud (véase la octava estrategia).

Tómeselo con calma

Las personas nacidas durante el *boom* de la natalidad de la década de 1960 hace muchos años que dejaron atrás las clases de educación física que muchos recuerdan del instituto, en las que tenían que correr por un circuito, tocarse con las manos los dedos gordos de los pies, trepar por una cuerda y hacer una serie de ejercicios físicos de un modo que a estas alturas de la vida en lugar de tonificar el cuerpo podrían hacer que uno se lesionara. En la actualidad hay muchos programas de *fitness* para elegir, y a menudo lo mejor es probar varias técnicas de ejercicio físico para descubrir la que mejor nos funciona, fijándonos sobre todo no sólo en nuestra salud, sino también en que las sesiones nos resulten agradables.

Si tiene algún problema médico, antes de empezar cualquier programa de ejercicio debe consultarlo con el médico. Hacer los ejercicios con un amigo o en grupo es ideal para ponerse en forma y mantener relaciones sociales, así podrán animarse mutuamente mientras charlan de otras cosas, lo cual reduce el estrés y ayuda a disfrutar de la sesión.

> Harry A., un empresario retirado de setenta años, esperaba con excitación su nuevo programa de ejercicio físico. Después de hacer una sesión con su entrenador, decidió evitar las lesiones que siempre sufría cuando seguía un programa de *fitness* o hacía algún deporte. Sus días como tenista habían quedado atrás después de sufrir una contractura lumbar a causa de su sorprendente revés. Tras estar haciendo abdominales y estiramientos para flexibilizar el tendón de la corva durante tres meses, volvió a jugar al golf, hasta que la parte superior de su espalda protestó después de un asombroso *drive* de 250 yardas. ¿Quién se iba a imaginar que había que calentar el cuerpo antes de jugar al golf? Su fisioterapeuta le recomendó seguir el método Pilates, y al poner en práctica su consejo adquirió la suficiente flexibilidad como para probar la nueva máquina elíptica que su esposa le había regalado al cumplir él setenta años. El fisoterapeuta le advirtió que no se esforzara y que fuera aumentando su resistencia física poco a poco. Harry haciéndole caso, subió con cuidado a la máquina elíptica, se ajustó la banda para controlar la frecuencia cardíaca, se concentró en la postura y la respiración, y se puso a pedalear. Presionó todos los botones adecuados de la máquina y logró que la bicicleta fuera al ritmo correcto. Mientras pedaleaba, no dejó de murmurarse: «No me excederé... me lo tomaré con calma... me detendré cuando el tiempo se termine». Fue aumentando la velocidad poco a poco, respirando de manera regular y sintió que empezaba a sudar. Caramba, estaba empezando a cansarse, pero siguió pedaleando y de pronto, ¡zas!, sintió aquel subidón de endorfinas. En realidad, antes de que se diera cuenta la máquina le avisó de que el tiempo había finalizado. ¡Sí, había logrado hacer la primera sesión sin lesionarse! Miró el reloj del aparato: habían transcurrido los tres minutos programados. Mañana volvería a pedalear alargando la sesión a cuatro minutos.

Aunque ir aumentando nuestra resistencia física poco a poco es lo mejor para evitar las lesiones, también es importante intentar pasar al siguiente nivel cuando estemos preparados, así obtendremos todos los beneficios del ejercicio físico. Los llamados guerreros de los fines de semana —los que sólo hacen ejercicio los fines de semana o una vez a la semana— tienen más probabilidades de lesionarse, y el limitado beneficio del ejercicio físico que realizan no llega a fomentar la longevidad.

Programa de la rutina de ejercicios para la longevidad

Para que nuestro cuerpo esté en forma y goce de una vida más sana y larga, la rutina que seguimos debe contener tres clases de ejercicios: *mantenimiento cardiovascular, equilibrio y flexibilidad* y *ejercicios de fortalecimiento*. Muchos ejercicios físicos, como los que se describen más adelante en el programa de la rutina de ejercicios para la longevidad, aportan los beneficios de más de una de estas categorías. Al hacer una serie de ejercicios de fortalecimiento, también se realiza en cierto grado un condicionamiento cardiovascular. Algunas técnicas, como por ejemplo el yoga o el método Pilates, aportan los beneficios de las tres categorías.

Dependiendo de sus objetivos y del nivel de su estado físico, quizá desee trabajar una clase de ejercicio más que las otras, aunque las tres son esenciales. Si desea perder peso, aumentar la duración y la frecuencia del condicionamiento cardiovascular le ayudará a quemar más calorías. Si tiene alguna lesión, tal vez prefiera concentrarse más en los ejercicios de fortalecimiento, trabajando sobre todo los músculos que rodean y sostienen la zona lesionada. Y si desea no tener dolores y evitar lesionarse en el futuro, debe concentrarse en los ejercicios para desarrollar el equilibrio y la flexibilidad.

Mantenimiento cardiovascular

Cualquier ejercicio continuo que hagamos para elevar la frecuencia cardíaca mejorará nuestro estado físico cardiovascular, y a medida que entre más oxígeno en el torrente sanguíneo, obtendremos lo que se conoce como el efecto aeróbico. Los ejercicios cardiovasculares realizados con regularidad —correr, ciclismo, aeróbic, baloncesto, caminar, *steps*, remar— mejoran la eficacia del corazón, los pulmones y el sistema circulatorio al suministrar más nutrientes y oxígeno a los músculos y los tejidos. Esta clase de ejercicio sirve también para quemar calorías, controlar el peso, disminuir la presión arterial, fortalecer el sistema inmunológico y reducir el estrés, y además disminuye el riesgo de sufrir diabetes, demencia senil y otras enfermedades relacionadas con la edad.

La cantidad de ejercicio cardiovascular que cada persona necesita hacer depende de su edad y estado de salud en general. Aunque las investigaciones revelan que las sesiones físicas más largas son más beneficiosas para el corazón, incluso las breves fomentan la longevidad si se practican con regularidad. Un estudio reciente ha revelado que tres sesiones de mantenimiento cardiovascular de diez minutos —como andar a paso ligero— repartidas a lo largo del día reducen el riesgo de sufrir enfermedades coronarias al igual que una sola sesión de treinta minutos.

Si mantiene la frecuencia cardíaca adecuada, aprovechará al máximo el trabajo cardiovascular. Muchos expertos sugieren que la frecuencia cardíaca de una persona como término medio tiene que estar entre el 70 y el 90 por ciento de su frecuencia cardíaca máxima (véase el recuadro).

Muchos entrenadores recomiendan hacer una sesión de calentamiento antes de iniciar el trabajo cardiovascular para subir la temperatura del cuerpo y flexibilizar las articulaciones. Al aumentar también el pulso ligeramente, se prepara al corazón para realizar un ejercicio más vigoroso. La sesión de calentamiento suele incluir estiramientos y ejercicios respiratorios que duran de cinco a diez minutos. La sesión de ejercicio cardiovascular puede durar de diez a sesenta minutos, dependiendo del estado físico de cada uno y del objetivo para el que se realiza: de si desea mejorar su salud cardiovascular, desarrollar resistencia física o perder peso.

> ## CÓMO CALCULAR LA FRECUENCIA
> ## CARDÍACA ÓPTIMA
>
> Para calcular la frecuencia cardíaca máxima reste su edad a 220. Una persona de cincuenta años tiene que restar 50 a 220: su frecuencia cardíaca máxima es por tanto 170. El 70 por ciento de 170 es 119, y el 90 por ciento de 170 es 153. Esta persona durante la sesión de ejercicio cardiovascular tiene que intentar que su frecuencia cardíaca se mantenga entre 119 y 153.
>
> El cardiofrecuencímetro, un aparato equipado con una banda que se ata al pecho y que transmite los datos de la frecuencia cardíaca a un reloj de pulsera especial, es ideal para controlar que la frecuencia cardíaca se mantenga al límite adecuado durante el trabajo cardiovascular. La información también le ayudará a no sobrepasar el límite ni a excederse.

Las sesiones de mantenimiento cardiovascular más largas y frecuentes queman más calorías y hacen perder peso con mayor facilidad que las cortas, pero es mejor alcanzar este nivel poco a poco para evitar las agujetas y lesiones. Intente no hacer ejercicio justo después de ingerir una copiosa comida, porque durante la digestión una buena cantidad de la sangre se encuentra en el estómago y el intestino y el riego sanguíneo a los otros órganos es menor. Siempre que sea posible, busque a lo largo del día una oportunidad para realizar un trabajo cardiovascular adicional, como subir las escaleras a pie o ir a hacer un encargo cerca de casa caminando a paso ligero en lugar de coger el coche.

Concluya siempre las sesiones de ejercicio cardiovascular con una sesión de enfriamiento de cinco a diez minutos de duración para que la fisiología del cuerpo recupere el nivel de la fase de descanso y el corazón vuelva a adaptarse al ritmo más lento de la circulación sanguínea. Estirar los músculos después de una sesión de ejercicio físico también le ayudará a evitar las agujetas y a tener el cuerpo más flexible.

Considere las siguientes clases de ejercicio cardiovascular y elija una o más actividades que le gusten y encajen con las necesidades de su estilo de vida. Intente ir variando las actividades elegidas para que las sesiones sean más amenas.

Caminar. Dar un paseo a paso ligero es una actividad cardiovascular ideal para las personas de cualquier edad. No requiere ningún entrenamiento ni equipo especial, apenas produce lesiones y es una de las actividades físicas que resultan más fáciles de incluir en nuestra apretada agenda. Si lo desea, puede aumentar el nivel aeróbico de sus caminatas alargando el tiempo o la distancia recorrida, o si lo prefiere, subiendo y bajando cuestas.

Correr. Esta clase de ejercicio es más vigoroso que el de caminar y muchos de los que lo practican se enganchan al «subidón del corredor» al aumentar en ellos el nivel de endorfinas mientras corren. Esta actividad puede realizarse casi en cualquier lugar y clima y sólo requiere unas zapatillas deportivas adecuadas. Por desgracia, las lesiones en la rodilla y la espalda obligan a algunos corredores a practicar otra clase de ejercicio más suave para las articulaciones.

Natación. Este deporte hace trabajar casi todos los grupos musculares más importantes, por eso es ideal para el corazón. Como no comporta soportar ningún peso, es adecuado para los que han sufrido alguna lesión en las articulaciones al realizar un condicionamiento cardiovascular de mayor impacto.

Ciclismo. Esta clase de ejercicio, que tampoco comporta soportar ningún peso, puede realizarse en el exterior, mientras disfruta del paisaje o va a hacer un recado, o en el interior, con una bicicleta estática, mientras lee un libro o mira la televisión. Las clases de *spinning* se han vuelto muy populares y consisten en pedalear al ritmo de una música animada escuchando las palabras de aliento del monitor. Para maximizar su rendimiento y evitar forzar las rodillas, ajuste la altura del sillín para que las piernas no le queden totalmente estiradas cuando el pedal esté más cerca del suelo.

Deportes de raqueta. El tenis y el *racquetball* le ofrecen el estímulo y la satisfacción de los deportes de competición y al mismo tiempo le motivan a perfeccionar su forma de jugar. Es bastante inusual que los adultos jóvenes se lesionen al practicarlos, pero algunos adultos de más edad, después de haber estado haciendo trabajar sus articulaciones durante años con esta clase de deportes, eligen otra actividad más suave para evitar lesiones.

Baile. Bailar no sólo constituye un trabajo cardiovascular, sino que además aumenta el equilibrio y la flexibilidad. Esta actividad se ha asociado incluso con un menor riesgo a contraer la enfermedad de Alzheimer, quizá por el reto mental que supone aprender los nuevos pasos y realizarlos.

Clases de aeróbic. Algunas personas prefieren hacer ejercicio en grupo y las clases de aeróbic son una divertida forma de sentirse motivado gracias al aliento de los compañeros y del monitor. Las clases de aeróbic de ritmo rápido ofrecen un trabajo cardiovascular y además ejercitan la motricidad y la coordinación. Muchas personas alternan las clases de aeróbic con las de *spinning* (véase más arriba) para que las sesiones sean más amenas.

Aparatos de acondicionamiento físico. Como muchos de nosotros no hacemos el suficiente ejercicio cardiovascular al no trabajar en tareas pesadas, la tecnología ha visto que necesitábamos unos aparatos adecuados para ello y lo ha hecho realidad. La cinta de correr, la bicicleta estática, el aparato de remar y muchos otros aparatos de mantenimiento físico hacen que nos resulte más fácil leer o mirar las noticias mientras hacemos nuestra sesión diaria de trabajo cardiovascular. Muchos aparatos permiten ajustar la resistencia y la altura para ir desarrollando poco a poco la resistencia física y evitar las lesiones.

El *step* y la máquina de *steps* no sólo nos ayudan a quemar calorías con eficacia, sino también a definir los músculos de la parte inferior del cuerpo. Sin embargo, como tienden a hacer trabajar las articulaciones de las rodillas, mucha gente prefiere usar las máquinas elípticas más nuevas, que hacen que las articulaciones de las piernas se muevan trazando un movimiento oval o elíptico. Si tiene problemas de rodilla, la bicicleta estática es otra buena opción para reemplazar la cinta de correr y la máquina de *steps*.

Las tareas domésticas y la jardinería. Las tareas rítmicas como barrer, fregar, pasar el rastrillo o cavar constituyen un buen trabajo cardiovascular, pero si no las realiza con regularidad, debe hacer una sesión de calentamiento antes de llevarlas a cabo a un ritmo rápido para evitar las lesiones. Esta clase de tareas cotidianas queman un montón de calorías: cortar el césped durante diez minutos consume 75 calorías; y si se pasa la misma cantidad de tiempo podando el seto o plantando semillas, o haciendo ambas cosas, quemará 50 calorías. Las tareas domésticas le ayudarán a mantenerse en forma y además a ahorrar dinero, ya que no necesitará contratar a alguien para que las haga en su lugar.

El equilibrio y la flexibilidad

Incluir en su rutina física estiramientos y ejercicios de equilibrio le ayuda a conservar el equilibrio y la coordinación, y a reducir el riesgo de lesionarse a causa de caídas. Al aumentar la flexibilidad de sus músculos, su rendimiento diario mejora en cualquier ámbito, incluso al levantar un objeto pesado, agacharse o echar a correr para coger el autobús. Como los estiramientos también impiden que los músculos se agarroten, la postura corporal mejora y los achaques disminuyen.

El equilibrio es la capacidad del cuerpo para volver a enderezarse. Esta capacidad para mantenernos en pie implica la *propiocepción,* un mecanismo que envía los mensajes del cerebro al cuerpo y después de nuevo al cerebro para saber cómo debemos reaccionar y hasta qué grado hemos de tensar cada grupo muscular. Este sistema se activa de manera automática, pero puede potenciarse por medio del ejercicio físico y el entrenamiento.

Los ejercicios para aumentar la flexibilidad mediante estiramientos y otros movimientos son fundamentales en la rutina física para la longevidad. Los estiramientos no sólo reducen el estrés, disminuyen el dolor muscular y aumentan nuestro rendimiento, sino que también nos ayudan a relajarnos durante la sesión de ejercicio físico y después de terminarla. Aunque no todos los estudios han confirmado que los estiramientos sirvan para evitar las lesiones, muchos de ellos son beneficiosos para determinados grupos musculares, como el tendón de la corva, en la parte posterior de los muslos, y el tríceps, en la parte posterior de los brazos. Los estiramientos suelen realizarse como calentamiento para aumentar el riego sanguíneo antes de iniciar el ejercicio físico y como una sesión de enfriamiento para aumentar la flexibilidad mientras los músculos y los tendones aún están calientes.

Los estiramientos y los ejercicios de fortalecimiento son importantes para mantener la excursión articular, el arco dentro del cual se dobla y estira una articulación. Al mover las articulaciones sanas por medio del ejercicio físico, el riego sanguíneo aumenta, con lo que el cuerpo recibe oxígeno y nutrientes y las articulaciones se lubrican, permitiéndonos realizar unos movimientos fluidos e indoloros. En cambio, al mover menos las articulaciones, acaban volviéndose rígidas y dolorosas, un estado que no fomenta el movimiento. Los ejercicios de equilibrio y flexibilidad nos estimulan a movernos y nos ayudan a evitar el dolor muscular y la rigidez.

Aunque los ejercicios de equilibrio y flexibilidad puedan comportar el uso de un sofisticado equipo, muchos de los mejores ejercicios de este tipo sólo requieren desear aprender los movimientos. Mantenerse de pie sobre una pierna, caminar arqueando adecuadamente los pies o extender los brazos hacia el cielo son unos buenos ejercicios de equilibrio y flexibilidad. Los siguientes métodos constituyen una variedad de ejercicios físicos que mejora el equilibrio y la flexibilidad.

Tai chi. Es un ejercicio compuesto de una serie de movimientos lentos y fluidos que reducen el estrés y fomentan la relajación (véase la cuarta estrategia). El *qi gong* es una serie de movimientos relacionados con el *tai chi*, aunque con unos pasos menos complicados. Estos movimientos están pensados para estirar y alargar los músculos, los ligamentos y los tendones con suavidad, aumentar la capacidad pulmonar y flexibilizar las articulaciones. Son sobre todo eficaces para aumentar el equilibrio y la flexibilidad. Un estudio reciente ha revelado que las personas mayores que hacen *tai chi* tres veces a la semana durante doce semanas mejora notablemente su fuerza, movilidad y flexibilidad.

Yoga. La secuencia de posturas yóguicas y los ejercicios respiratorios favorecen la relajación (véase la cuarta estrategia) y aumentan además el equilibrio y la flexibilidad. Como muchas posturas de yoga requieren mantener el cuerpo bien alineado, también fortalecen los músculos que nos permiten tener una mayor estabilidad.

Pilates. Este método de ejercicios físicos se centra en la flexibilidad, el equilibrio y la coordinación, al tiempo que fortalece y tonifica los músculos. Al principio se concibió para ayudar a los bailarines a recuperarse de las lesiones y a evitarlas. Los ejercicios se realizan en un determinado orden y requieren una pequeña cantidad de repeticiones. El método Pilates fortalece los músculos centrales, como los del estómago, la zona lumbar, los glúteos y la parte interior de los muslos. También se concentra en el control y la forma. Muchos ejercicios del método Pilates son lo bastante sencillos como para poder realizarse sobre una colchoneta, en cambio otros requieren practicarse en aparatos especiales con la ayuda de un monitor. También puede aprender un programa básico de este sistema y practicarlo en su casa sobre una colchoneta siguiendo las instrucciones de los vídeos o de los libros que existen sobre el método Pilates.

El balón de estabilidad. Este objeto, que se conoce también como balón suizo o *fit-ball*, se está volviendo cada día más popular para hacer ejercicio en casa, ya que es relativamente económico y versátil. Hace que el cuerpo deba realizar constantes ajustes para mantener el equilibrio sobre él y que trabajen por tanto grupos musculares adicionales. Aprender a hacer los ejercicios manteniendo el equilibrio sobre el balón fortalece los músculos y ayuda a tener más estabilidad en la vida cotidiana. Investigaciones recientes han revelado que esta clase de balón que fomenta la estabilidad es sobre todo eficaz para fortalecer los músculos centrales y aumentar el equilibrio.

Tablas de equilibrio. Estos aparatos consisten en una tabla colocada sobre unos cilindros o cúpulas. Al permanecer sobre la tabla e intentar mantener el equilibrio, éste aumenta con el tiempo. A base de práctica uno aprende a hacer los ejercicios sobre esta tabla, con lo que aumenta el equilibrio, la coordinación, la fuerza y la excursión articular. Un estudio reciente ha revelado que hacer ejercicio sobre esta tabla reduce de manera significativa el riesgo de torcerse el tobillo, la lesión deportiva más común.

Ejercicios de fortalecimiento

El entrenamiento con pesas y el de resistencia aumentan el tamaño y la fuerza de los músculos y fortalecen los huesos. Una mayor densidad ósea reduce el riesgo de sufrir osteoporosis y, por tanto, de ser propenso a las fracturas. Los ejercicios de fortalecimiento también son beneficiosos para las articulaciones, por eso el dolor artrítico disminuye a veces al practicarlos. También ayudan a estabilizar el nivel de azúcar en la sangre, con lo que el riesgo de padecer diabetes es menor. Al fortalecer el cuerpo, esta clase de ejercicio eleva el índice metabólico, lo cual nos ayuda a quemar más calorías durante el día y a controlar el peso.

Los ejercicios de fortalecimiento no son sólo para los culturistas, los atletas o los héroes de acción. En realidad, mucha gente mayor se beneficia notablemente de los ejercicios de fortalecimiento o de resistencia. Los estudios han revelado que las personas mayores que se entrenaron con pesas durante tres meses, consiguieron doblar o triplicar la fuerza y el tamaño de los músculos mayores de la parte superior de las piernas. Incluso la fuerza muscular y la densidad ósea de los ancianos que vivían en residencias aumentó increíblemente al entrenarse con pesas.

Tener unos grupos musculares bien equilibrados reduce el riesgo de sufrir las lesiones que ocurren cuando un grupo muscular es más débil que su opuesto. Lo mejor para evitar esta clase de desequilibrios es trabajar un determinado grupo muscular y asegurarse después de trabajar también el contrario. Por ejemplo, si hace diversas repeticiones para fortalecer el bíceps, en la parte anterior del brazo, también tiene que trabajar el tríceps, el grupo muscular opuesto situado en la parte posterior del brazo, para equilibrar ambos grupos. Es mejor empezar levantando un peso que le permita hacer de diez a quince repeticiones de cada ejercicio e ir aumentando más tarde las pesas a medida que su fuerza muscular aumente.

Como el entrenamiento con pesas desgarra las fibras musculares, es importante descansar entre una sesión y la siguiente para que los músculos puedan recuperarse y reconstruirse. Puede hacerlo alternando este entrenamiento con otra clase de ejercicio físico, o bien trabajando distintos grupos musculares alternando los días, de ese modo los músculos que se han trabajado podrán descansar. Por ejemplo, un día puede trabajar un grupo muscular, como el de los brazos, los hombros y el pecho, y al siguiente hacerlo con otro grupo, como el de los muslos, las pantorrillas y el tendón de la corva. A muchas personas les gusta hacer una sesión de trabajo cardiovascular y al día siguiente realizar ejercicios de fortalecimiento, incluyendo en todas las sesiones ejercicios de flexibilidad (estiramientos) y equilibrio. A continuación encontrará varias opciones para su rutina de fortalecimiento.

Aparatos con pesas. Este equipo contiene pesas de muchas formas y tamaños, y poleas de distintas características que ofrecen resistencia al levantar las pesas. Los aparatos con pesas son relativamente fáciles de usar y son más seguros que los que no las tienen porque guían los movimientos al levantar las pesas y favorecen la postura correcta. Con esta clase de aparatos resulta más fácil trabajar un determinado grupo muscular, porque para que los aparatos sin pesas sean eficaces hay que aprender a adoptar la postura correcta en ellos y mantenerla durante la sesión.

Aparatos sin pesas. Como nos permiten trabajar los músculos desde cualquier ángulo, suelen ser más versátiles que los aparatos con pesas, que tienen una cantidad limitada de funciones. Esta clase de máquinas también son más económicas y constituyen la forma más rápida de aumentar la fuerza y el tamaño de los músculos. Ayudan a desarrollar el control, el equilibrio y la coordinación del cuerpo. Al aprender a utilizarlas correctamente, son más eficaces y nos ayudan a evitar las lesiones.

Las cintas elásticas. Esta clase de cintas, utilizadas en las sesiones de fortalecimiento y también en los estiramientos, tienen distintos grados de elasticidad y se utilizan para trabajar tanto los grupos musculares de la parte superior del cuerpo como los de la inferior. A medida que su fuerza vaya aumentando, puede enrollarse las cintas alrededor de las manos para que le cueste más estirarlas, aumentando así la resistencia que producen, o utilizar cintas de mayor resistencia. Estas ligeras cintas elásticas, que se adquieren en las tiendas de deportes, son muy prácticas porque pueden llevarse a todas partes.

Ejercicios físicos para combatir el dolor

A medida que el cuerpo envejece, las lesiones tardan más en curarse, y a esto no podemos «dejar de darle importancia» como hacíamos a los veinte o los treinta años. Un ligero esguince en la espalda o una pequeña lesión en la rodilla pueden significar pasarse una semana o dos aplicándose hielo en la zona lesionada antes de poder volver a la pista de *racquetball*. Pero si su estado físico no es bueno y su cuerpo no está flexible ni fuerte, puede que tarde mucho, muchísimo más en pisarla.

Cerca de cuatro de cada cinco americanos sufren alguna clase de dolor de espalda intermitente o crónico en algún momento de su vida. Por suerte, la mayoría de personas a las que les duele la espalda mejoran y sienten menos dolor al hacer alguna clase de ejercicio físico para aliviar este problema. Los factores de riesgo más habituales para el dolor lumbar son unos abdominales débiles y una limitada flexibilidad.

Tonificar los músculos del estómago haciendo abdominales, flexiones de tronco u otros ejercicios similares le ayudará a fortalecer y proteger la espalda y los músculos que la rodean. Al incluir en su sesión ejercicios de estiramiento, los músculos de su espalda y los de alrededor se volverán más flexibles y se alargarán, lo cual le protegerá de sufrir una lesión o dolor muscular en el futuro. El programa Pilates es ideal para proteger la espalda, porque se concentra en fortalecer los músculos «centrales» —los que rodean el tronco y la pelvis— que sostienen la columna vertebral y ayudan a alinear el cuerpo correctamente.

Para trabajar los músculos del centro del cuerpo active los abdominales internos tosiendo una vez. El músculo que siente que se contrae en el fondo del estómago es el transverso del abdomen. No es el único músculo del centro del cuerpo, pero al intentar mantenerlo contraído durante los ejercicios, también ejercitará el resto de los músculos de esta zona.

Si sufre dolor de espalda, además de hacer la siguiente rutina física para la longevidad, compuesta de estiramientos y de ejercicios de fortalecimiento y de tonificación para proteger la espalda, también experimentará una mejoría al combinarla con otros métodos, como llevar zapatos planos, evitar estar sentado durante mucho tiempo levantándose y estirándose a intervalos regulares, flexionar las rodillas al levantar un objeto pesado del suelo o dormir de lado con una almohada entre las rodillas. Si sufre de dolor de espalda a causa del sobrepeso, al perder varios kilos experimentará una mejoría.

Muchos atletas y no atletas tienen problemas en las rodillas y esta articulación se vuelve más vulnerable con la edad. Fortalecer el músculo cuádriceps (situado en la parte frontal de los muslos), el de la parte interior y exterior de los muslos y los músculos más pequeños y los ligamentos que rodean la rótula, protege esta área de las lesiones y ayuda a la rótula a no dislocarse. Varios problemas de rodilla relacionados con determinadas clases de ejercicio físico pueden resolverse fácilmente utilizando zapatillas deportivas o plantillas adecuadas. Correr o caminar a paso ligero por superficies duras como el asfalto fomenta los problemas de rodilla y los que hacen esta clase de actividad prefieren correr por caminos más blandos de tierra o de gravilla. Si mientras hace ejercicio le duelen las rodillas, deténgase y aplíquese hielo lo antes posible. Y si el dolor no remite, consúltelo con su médico.

Rutina física para la longevidad

Para empezar a hacer una rutina física que trabaja las tres áreas básicas que fomentan la longevidad: ejercicio cardiovascular, equilibrio y flexibilidad, y ejercicios de fortalecimiento, no es necesario apuntarse a un gimnasio ni comprar ropa especial o un sofisticado equipo. Todo cuanto necesita es un poco de tiempo, una silla y una toalla de baño. Si no dispone de mancuernas, puede utilizar cajas de detergente de medio kilo y cuando haya desarrollado más fuerza y resistencia, adquirir si lo desea unas mancuernas más pesadas.

Preparación cardiovascular

Si es la primera vez que practica la puesta a punto cardiovascular, intente caminar a paso ligero durante cinco minutos y a medida que pasen los días, vaya aumentando la sesión a diez, quince y, por último, veinte minutos o más tiempo. Antes de practicar cualquier clase de deporte o de ejercicio físico es mejor hacer un calentamiento y concluir el trabajo cardiovascular o los ejercicios de fortalecimiento estirando los músculos, para evitar el dolor muscular y aumentar la flexibilidad. También puede hacer algunos o todos los estiramientos que he incluido en los ejercicios de flexibilidad y fortalecimiento que describo a continuación. La preparación cardiovascular puede realizarla el mismo día que haga los ejercicios de fortalecimiento o en días alternos, depende del tiempo que tenga y de su forma física.

Ejercicios de flexibilidad y fortalecimiento

Empiece esta rutina física lentamente, haciendo la cantidad de repeticiones con las que se sienta cómodo. Poco a poco irá desarrollando más fuerza y resistencia y podrá aumentar la cantidad de repeticiones y series, y también el peso que levanta.

Estiramiento levantando los brazos alternativamente. Este ejercicio para la flexibilidad aumenta la excursión articular en los brazos, hombros y pecho, y relaja los músculos de la espalda y los costados. Colóquese de pie con las rodillas ligeramente dobladas y las piernas separadas a la anchura de las caderas. Levante los brazos por encima de la cabeza y estírelos hacia el cielo poco a poco, alternando el derecho y el izquierdo. Realice doce repeticiones sin mover las caderas. Respire hondo y exhale el aire al bajar los brazos a los costados. Repita el estiramiento dos veces más.

Flexión lateral. Este estiramiento hace trabajar los costados y la cintura. Colóquese de pie con las piernas separadas a la anchura de los hombros y mantenga las rodillas ligeramente flexionadas. Levante el brazo derecho por encima de la cabeza y flexione el cuerpo hacia la izquierda estirando el brazo lo máximo posible, mantenga la postura y cuente hasta cinco. Enderece el tronco lentamente mientras exhala. Levante ahora el brazo izquierdo por encima de la cabeza y flexione el cuerpo hacia la derecha estirando el brazo lo máximo posible. Mantenga la postura y cuente hasta cinco. Vuelva a enderezarse lentamente. Repita el ejercicio hacia ambos lados.

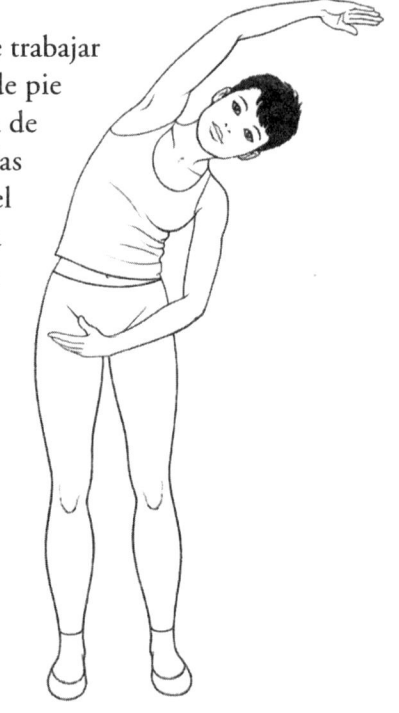

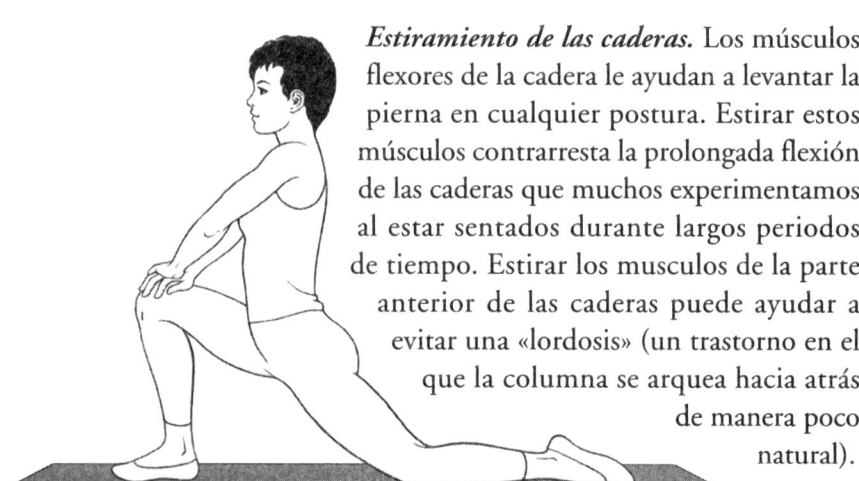

Estiramiento de las caderas. Los músculos flexores de la cadera le ayudan a levantar la pierna en cualquier postura. Estirar estos músculos contrarresta la prolongada flexión de las caderas que muchos experimentamos al estar sentados durante largos periodos de tiempo. Estirar los musculos de la parte anterior de las caderas puede ayudar a evitar una «lordosis» (un trastorno en el que la columna se arquea hacia atrás de manera poco natural).

Arrodíllese doblando la rodilla izquierda y extienda la pierna derecha al frente, con la rodilla flexionada y el pie plano en el suelo. Traslade el peso del cuerpo a la pierna derecha doblada y empuje la rodilla hacia delante. No sobrepase con la rodilla derecha el pie derecho. Intente mantener la pelvis metida hacia dentro y los abdominales contraídos. Mientras respira hondo de quince a treinta segundos, sienta la tensión que experimenta en la cadera, el muslo izquierdo y el tendón de la corva de la pierna derecha. Relájese y haga el estiramiento con la otra pierna.

Extensión del cuádriceps. El músculo del cuádriceps nos ayuda a doblar y estirar las piernas, y a levantar y flexionar las rodillas. Apóyese con la mano izquierda en el respaldo de una silla o en la pared, doble la pierna derecha detrás del cuerpo y sujétese el tobillo con la mano derecha. Mantenga las rodillas juntas y la pierna estirada ligeramente flexionada mientras empuja el pie derecho con suavidad hacia las nalgas. Sienta la tensión en la parte frontal de la pierna mientras presiona la pierna izquierda. Mantenga la postura contando hasta doce y repita el ejercicio con la otra pierna. *Variación: para mejorar el equilibrio, intente practicar este ejercicio sin apoyarse en nada.*

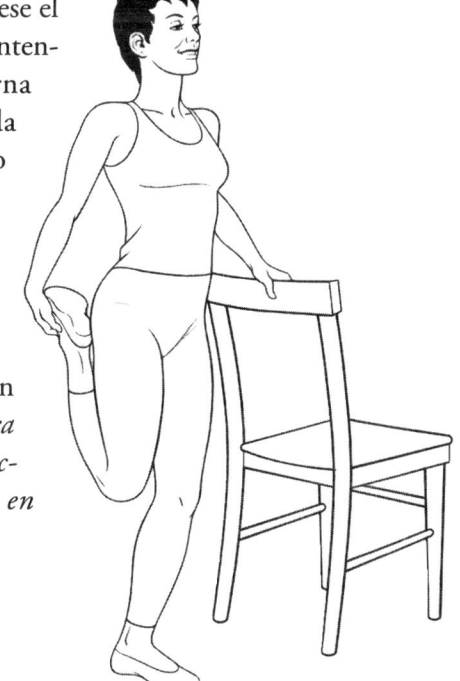

Estiramiento del tendón de Aquiles. El tendón de Aquiles conecta los músculos de las piernas a los pies, permitiéndonos estirar los dedos de los pies hacia fuera, ponernos de puntillas y andar. Realizar los estiramientos y el calentamiento adecuados antes de iniciar la sesión de ejercicio físico le ayudará a proteger el tendón de Aquiles y los músculos que lo rodean.

Colóquese de pie frente a una pared con los brazos estirados y las manos apoyadas planas en ella a la altura de los hombros. Inclínese hacia delante y estire la pierna derecha hacia atrás. Doble la rodilla hacia delante y mantenga la pierna derecha estirada mientras baja el talón derecho hacia el suelo y empuja el pecho hacia delante. Sienta cómo se tensa la pantorrilla, los músculos del tendón de la corva de la pierna derecha y el tendón de Aquiles. Respire y mantenga la postura respirando hasta doce y repita a continuación la postura con la otra pierna.

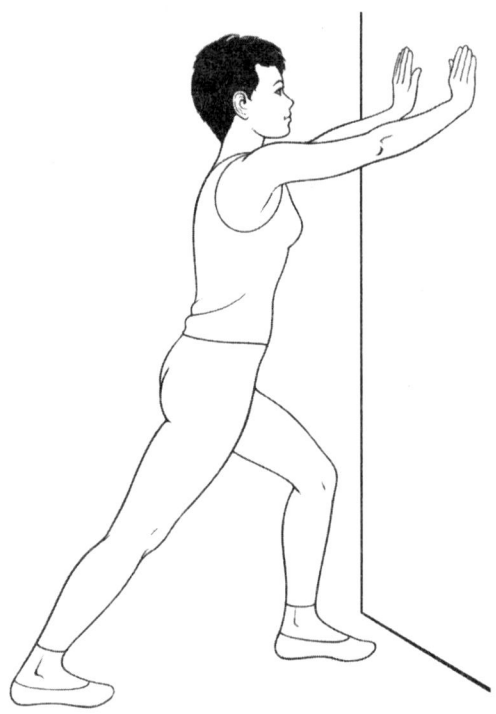

Elevación de pierna hacia delante. Los siguientes ejercicios fortalecen los músculos de la parte anterior, posterior y lateral de las piernas y protegen las rodillas, las caderas y la pelvis. Apóyese con la mano izquierda en el respaldo de una silla o en la pared y levante lentamente la pierna derecha hacia delante, manteniéndola estirada y con los dedos del pie apuntando hacia el suelo. La izquierda debe estar un poco doblada para no forzar la espalda. Mantenga la postura un segundo y baje luego la pierna lentamente. Tras haber realizado diez repeticiones, mantenga la pierna derecha elevada. Doble un poco la rodilla y estire luego la pierna con los dedos del pie apuntando hacia el suelo. Hágalo diez veces. Cambie a continuación de pierna y repita las series. *Variación: para aumentar el equilibrio, intente hacer los ejercicios sin apoyarse en nada.*

Abducción de cadera. Colóquese de pie con la mano izquierda apoyada en el respaldo de una silla o en la pared, y mantenga la pierna izquierda ligeramente flexionada mientras levanta lateralmente la derecha, con los dedos del pie apuntando hacia el suelo. Mantenga la postura contando hasta tres y baje luego la pierna. Haga diez repeticiones; durante el ejercicio mantenga las caderas y el cuerpo rectos. Cambie a continuación de pierna. Realice dos series de repeticiones.

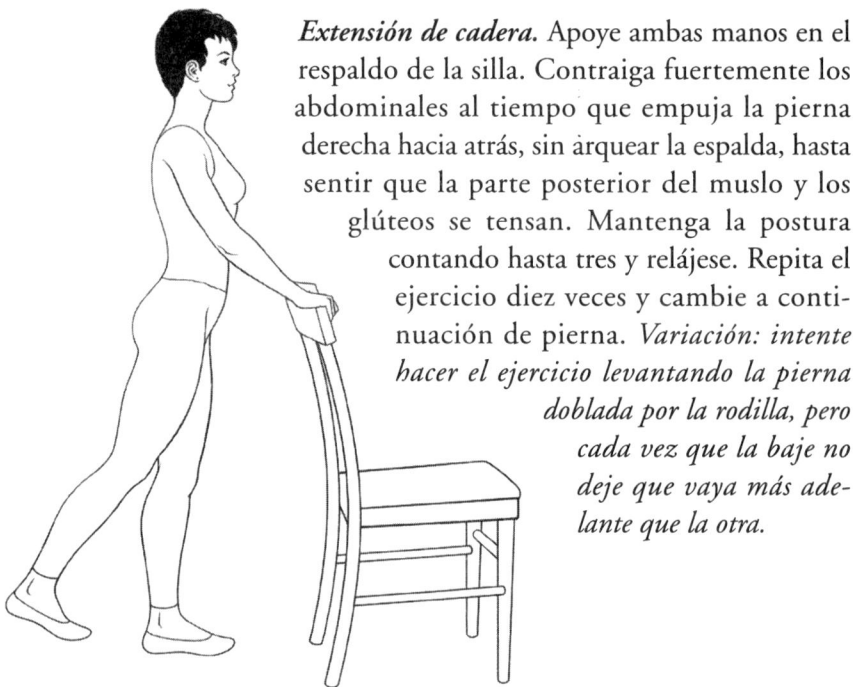

Extensión de cadera. Apoye ambas manos en el respaldo de la silla. Contraiga fuertemente los abdominales al tiempo que empuja la pierna derecha hacia atrás, sin arquear la espalda, hasta sentir que la parte posterior del muslo y los glúteos se tensan. Mantenga la postura contando hasta tres y relájese. Repita el ejercicio diez veces y cambie a continuación de pierna. *Variación: intente hacer el ejercicio levantando la pierna doblada por la rodilla, pero cada vez que la baje no deje que vaya más adelante que la otra.*

Squat de silla. Este ejercicio tonifica los muslos, las caderas y los glúteos. Colóquese de pie, dando la espalda a la silla, con las piernas separadas a una anchura ligeramente superior a la de las caderas, con las puntas de los pies apuntando hacia delante y los brazos cruzados. Flexione las caderas y acerque las nalgas a la silla. En el momento que roce el asiento, vuelva a ponerse en pie. Repita el ejercicio diez veces. Logre poco a poco hacer veinte repeticiones. *Variación: cuando sienta que está preparado, intente hacer el ejercicio sin la silla.*

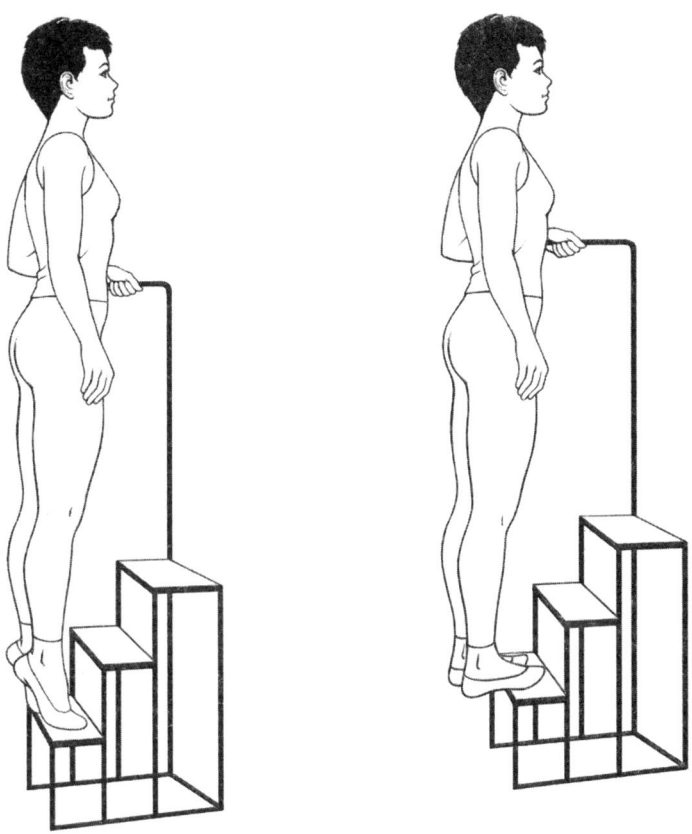

Fortalecimiento de pantorrillas. Colóquese de pie con la parte delantera de los pies apoyada sobre el primer escalón. Levante los talones lo máximo posible y tense los músculos de la pantorrilla. Mantenga la postura un momento y baje luego lentamente los talones hasta que le queden por debajo del escalón. Sienta cómo los músculos de la pantorrilla se tensan. Repita el ejercicio diez veces. Logre poco a poco hacer de dos a tres series.

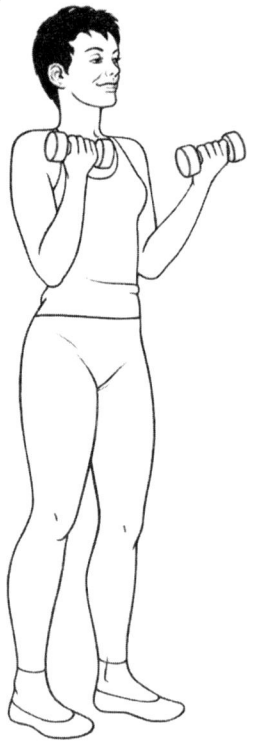

Tonificación de bíceps. Este ejercicio va muy bien para fortalecer los músculos de la parte superior frontal de los brazos. Colóquese de pie, con las piernas separadas a la anchura de los hombros y las rodillas ligeramente dobladas. Sostenga una mancuerna en cada mano frente a los muslos, con las palmas hacia fuera y los codos pegados a los lados. Mantenga la espalda derecha y contraiga los abdominales fuertemente. Lleve poco a poco las mancuernas hacia los hombros, sin mover los codos ni girar las muñecas. Baje luego lentamente los brazos a la posición inicial, pero sin estirarlos del todo. Repita el ejercicio doce veces. Consiga poco a poco hacer tres series.

Remos verticales. Los dos siguientes ejercicios son beneficiosos para la parte superior de la espalda y los hombros. Colóquese de pie con las piernas separadas a la anchura de los hombros y las rodillas ligeramente flexionadas. Sostenga una mancuerna en cada mano, a la altura de los muslos, con las palmas hacia dentro. Inhale mientras eleva las mancuernas hasta debajo de la barbilla, con los codos doblados a la altura de los hombros. Mantenga la postura un momento y exhale luego lentamente mientras baja los brazos a la posición inicial. Durante el ejercicio mantenga las mancuernas cerca del cuerpo. Repítalo de diez a doce veces y consiga poco a poco hacer dos series

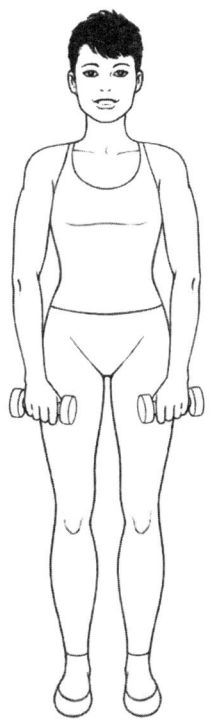
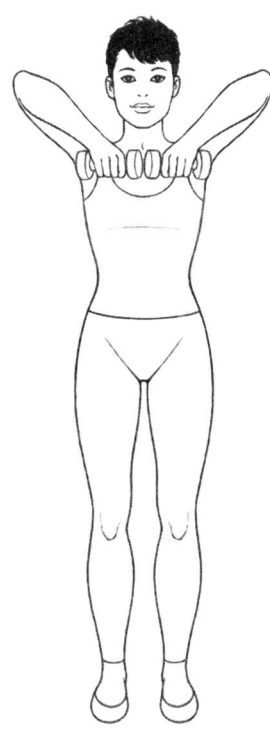

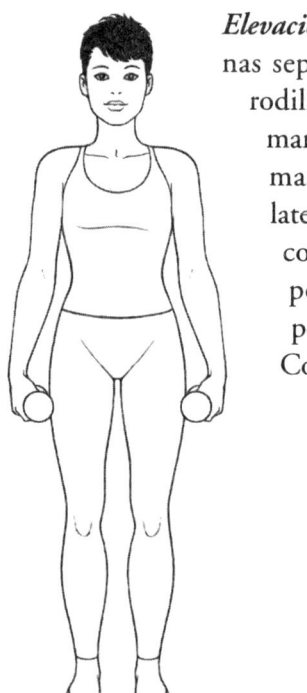

Elevaciones laterales. Colóquese de pie con las piernas separadas a la anchura de los hombros y las rodillas ligeramente flexionadas, sosteniendo las mancuernas a los lados del cuerpo y con las palmas de las manos encaradas. Eleve los brazos lateralmente a la altura de los hombros, con los codos ligeramente doblados. Mantenga esta postura un momento y vuelva después a la posición inicial. Repita el ejercicio doce veces. Consiga hacer tres series poco a poco.

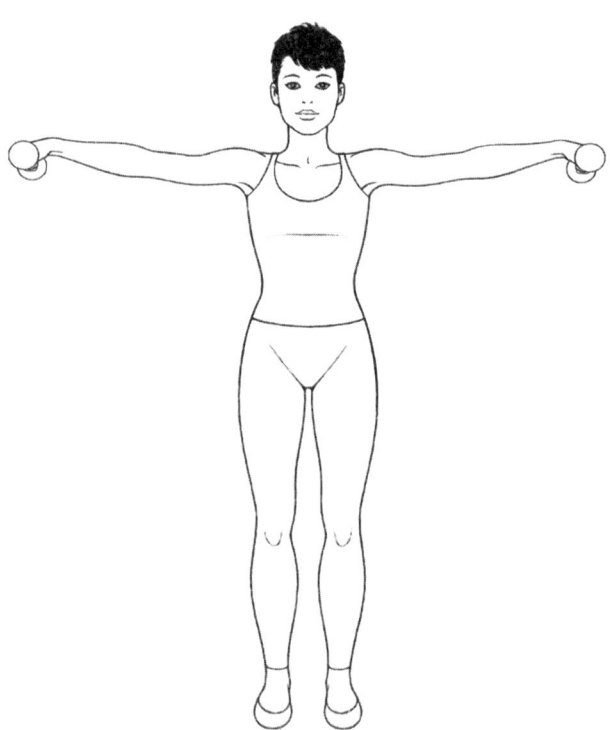

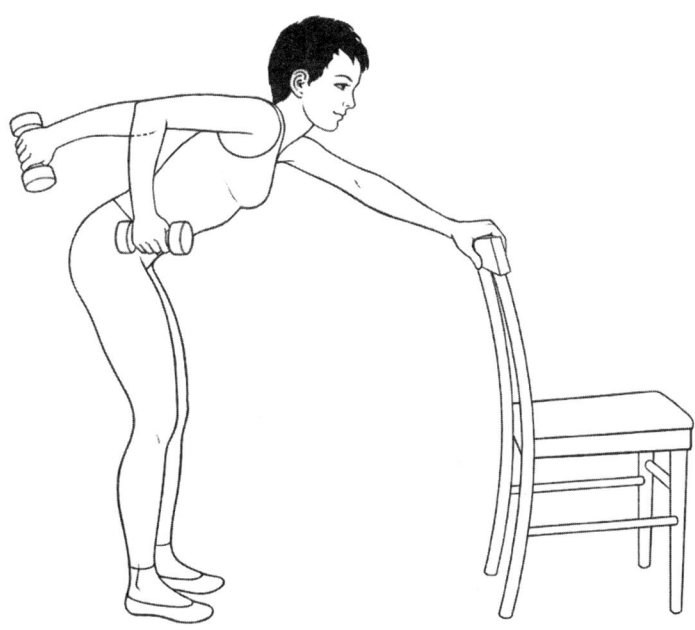

Extensión del tríceps. Este ejercicio fortalece y tonifica los músculos de la espalda y de la parte superior de los brazos. Sostenga una mancuerna con la mano derecha y apoye la izquierda en el respaldo de la silla. Separe las piernas a la anchura de los hombros, doble las rodillas, mantenga la espalda derecha e inclínese hacia adelante llevando el codo derecho a la altura de los hombros con el brazo doblado en ángulo recto. Extienda lentamente el brazo desde el codo hacia atrás hasta estirarlo por completo; la cabeza de la mancuerna ha de quedar hacia arriba. Mantenga la posición un momento y baje luego el brazo para colocarlo en la postura inicial, sin mover la parte superior del brazo ni el codo. Haga de diez a doce repeticiones con cada brazo. Consiga completar dos series poco a poco.

Press *con mancuernas*. Este ejercicio hace trabajar los hombros, el tríceps y la parte superior de la espalda, y ayuda a desarrollar la fuerza necesaria para levantar las pesas por encima de la cabeza. Colóquese de pie con las piernas separadas a la anchura de los hombros y las rodillas ligeramente flexionadas. Sostenga una mancuerna en cada mano, en los lados del cuerpo, a la altura de los hombros. Doble los brazos en un ángulo de noventa grados, con las palmas de las manos hacia fuera. Mientras levanta las mancuernas por encima de la cabeza, mantenga la espalda derecha, la cabeza alineada con la columna y los codos relajados. Permanezca en esta postura un momento y vuelva luego a la posición inicial. Repita el ejercicio diez veces. Consiga hacer dos series poco a poco.

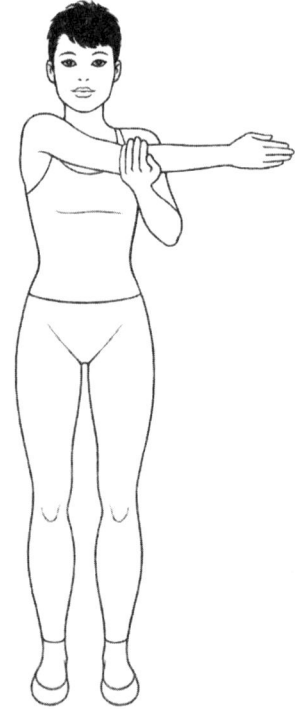

Estiramiento de hombros. Como ha estado trabajando la parte superior e inferior del cuerpo, ahora ha llegado el momento de hacer algunos estiramientos. Extienda el brazo cruzando el pecho y llevándolo hacia el hombro contrario. Con la otra mano agárrese el codo y presione el brazo para acercarlo al cuerpo lo máximo posible. Mantenga la postura contando hasta diez y luego repita el ejercicio con el otro brazo.

Estiramiento de brazos. Levante los brazos por encima de la cabeza. Doble el codo derecho y deje caer la mano derecha detrás de la cabeza. Mantenga con la mano izquierda el codo derecho doblado y presiónelo hacia abajo por detrás de la cabeza. Sienta la tensión en el tríceps y el hombro del brazo derecho. Mantenga la postura contando hasta diez y repita a continuación el ejercicio con el otro brazo.

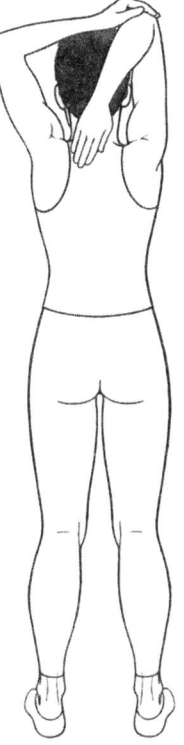

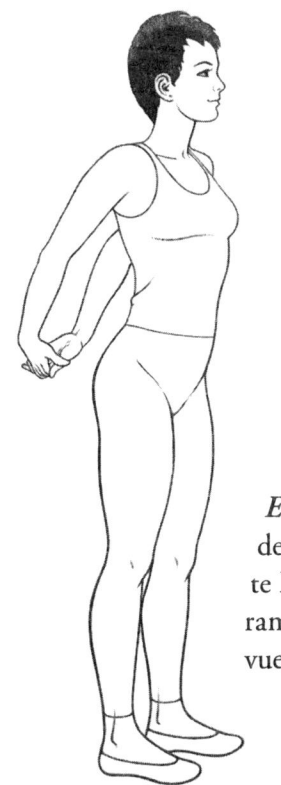

Estiramiento del pecho. Una las manos detrás de la espalda. Saque el pecho y levante los brazos estirándolos. Mantenga el estiramiento durante quince segundos y luego vuelva a repetirlo. Para que el ejercicio sea un poco más difícil, inclínese hacia delante y eleve los brazos más aún detrás de la espalda.

Estiramiento del gato. Este movimiento de yoga está pensado para relajar las zonas lumbar y pélvica. También ayuda a eliminar la tensión en los hombros y en la parte superior de la espalda. Colóquese sobre las manos y las rodillas, y al exhalar meta el estómago, deje caer la cabeza con suavidad y arquee la espalda hacia el techo lo máximo posible como si fuera un gato estirándose. Mantenga la postura contando hasta dos. Exhale a continuación lentamente, al tiempo que levanta la cabeza y mira hacia arriba, hundiendo la espalda en la postura del arco para realizar el estiramiento opuesto. Haga de cuatro a cinco repeticiones, moviéndose con fluidez.

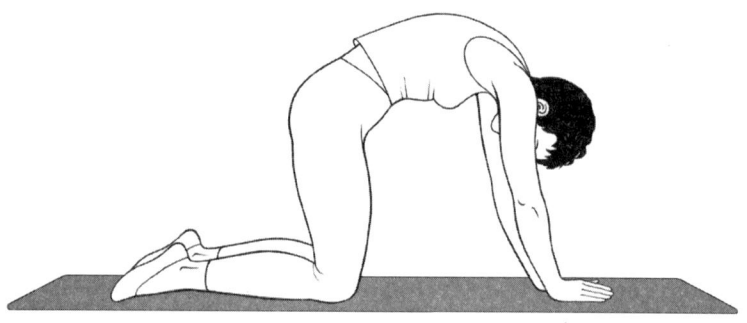

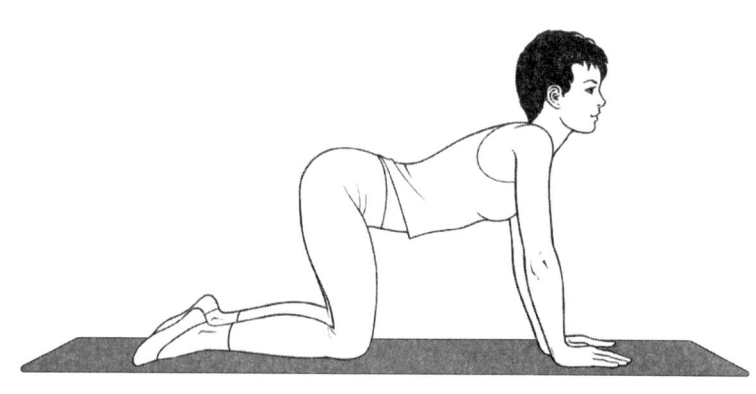

Estiramiento del tendón de la corva. Los músculos del tendón de la corva, en la parte posterior del muslo, trabajan en oposición al cuádriceps, en la parte frontal; sin embargo, no se quedan atrás en fuerza y flexibilidad. Si no 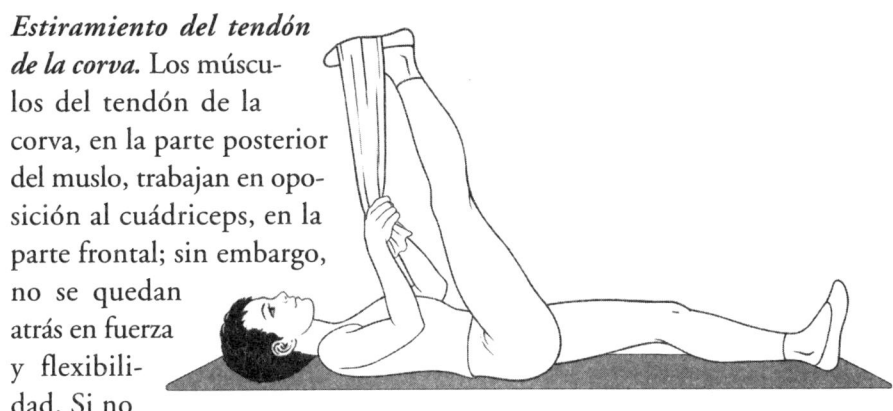 se estiran correctamente, tienden a lesionarse y a «sufrir calambres» cuando se hacen movimientos repentinos. Échese boca arriba con las piernas extendidas. Acerque una rodilla al pecho y rodee el arco del pie con una toalla. Sosteniendo un extremo de la toalla en cada mano, estire la pierna con suavidad hacia el techo lo máximo posible. Utilice la toalla para ir acercándose la pierna a la nariz. Mantenga la postura durante cinco respiraciones y cambie a continuación de pierna.

Abdominales superiores. Ninguna rutina de estiramientos está completa sin trabajar los abdominales o los músculos del centro del cuerpo. Échese boca arriba con las rodillas flexionadas y los pies planos en el suelo. Cruce los dedos de las manos detrás de la cabeza y mantenga los codos apuntando hacia fuera. Respire hondo. Al exhalar, empuje el ombligo hacia la columna, eleve la parte superior del torso y lleve la zona lumbar hacia el suelo. Concéntrese en utilizar los abdominales de la parte inferior sin forzar el cuello. Mantenga la postura un momento y vuelva a continuación a la postura inicial. Complete una serie de diez repeticiones, pero en cuanto pueda consiga hacer cinco o más series poco a poco.

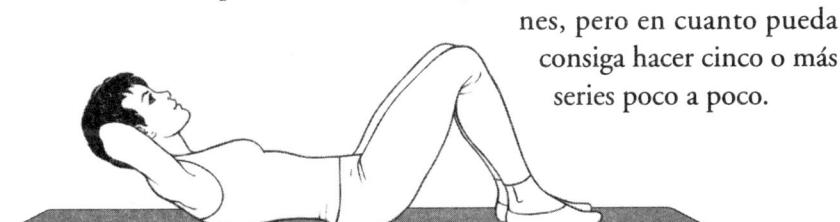

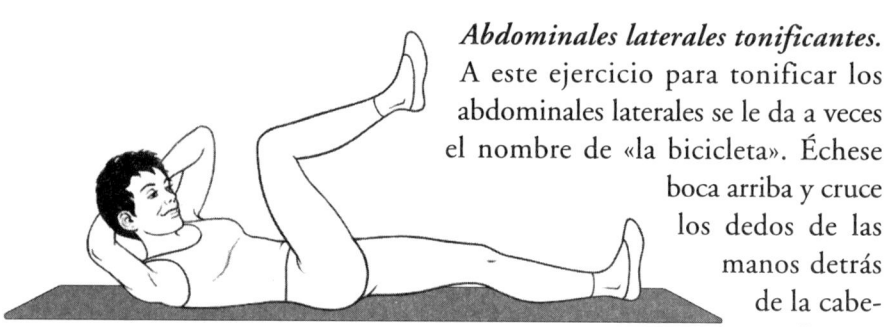

Abdominales laterales tonificantes. A este ejercicio para tonificar los abdominales laterales se le da a veces el nombre de «la bicicleta». Échese boca arriba y cruce los dedos de las manos detrás de la cabeza. Levante las rodillas directamente por encima de las caderas con las pantorrillas paralelas al suelo. Respire hondo. Al exhalar, levante la cabeza, el torso y el codo izquierdo hacia la rodilla derecha, al tiempo que estira la pierna izquierda. Mantenga la postura contando hasta uno y cambie de lado, levantando la cabeza, el torso y el codo derecho hacia la rodilla izquierda y estirando la pierna derecha. Asegúrese de empujar el ombligo hacia la columna a cada exhalación y contracción. Haga una serie de diez repeticiones en cada lado y consiga aumentar la cantidad de series poco a poco.

Inclinación pélvica. Este ejercicio fortalece los músculos de las nalgas, del tendón de la corva y los abdominales al tiempo que estira suavemente la zona lumbar. Échese boca arriba, doble las rodillas y separe las piernas a la anchura de los hombros con los pies planos en el suelo. Contraiga los músculos del estómago, levante después ligeramente las nalgas del suelo y ténselas. Mantenga la parte media e inferior de la espalda pegadas al suelo. Aguante en esta postura un momento y vuelva luego a la posición inicial. Repita el ejercicio de doce a veinte veces. *Variación: para intensificar el ejercicio un poco, levante las nalgas quince centímetros del suelo al tiempo que contrae el estómago y las nalgas. Mantenga la postura contando hasta tres y repita a continuación el ejercicio doce veces.*

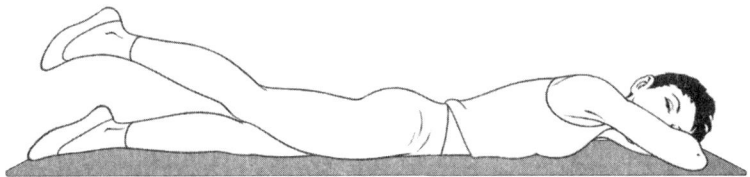

Levantamiento de pierna boca abajo. Échese boca abajo con las piernas estiradas y las manos dobladas bajo las mejillas o el mentón. Contraiga los músculos del estómago y eleve la pierna derecha de cinco a siete centímetros del suelo, tensando las nalgas. Mantenga la postura un momento, descienda la pierna y eleve ahora la pierna izquierda. Haga diez repeticiones con cada pierna. Al mantener los músculos del estómago y de las nalgas contraídos y no levantar la pierna demasiado, evitará forzar la zona lumbar. *Variación: doble la pierna que levanta.*

Torsión de cadera. Échese boca arriba con las piernas estiradas en el suelo. Flexione lentamente la rodilla izquierda y llévela hacia la derecha, hasta que sienta el estiramiento en la zona lumbar y en la cadera. Mantenga la postura contando hasta doce. Vuelva a la posición inicial y repita a continuación el ejercicio con la otra pierna.

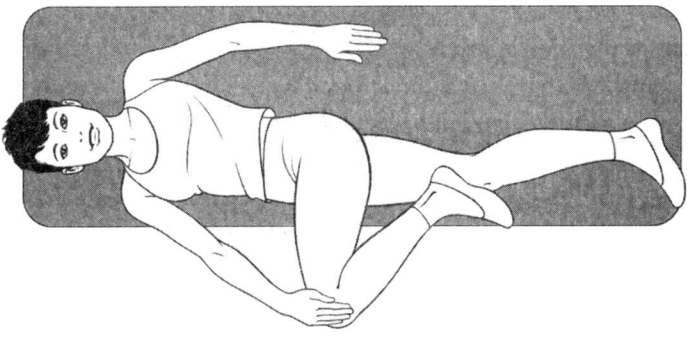

Estiramiento del torso. Échese boca abajo con las palmas apoyadas en el suelo, debajo de los hombros. Manteniendo la pelvis y los muslos pegados al suelo, levante lentamente el torso con los brazos hasta estirarlos lo máximo posible. Sienta cómo se estira el pecho, los hombros y la espalda. Mantenga la postura contando hasta cinco y vuelva a continuación a la posición incial. Repita el ejercicio de dos a tres veces.

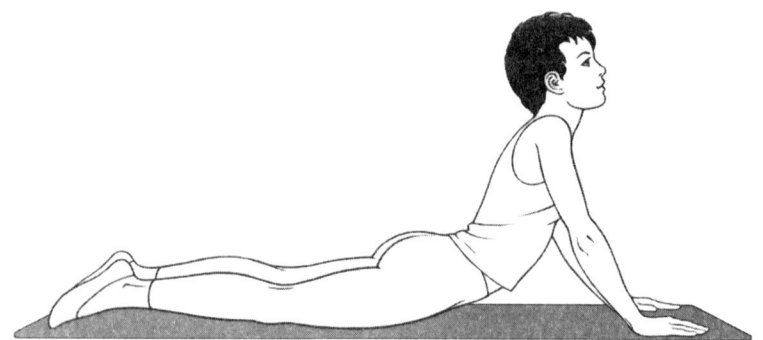

RUTINA FÍSICA PARA LA LONGEVIDAD

- Pruebe distintos métodos de ejercicio cardiovascular y elija el que le parezca más divertido y estimulante. Los deportes y el ejercicio físico protegen el cuerpo y la mente.
- Haga ejercicio con un amigo. La actividad física y la social reducen el estrés y nos mantienen conectados con los demás.
- Divida la rutina en tres áreas básicas de *fitness* para la longevidad:
  - Condicionamiento cardiovascular
  - Equilibrio y flexibilidad
  - Ejercicios de fortalecimiento
- Haga ejercicio varios días a la semana, no sea un guerrero de fin de semana.
- Desarrolle fuerza y resistencia poco a poco para maximizar la sesión de ejercicio físico y evitar lesiones. Intente pasar al siguiente nivel sólo cuando esté preparado.
- Si tiene algún trastorno físico, antes de empezar cualquier programa de *fitness* consúltelo con el médico.

SÉPTIMA ESTRATEGIA
La dieta de la longevidad

Todo cuanto necesitamos es amor.
Pero comer un poco de chocolate
de vez en cuando no nos hace ningún mal.

CHARLES M. SCHULZ

Está en el ecuador de un largo viaje de negocios y se siente agotado porque acaba de visitar cinco ciudades en tres días. Ha estado a punto de perder el último avión y no le ha dado tiempo de comer nada en el aeropuerto. Es medianoche y cuando por fin entra en la habitación del hotel, está demasiado cansado como para llamar al servicio de habitación pidiendo algo de comer. Pero, pensándolo bien, quizás irse a la cama sin cenar le ayude a perder los tres kilitos que ha ganado sin darse cuenta. Cuando se prepara para acostarse e inspecciona la habitación buscando una botella de agua mineral, descubre el minibar. Se arma de valor y se dirige a él con determinación: sólo piensa coger una botella de agua fría y no una bolsa de patatas fritas o un paquete de galletas, y sin duda no piensa inspeccionar el departamento de las golosinas. ¡De acuerdo!, en el minibar hay bolsas de cacahuetes, bombones planos de menta, galletas alargadas recubiertas de chocolate y una gran chocolatina. La chocolatina tiene únicamente 170 calorías... No está mal... La desenvuelve sólo para pegarle un par de mordiscos mientras enciende el televisor. Pero antes de descubrir que se ha olvidado del agua, ve que se ha zampado la chocolatina entera...

A pesar del tiempo que pasemos pensando en la comida y hablando y leyendo sobre ella, muchas personas siguen eligiendo los alimentos inadecuados. Aunque en la actualidad las dietas sanas y para perder peso han ganado protagonismo, muchas personas se siguen preguntando cuánto deben comer y cuáles son los alimentos sanos. Se preguntan todavía: «¿Siguen siendo buenos para mí los alimentos que saben bien?» La respuesta es sí.

Aquello que comemos afecta directamente a nuestra salud y esperanza de vida porque incide en el riesgo de contraer cardiopatías, cáncer y otras enfermedades relacionadas con la edad. Un estudio de diez años realizado a gran escala reveló que los que llevaban un estilo de vida sano y seguían una dieta rica en frutas y verduras antioxidantes, en aceite de oliva, en otra clase de grasas no saturadas y en pollo y pescado tenían un 50 por ciento más de probabilidades de vivir más años que los participantes del estudio que seguían una dieta menos sana.

La comida también afecta a nuestro aspecto y al estado mental. Normalmente solemos sentirnos mejor cuando tenemos un aspecto saludable y bueno, algo que ha hecho que millones de personas sigan distintas dietas durante décadas: ganando y perdiendo peso y trastocando con ello su cuerpo. Uno de los mayores problemas de muchas dietas populares actuales es que al cabo de varias semanas o meses cuesta demasiado mantenerlas y los que las siguen raras veces consiguen disfrutar de los beneficios para la salud que comportan a largo plazo. Por eso suelen ganar el peso que habían perdido y engordar incluso más aún. Estas dietas suelen fallar porque no sólo resultan aburridas, sino que además son poco saciantes, ya sea porque nos hacen desear consumir más hidratos de carbono o más calorías para aliviar la sensación de hambre, o bien nos hacen querer, para variar, saborear una porción de pastel de chocolate o cualquier otro alimento favorito.

La dieta de la longevidad le permite en cambio seguir disfrutando de su comida preferida (incluso comer pastel de chocolate de vez en cuando) y le enseña a añadir en su dieta una variedad de alimentos sanos y deliciosos y a ser consciente de lo que ocurre en su interior, para que se dé cuenta de cuándo ha comido suficiente. Al igual que los expertos en *fitness* recalcan que hay que practicar distintas clases de ejercicio físico —combinándolas en sesiones consecutivas para maximizar los resultados y minimizar el aburrimiento que puedan producir—, la dieta de la longevidad nos enseña a seguir una dieta variada que no se repite ni aburre como muchos de los planes dietéticos actuales.

Una dieta variada para la longevidad

Esta dieta le permite disfrutar cada día de tres grupos principales de alimentos que científicamente se han asociado con una vida más larga y sana:

- *Frutas y verduras antioxidantes:* ricas en vitaminas, minerales y fitonutrientes, son muy sabrosas, combaten las enfermedades y amenizan los menús.
- *Proteínas, carnes magras y grasas sanas:* al contener los aminoácidos esenciales que mantienen y reparan las células del cuerpo, son las que tienen un mayor poder saciante. El pescado del mar y los frutos secos son una buena fuente de ácidos grasos omega-3, que no sólo son buenos para el corazón, sino también para el cerebro.
- *Cereales integrales, legumbres y otros hidratos de carbono:* estos alimentos ricos en fibra son anticancerígenos, nos proporcionan energía en el acto y favorecen el buen funcionamiento del sistema digestivo.

Esta variedad de componentes nos ayuda a consumir estos tres grupos alimenticios de manera equilibrada y hace que la dieta sea variada y apetitosa al enfatizar distintos grupos a lo largo del día. Use su imaginación, visualice las comidas como películas protagonizadas por uno de los tres grupos alimenticios. Un grupo de comida no puede ser el protagonista de las tres películas (comidas) diarias. Si intenta perder peso, las proteínas —con su capacidad para aportar los nutrientes esenciales y saciar el hambre durante más tiempo— deben ser las estrellas de dos de sus comidas diarias.

Si una rodaja de salmón fresco a la plancha es la estrella de la cena, el brócoli al vapor, el arroz salvaje y la ensalada aliñada con una vinagreta tienen que interpretar el papel secundario. Y la cena siempre se concluye con un postre saludable. El desayuno de la dieta de la longevidad también es variado: podría consistir en copos de avena, que desempeñarían el papel principal en la película, acompañados de leche descremada (proteínas) y una rodaja de melón, que interpretarían los papeles secundarios. Y el almuerzo podría estar protagonizado por una crujiente ensalada china de pollo, preparada con distintas verduras de vivos colores y rodajitas de naranja, y acompañada de una pequeña ración de pollo aderezada con aceite de sésamo, interpretando el papel secundario.

Los tentempiés de media mañana y de media tarde son esenciales en la dieta de la longevidad. Además de proporcionarnos la energía necesaria hasta la hora de las comidas, hacen que el nivel de azúcar en la sangre se mantenga estable a lo largo del día, lo cual no sólo nos impide sentir hambre, sino que además reduce el riesgo de sufrir diabetes y otras enfermedades. Los variados tentempiés de esta dieta combinan la rápida y sabrosa inyección de energía que nos proporcionan los hidratos de carbono de los cereales integrales, las frutas o las crujientes verduras, con las propiedades duraderas saciantes de 30 o 60 gramos de proteínas, como las que nos aportan el yogur, el queso cremoso en lonchas o un puñado de almendras.

Para los que nos gusta picar algo por la noche (¡sí, va por usted!) mientras leemos o miramos una película, la dieta de la longevidad también incluye la opción de tomar por la noche un tercer tentempié, o si lo prefiere, puede saltarse el postre de la cena y reemplazarlo por el tentempié. Para dormir mejor y no engordar, procure que estos tentempiés nocturnos se compongan de productos ligeros y sanos, como por ejemplo frutas frescas, polos de zumo de fruta, yogur o helado de yogur, palomitas elaboradas sin aceite y muchas otras deliciosas y sanas opciones.

La dieta de la longevidad no sólo fomenta una vida más larga, sino que además nos permite celebrarla cada día con una copa de vino o con cualquier otra bebida alcohólica. Las pruebas científicas demuestran que beber con moderación es bueno para el corazón, reduce el riesgo de contraer diabetes y potencia el sistema inmunológico y el buen estado del cerebro. Los científicos han descubierto que los que beben una copa de vino al día suelen tener menos grasa y una cintura más estrecha que los que beben más o que los que no beben. Otras investigaciones han revelado que una copa diaria de vino reduce el riesgo de desarrollar úlceras, gastritis y cáncer de estómago.

Tal vez se esté preguntando: «¿Y cuándo puedo comer pastel de chocolate? ¿Es ahora demasiado pronto para hacerlo?» El pastel de chocolate suele ser un producto con una gran cantidad de azúcar y grasas, pero al final del día, después de haber ingerido en la jornada una dieta variada, quizá baja en hidratos de carbono y grasas, puede tomar de vez en cuando una moderada porción de pastel de chocolate. Y al día siguiente, vuelva a comer de postre una macedonia con frutos del bosque o una bola de sorbete. Esta dieta le permite hacerlo y además no tendrá que privarse de su comida favorita: habrá mantenido la dieta y no se sentirá culpable por haberse dado ese gusto. ¡Habrá podido comer el pastel con el que soñaba y mantener al mismo tiempo la línea! ¿Acaso se puede pedir más?

Como la dieta está concebida para que pueda seguirse durante mucho tiempo, incluye una categoría de comida que yo llamo los *caprichos*. Se trata de la comida que le encanta y desea, y que le parece increíble poder probar en una dieta. Para algunas personas es el pastel de lima, en cambio para otras quizá sea un delicado *foie gras* o una gruesa pizza con tres clases de quesos. Éstos son mis *caprichos* preferidos y hasta ahora he sido capaz de incluirlos adecuadamente en mi programa de manera habitual. Incluir esta clase de caprichos en su dieta tiene una lógica explicación científica: las pruebas realizadas con las opciones sanas que incluye la dieta de la longevidad han demostrado que se pueden tomar sin ningún problema estos ocasionales caprichos.

Sin embargo, si su objetivo es perder peso, lo mejor es que por el momento no se dé esos caprichos y que aumente el programa de ejercicio físico; el antiguo refrán de «tienen que salir más calorías de las que entran» sigue siendo válido cuando se trata de perder kilos. Y después de haber invertido una semana en la dieta de la longevidad y de haber perdido peso, el sábado por la noche puede disfrutar del dividendo tomando una moderada ración de su comida favorita. Más adelante aprenderá a adaptar la dieta para perder peso rápidamente.

A lo largo del día es primordial estar bien hidratado bebiendo al menos ocho vasos de agua. Este hábito no sólo le ayudará a pasar menos hambre entre las comidas y los tentempiés, sino que se ha demostrado científicamente que aumenta el metabolismo, lo cual permite que el cuerpo queme calorías con más rapidez. En un estudio reciente se observó que después de que los voluntarios bebieran medio litro de agua su índice metabólico se había incrementado un 30 por ciento y el aumento duró casi una hora. Intente empezar el día bebiendo un vaso de agua fría, ya que refresca y limpia el cuerpo y al mismo tiempo le ayudará a compensar los efectos deshidratantes que pueda haber experimentado mientras dormía.

Evitar poner demasiada sal en la comida ayuda a controlar la tensión arterial, con lo que se reduce el riesgo de sufrir una embolia, un infarto o enfermedades renales. Además de disminuir el consumo de sal, debe limitar la ingestión de alimentos enlatados y congelados, de comidas preparadas y de comida rápida porque normalmente contienen mucha sal.

Para que la dieta de la longevidad funcione es esencial ser conscientes de cómo nuestro cuerpo se siente antes, durante y después de comer. Aunque cenar sea uno de los mayores placeres de la vida, muchas personas, presionadas por el ajetreado estilo de vida moderno, han dejado que comer se haya convertido en poco más que un hábito mucho menos placentero de lo que puede ser. Algunas personas comen distraídamente mientras trabajan, miran la televisión, hablan por teléfono o están ocupadas en cualquier otra distracción o actividad. Aunque la hora de la comida sea una gran oportunidad para conversar con la familia y los amigos, es fundamental que tenga en cuenta:

1. El hambre que siente antes de empezar a comer para calcular la ración que debe consumir.
2. La experiencia que tiene a cada momento mientras come, ya que le permite comer más despacio y saborear la comida.
3. La creciente sensación de estar lleno que siente en el estómago a medida que come y cómo va sintiéndose satisfecho y al final ya no tiene hambre.

Comer siendo conscientes de lo que comemos no sólo nos permite saber cuándo hemos comido suficiente, sino también cuándo tenemos bastante de un determinado sabor. Normalmente, después de tomar cuatro o cinco bocados de una comida en particular, las papilas gustativas dejan de percibir el sabor que tiene. Por eso cuando ya no podemos comer un gramo más de pollo a la plancha, nos queda todavía espacio para saborear un suflé de chocolate. Aprender a saber cuándo tenemos bastante de un determinado sabor nos ayuda a evitar los excesos y consumir más calorías de las deseadas.

Si aprende a comer de manera consciente y a usar otras técnicas, disfrutará más de las comidas, tenderá a comer menos y elegirá unos productos más saludables. Tal vez ahora perciba el sabor único del zumo de limón o de ciertas verduras frescas, o el de la vinagreta que antes no apreciaba demasiado: todo ello le ayudará a comer de una forma más nutritiva. A medida que sea más consciente de cómo se siente antes, durante y después de comer —lleno, cansado, energizado, hinchado—, le será más fácil controlar la ración que debe ingerir, porque habrá aprendido la cantidad de comida que su cuerpo necesita para sentirse bien y qué alimentos son los que le hacen sentirse lleno de energía y sano. Dejar de comer en cuanto se sienta satisfecho también va muy bien para perder los kilos que le sobran sin intentar siquiera proponérselo ni mantener su peso óptimo.

Los grupos alimentarios sanos para la longevidad

Antes de empezar la dieta de la longevidad debe conocer los tres principales grupos alimentarios que la integran y las numerosas opciones que le ofrecen. Cada grupo incluye una lista con varias sugerencias de alimentos; puede que algunos ya los consuma a menudo y otros, en cambio, no los conozca tanto. Probar los diversos alimentos de la lista le servirá para expandir su paladar y aumentar el repertorio de su menú. También le animo a añadir en sus listas otros alimentos sanos que le gusten para personalizar su dieta y hacer que siga funcionando durante muchos años.

Frutas y verduras antioxidantes

Al igual que la comida se oxida al estar expuesta a la humedad del aire, nuestro cuerpo es vulnerable a los oxidantes, conocidos como *radicales libres*. Es imposible evitar los radicales libres, porque se encuentran por todas partes —en la comida, el agua y el aire— y también en nuestro interior como subproductos de nuestro metabolismo. Muchos expertos creen que los radicales libres son los verdaderos culpables del envejecimiento. El cuerpo soporta constantemente el ataque de los radicales libres y estos ataques, llamados colectivamente estrés oxidativo, fomentan el envejecimiento y enfermedades como el cáncer, las cataratas, la artritis, la enfermedad de Alzheimer y las cardiopatías.

Pero podemos combatir el efecto de los radicales libres consumiendo alimentos que contengan antioxidantes como las vitaminas A, E y C; las alubias, el brócoli y las verduras con hojas de color verde oscuro, como las espinacas; y las frutas de colores vivos, como los arándanos, las fresas y las manzanas. Consumir tomates, que contienen licopeno, un potente antioxidante, reduce el riesgo de contraer cáncer de próstata. También puede obtener vitaminas antioxidantes tomando complementos (véase la octava estrategia). Le recomiendo ingerir a diario un complemento multivitamínico y 500 miligramos de vitamina C en comprimidos.

El recuadro de la página 205 contiene una lista con algunas frutas y verduras antioxidantes muy sanas que le ayudarán a planificar los platos y los tentempiés de su dieta de la longevidad.

Proteínas, carnes magras y grasas sanas

Este grupo de alimentos tiene un alto poder saciante y ayuda a alcanzar y conservar el peso adecuado. Las proteínas y las grasas sanas también reducen el riesgo de contraer enfermedades relacionadas con la edad, como el mal de Alzheimer y las cardiopatías. Las proteínas, formadas de aminoácidos, son el principal componente estructural de las células del cuerpo y de las enzimas que hacen que estas células funcionen. De entre los veinte aminoácidos primordiales que el cuerpo necesita para funcionar, nueve de ellos, los aminoácidos *esenciales,* tienen que obtenerse por medio de la dieta, ya que el cuerpo no puede sintetizarlos.

FRUTAS Y VERDURAS ANTIOXIDANTES

Frutas
Aguacate
Albaricoque
Cerezas
Ciruela
Cítricos: pomelo, naranja, mandarina, tangelo, limón, lima
Frutos del bosque: moras, arándanos negros, arándanos rojos, frambuesas, fresas
Frutos secos: albaricoques, ciruelas, pasas
Kiwi
Mango
Melocotón
Melones: cantalupo, melón honeydew
Nectarina
Papaya
Pera
Piña
Sorbete
Tomate: zumo de tomate, Vie, salsa de tomate
Uva

Verduras
Ajo
Apio
Berenjena
Brotes de brécol
Calabacín
Calabaza
Cebolla
Col rizada
Coles de Bruselas
Coliflor
Espárrago
Germinados de alfalfa
Maíz
Pepino
Pimiento rojo
Remolacha
Setas
Verduras de hojas verdes: col, lechuga, espinaca, acelga
Zanahoria
Zumos: de cualquier verdura

Las proteínas de origen animal, como el pescado, el pollo, la carne, los huevos, la leche, el yogur y el queso aportan estos nueve aminoácidos esenciales y se consideran por tanto proteínas *completas*. Las proteínas de origen vegetal, como los frutos secos, las semillas, las legumbres y los cereales, se llaman proteínas *incompletas* porque carecen de uno o más de estos aminoácidos esenciales. La soja, una clase de legumbre, es única porque contiene todos los aminoácidos de las proteínas completas, como la carne. También contiene isoflavonas, un componente vegetal que reduce el riesgo de contraer algunos tipos de cáncer. Muchos productos están hechos a base de soja, como el tofu. Otra forma de incluir la soja en nuestra dieta es consumiendo proteína de soja en polvo, que puede mezclarse con un batido de frutas o con copos de avena. Si sigue una dieta vegetariana, puede obtener las proteínas completas adecuadas combinando algunas fuentes de proteínas incompletas y asegurándose de obtener todos los aminoácidos esenciales cada día.

La leche y otros productos lácteos tienen un alto contenido en calcio y además de fortalecer los huesos reducen el riesgo de padecer cáncer de colon. Un reciente análisis procedente de diez grandes estudios ha revelado que las personas que beben un vaso de cuarto de litro de leche al día son mucho menos proclives a desarrollar cáncer de colon que las que beben menos de dos vasos por semana. Otros estudios sugieren que una mayor ingestión de calcio, obtenido sobre todo de productos lácteos bajos en grasas y desnatados, favorece la pérdida de peso y ayuda además a la generación de los *baby boomers* a controlar el aumento de la cintura que a veces se da en la madurez.

Muchos alimentos ricos en proteínas que contienen grasas se consideran erróneamente una comida tabú; para comprobarlo sólo tiene que fijarse en las numerosas etiquetas de los envases que destacan que el producto carece de grasas o es bajo en ellas. Sin embargo, muchas personas ignoran que consumir una cierta cantidad de grasas es bueno para la salud, siempre que se trate de las grasas adecuadas. Las pruebas científicas han demostrado que los alimentos ricos en grasas omega-3, como el pescado, el aceite de oliva y los productos a base de soja, reducen el riesgo de padecer enfermedades cardiovasculares, embolias y la enfermedad de Alzheimer.

Un estudio recientemente publicado en la revista *Nature* revela que el aceite de oliva contiene una forma natural de un antiinflamatorio llamado ibuprofeno (comercializado como Advil o Motrin), un dato que podría explicar por qué el aceite de oliva reduce el riesgo de sufrir cáncer, cardiopatías y la enfermedad de Alzheimer. Nuestro equipo de investigación de la UCLA ha descubierto que el ibuprofeno y el sodio de naproxeno, otro antiinflamatorio común (comercializado como Aleve), disuelven las placas de proteínas anormales que se cree causan la enfermedad de Alzheimer.

Es mejor evitar los alimentos ricos en grasas saturadas, grasas trans y grasas omega-6, como la mayor parte de la carne de buey, la grasa de las aves de corral, la mantequilla, la crema, la leche entera, los aceites tropicales (p. ej., de palma, de coco) y muchos productos congelados y enlatados (lea la etiqueta para ver los ingredientes). Las grasas trans suelen encontrarse en los productos envasados de bollería (p. ej., galletas, pasteles y biscotes), que suelen contener grandes cantidades de azúcar blanco y harina. Estas grasas poco sanas se conocen por elevar el nivel de lipoproteínas de baja densidad (LDL), el colesterol «malo», que aumenta el riesgo de padecer enfermedades cardíacas y otros trastornos.

Consumir alimentos que contienen pequeñas cantidades de grasas saludables ayuda al cuerpo a asimilar las vitaminas esenciales y protege las membranas celulares. También ayuda a que nos sintamos llenos consumiendo menos calorías. Se recomienda limitar el aceite que añadimos a las comidas a no más de seis cucharaditas cuando el total de calorías consumidas al día asciende aproximadamente a dos mil. Sin embargo, si quien las consume es de constitución pequeña o una persona inactiva, quemará menos calorías al día y es mejor que ingiera menos grasas y calorías. Un estudio reciente ha revelado que los que cenaban en un restaurante y mojaban el pan en aceite de oliva (omega-3) comían menos pan e ingerían menos calorías que los que consumían mantequilla (omega-6). No le estoy animando a comer grandes cantidades de pan y aceite, pero una limitada cantidad de aceite de oliva o de nuez en la ensalada o un poco de aceite de sésamo en algún sofrito es sano y realza el sabor de los alimentos.

La Asociación Norteamericana del Corazón recomienda comer pescado dos veces a la semana para obtener las suficientes grasas omega-3.

Los que consumen pescado suelen tener un índice más bajo de artritis y un menor riesgo de sufrir depresiones y algunas clases de cáncer. El salmón salvaje, el halibut, el atún ligero, el bacalao, la platija, el lenguado, la lubina, los langostinos, la langosta, la vieira y el cangrejo son excelentes opciones. Evite el pescado de piscifactoría, ya que tiene más grasas que el salvaje, y las grasas adicionales que contiene son sobre todo grasas omega-6. Sin embargo, un excesivo consumo de pescado puede aumentar el nivel de mercurio en el cuerpo y causar debido a ello fatiga, caída del cabello y otros síntomas. Los peces más grandes como el tiburón y el pez espada suelen tener por onza unos niveles más altos de mercurio que otros más pequeños como el salmón o el lenguado, que son elecciones más aconsejables.

Utilice la siguiente lista de proteínas, carnes magras y grasas sanas porque le servirá para planificar sus comidas y tentempiés.

PROTEÍNAS, CARNES MAGRAS Y GRASAS SANAS

Buey (sólo la carne magra)
Frutos secos: nueces, cacahuetes (en realidad son legumbres), almendras
Huevos (es preferible la clara)
Leche: semidesnatada o desnatada, leche de soja (baja en grasa)
Mantequilla de cacahuete
Pechuga de pavo
Pechuga de pollo
Pescado: anchoas, pescado azul, halibut, arenque, caballa, salmón, sardinas, lubina, trucha, atún, pescado blanco
Proteínas de soja: proteína de soja en polvo, carne vegetal a base de soja, cereales de soja, tofu
Queso: requesón sin grasa o bajo en grasa, cremoso *(light)*, queso de cabra, *mozzarella*, ricota, *gruyère*
Semillas y aceites: de canola, linaza, oliva, sésamo, girasol, nuez
Yogur: de gran calidad semidesnatado o desnatado

Cereales integrales, legumbres y otros hidratos de carbono

Los estudios han revelado que los cereales integrales y los alimentos ricos en fibra ayudan a controlar el aumento de peso, a bajar la presión arterial, a prevenir los infartos cerebrales y a reducir el riesgo de sufrir diabetes o enfermedades cardíacas. Los hidratos de carbono son la principal fuente de energía del cuerpo y las numerosas opciones que ofrece este grupo de alimentos están constituidas por algunos de los más deliciosos y saciantes productos de la dieta de la longevidad. Un *risotto* de arroz integral con marisco, acompañado con una rebanada de pan integral recién hecho y una ensalada es una comida que a mí me parece muy sabrosa para una dieta.

Los cereales integrales, a diferencia de los refinados, contienen vitaminas, fibra, minerales, fitoquímicos, proteínas vegetales y otros sanos ingredientes. El cuerpo los asimila con mucha más lentitud que los cereales refinados. El pan integral, el arroz integral o el salvaje, los copos de avena, la pasta de harina integral e incluso las palomitas son una fuente común de cereales integrales.

El sistema digestivo no puede descomponer la fibra de los cereales integrales, por eso viaja por el intestino arrastrando a su paso otras sustancias, lo cual es muy saludable para el cuerpo. De ahí que en parte, consumir cereales integrales y otros alimentos ricos en fibra nos proteja del estreñimiento, las hemorroides y la diverticulosis. Los cereales integrales ricos en fibra reducen el riesgo de sufrir cáncer de colon, recto, estómago, páncreas, endometrio, ovarios y próstata. Cuando los fabricantes de alimentos procesan los productos compuestos de hidratos de carbono, eliminan gran parte de la fibra que contienen, con lo que aumenta el índice glucémico de los mismos (véase el recuadro). En el proceso también se destruyen muchas vitaminas, minerales y fitonutrientes.

EL SISTEMA DEL ÍNDICE GLUCÉMICO

Todos los hidratos de carbono se componen de moléculas de azúcar. Estos azúcares, conocidos como glucosa, después de ser ingeridos y digeridos entran en el torrente sanguíneo. El índice glucémico o IG es un método para clasificar los hidratos de carbono en el que 0 se refiere al más sano y 100 al menos sano. EL IG mide la rapidez y la intensidad con la que un alimento compuesto de hidratos de carbono provoca un aumento del nivel de azúcar en la sangre. La estructura interna de los hidratos de carbono es lo que influye en el índice glucémico y lo que determina lo fáciles que son de digerir. Los alimentos «instantáneos» se digieren y absorben en el torrente sanguíneo con mucha más rapidez que los otros; por eso tienen el mayor índice glucémico, como por ejemplo una rebanada de pan blanco, que tiene el índice glucémico más alto y hace que el azúcar en la sangre suba rápidamente al consumirla. En cambio, si come arroz integral (tiene un índice glucémico bajo), lo digerirá con más lentitud y hará que el azúcar en la sangre suba más despacio y con mayor suavidad. Los alimentos ricos en hidratos de carbono aliñados con aceite o sustancias ácidas (vinagre, zumo de limón) se absorben en el torrente sanguíneo de una forma más gradual. Se considera que las dietas con un alto índice glucémico no favorecen la longevidad porque aumentan el riesgo de sufrir diabetes y enfermedades coronarias. La tabla de la página 211 contiene ejemplos del índice glucémico de algunos alimentos comunes.

ELEVACIÓN DEL AZÚCAR EN LA SANGRE PRODUCIDA POR ALIMENTOS COMUNES

Mínimo (índice glucémico < 40)

Cacahuetes	Manzana
Cerezas	Orejones de albaricoque
Judía blanca	Soja
Leche descremada	Tallarines
Lentejas	Yogur desnatado

Bajo (índice glucémico 40-54)

Copos de avena	Salvado
Espaguetis	Uvas
Guisantes en lata	Zanahorias cocinadas
Judías en lata	Zumo de manzana sin azúcar
Naranja	Zumo de naranja

Moderado (índice glucémico 55-70)

Arroz integral	Piña
Muesli natural	Plátano
Pan integral	Salvado de avena

Elevado (índice glucémico 71-84)

Barquillos de vainilla	Galletas saladas
Bollos	Patatas fritas
Caramelos de goma	Trigo hinchado
Cheerios	Trigo hinchado con chocolate
Copos de maíz	Total Cereal

Máximo (índice glucémico > 85)

Arroz instantáneo	Dátiles secos
Baguette	Puré de patatas instantáneo

Una forma fácil de consumir cereales integrales en su dieta es incluirlos en las recetas que cocina en lugar de utilizar los refinados. Intente agregar arroz salvaje o cebada perlada a su próxima sopa, estofado o guisado; elabore galletas y otros postres con avena integral; y si le gusta hacer pasteles, intente reemplazar la mitad de la cantidad de harina refinada por harina integral. No sólo los platos serán deliciosos, sino que además sabrá que aumentará un poco la longevidad de todos los que los consuman. También puede reemplazar el pan blanco por pan elaborado con harina integral al cien por cien, los cereales refinados que consume crudos por cereales integrales, y las galletas saladas refinadas por galletas integrales o de centeno.

Los platos cocinados con productos integrales, desde una gran variedad de sabrosas pastas integrales, hasta los *pilafs* elaborados con distintas clases de arroz de grano largo, ya no están reservados en exclusiva a aquellos consumidores preocupados por la alimentación sana, que disponen de mucho tiempo para buscar sus ingredientes, porque en la actualidad cualquier persona que desee fijarse un momento en lo que está comprando y consumiendo puede encontrarlos en cualquier supermercado. Hoy día es fácil adquirir alimentos sanos y consumirlos, y los beneficios que aporta la dieta de la longevidad son enormes.

La siguiente lista contiene unas sugerencias que le ayudarán a incluir este grupo de alimentos sanos en su dieta de la longevidad.

CEREALES INTEGRALES, LEGUMBRES Y OTROS HIDRATOS DE CARBONO

Arroz: integral, salvaje
Avena: copos de avena, galletas de copos de avena, cereales de avena
Biscotes (integrales)
Cebada: perlada, malteada o escocesa
Cereales: integrales, trigo, trigo moruno, avena, salvado, germen de trigo, arroz hinchado
Cuscús integral

> Guisantes secos: amarillos, guisantes partidos, alubias de ojo
> Legumbres: alubias negras, garbanzos, habas, alubias rojas, judías blancas, alubias pintas, alubias de soja
> Lentejas: sopa, estofadas
> Palomitas (sin mantequilla)
> Pan: integral, de diversos cereales, de centeno, de avena
> Pasta (integral): tallarines, espaguetis, *rigatoni*, macarrones
> Salvado: cereales, copos crudos
> Tortilla chips (horneadas)
> Tortillas (maíz)
> Trigo sarraceno: panqueques

Michele R., una persona alta, siempre había sido delgada. En la escuela primaria los niños la llamaban «fideo». En cambio, en el instituto esos mismos chicos se morían por salir con ella. Michele, que nunca había sido aficionada al ejercicio físico, de vez en cuando jugaba a tenis y paseaba por la playa, y todas sus amigas la odiaban por poder comer todo lo que quisiera sin engordar un gramo.

Pero al cumplir cuarenta y seis años las cosas empezaron a cambiar. Michele, que normalmente estaba llena de energía, empezó a sentirse cansada, sobre todo después de comer. Y aunque sólo había ganado medio kilo o un kilo desde el instituto, su ropa ya no le iba tan bien como antes: los pantalones y las faldas se le habían quedado estrechos en la cintura, los *tops* le iban demasiado ceñidos y al final del día estaba deseando poder sacarse la ropa para ponerse el chándal. Llegó al extremo de sentirse tan agotada después de cenar que apenas podía mantener los ojos abiertos o conversar. Como atribuyó estos cambios a que se estaba haciendo mayor, se puso en contacto conmigo en el Centro sobre el Envejecimiento de la UCLA y acudió a la clínica para hablar de su cansancio y de los otros síntomas que estaba experimentando.

Después de hablar de ello, vi que Michele había estado siguiendo una dieta rica en alimentos compuestos de hidratos de carbono —muchos de ellos con un alto índice glucémico— y baja en carnes y en otras proteínas. Lo más probable era que esta dieta le disparara el índice de azúcar en la sangre mientras comía y luego se lo hiciera bajar en picado rápidamente, por eso se sentía cansada y sin energía. Y este desequilibrio del azúcar en la sangre no era sólo perjudicial para su corazón y su longevidad, sino que además le estaba haciendo ganar peso alrededor del abdomen y contribuía a que desarrollara resistencia a la insulina y, posiblemente, la típica diabetes que aparece a esa edad. Además, como su dieta no le aportaba las suficientes proteínas, no estaba obteniendo los aminoácidos esenciales necesarios, que son los que crean tanto las células del cuerpo como las enzimas que hacen que estas células funcionen.

Sugerí a Michele que consumiera a lo largo del día una combinación de los tres grupos de alimentos sanos —frutas y verduras; proteínas, carnes magras y grasas sanas; y cereales integrales— en una correcta y saludable proporción. También le mencioné que, para conservar la salud, la fuerza y la juventud —y para conseguir que su ropa volviera a sentarle bien—, tenía que hacer ejercicio con regularidad.

La dieta de la longevidad durante tres días

Los beneficios comprobados de cada uno de los tres grupos de alimentos se complementan. El pescado y los frutos secos no sólo contienen proteínas y grasas omega-3, sino que además son una buena fuente de vitaminas antioxidantes; muchos cereales integrales poseen potentes antioxidantes y también proteínas, fibra y otros nutrientes; el aceite de oliva y otras clases de aceites vegetales no sólo contienen grasas omega-3, sino también los antioxidantes de la vitamina E. La dieta de la longevidad le permite combinar fácilmente estos grupos de alimentos para

La dieta de la longevidad 215

mantenerse en buena forma, esbelto y sano durante mucho tiempo y disfrutar comiendo aquellos caprichos con los que quizá desee mimarse de vez en cuando.

Para que se haga una mejor idea de cómo funciona la dieta, he incluido a continuación los tres primeros días de la dieta de Shirley. Aunque durante el primer par de semanas perdió un kilo, su objetivo no era adelgazar, sino sentirse más sana y fuerte, mejorar su aspecto y recibir los beneficios de una longevidad de calidad.

Encontrará las recetas de los menús sugeridos señalados con un asterisco (*) en el apéndice 1.

PRIMER DÍA

Shirley bebió un vaso de agua fría al despertarse.

Desayuno
1/4 de taza de copos de avena integrales con 1 cucharadita de azúcar moreno
1/2 taza de leche semidesnatada (o desnatada)
1/2 pomelo
1 taza de café
Complementos vitamínicos: 1 multivitamina y 1 vitamina C (500 mg)

(Los copos de avena —integrales— fueron los protagonistas del desayuno.)

Tentempié de media mañana
1/2 taza de requesón bajo en grasas y 1 cucharada de pasas mezclada con 1/2 plátano
Granizado (mezclar 1 parte de zumo de frutas, 2 partes de sifón y hielo picado)

Comida
Ensalada del chef compuesta de verduras de hoja verde y hortalizas troceadas, 60 g de pollo en daditos, 30 g de queso *gruyère* bajo en grasas y 1 clara de huevo duro partida en rodajas y aliñada con vinagreta.

2 biscotes integrales
Pera cortada en rodajas
Té frío

(Las verduras y las proteínas son las estrellas de la ensalada del chef.)

Merienda
1 taza de sopa de tomate o de jugo de tomate
30 g de almendras tostadas
Sifón con limón

Cena
Lechuga iceberg con un aliño a base de roquefort*
1 rodaja de salmón de 170 g a la parrilla aliñada con hierbas y rodajitas de limón
1/2 taza de arroz salvaje
Brócoli al vapor
Sorbete de fresa*
1 copa de vino blanco, agua con hielo

(Las proteínas del salmón son las protagonistas de la cena.)

Tentempié nocturno
Helado de yogur desnatado

SEGUNDO DÍA

Un refrescante vaso de agua.

Desayuno
Magdalenas de harina integral de salvado con pasas* untadas con queso *ricotta* y mermelada de frutas naturales
1/2 taza de arándanos frescos (¡los congelados también sirven!)
Café
Suplementos vitamínicos

(La estrella del desayuno es la harina integral de salvado.)

Tentempié de media mañana
1 bolsa de verduras crudas: apio/pimiento rojo/tomates
30 g de queso cremoso fundido

Comida
Sándwich de pan integral con 90 g de atún, lechuga y tomate (mayonesa ligera)
Manzana crujiente
Sifón con limón

(En esta saludable y variada comida, las verduras, la fruta y la harina integral son las protagonistas, y la pequeña cantidad de proteínas del atún desempeña el papel secundario.)

Merienda
Rodajas de melocotón cubiertas con 1/3 de taza de requesón y 1 cucharada de almendras picadas
Sifón con limón

Cena
170 g de pechuga de pollo a la parrilla con hierbas aromáticas
Pasta con pesto* (acompañamiento)
Zanahorias al vapor
Compota de manzana *à la Mode**
Copa de vino tinto, agua con hielo

(Las proteínas son las principales protagonistas.)

Tentempié nocturno
Sorbete

TERCER DÍA

Un refrescante vaso de agua al despertar.

Desayuno
Tortilla de verduras (hecha con una yema de huevo y 2 o 3 claras)
1/2 taza de arándanos frescos o congelados
Café
Suplementos vitamínicos: 1 multivitamina y 1 vitamina C (500 mg)

(La tortilla —las proteínas— es la estrella del desayuno.)

Tentempié de media mañana
1/2 taza de yogur desnatado normal o con sabor a frutas con 1 cucharada de pasas
Té (el verde es el más antioxidante)

Comida
Un bol de sopa de pollo (con trocitos de pollo y verduras)
Ensalada de espinacas con manzana en daditos y nueces, aliñada con vinagreta
Gajos de naranja
Té con hielo

(Las estrellas son las frutas y las verduras.)

Merienda
Verduras crudas cortadas en bastones con 2 cucharadas de mantequilla de cacahuete (si es posible baja en grasa)
Té con hielo

Cena
Ensalada de tomate, aguacate y cebolla dulce aliñada con vinagreta
Tallarines con marisco* (use 3/4 de taza de tallarines integrales)
Puntas de espárragos al vapor

Capricho: una porción de pastel de chocolate
Té con hielo y limonada a partes iguales

(El marisco —las proteínas— son las protagonistas de la cena.)

Tentempié nocturno
Rodajas de manzana con canela

Programa para perder peso

Aunque mucha gente pierde peso al empezar la dieta de la longevidad sin tan siquiera proponérselo, si desea perder varios kilos con más rapidez puede hacer algunos de los siguientes cambios en ella:

- Reduzca los hidratos de carbono e ingiera más comidas en las que las proteínas bajas en grasas y descremadas sean las protagonistas, junto con las verduras, las ensaladas y las frutas del postre.
- Reduzca las bebidas alcohólicas y cualquier *capricho* en las comidas.
- Limite sus raciones. En una reciente investigación se ha demostrado que cuando nos servimos raciones más pequeñas comemos menos.
- Acuérdese de comer tentempiés sanos para no tener demasiada hambre a la hora de las comidas y no excederse en ellas.
- Beba al menos ocho vasos de agua al día.
- Aumente la cantidad de ejercicio físico, sobre todo el trabajo cardiovascular. Tenga también en cuenta que el ejercicio de fortalecimiento le ayuda a tornear el cuerpo, con lo que el metabolismo aumenta, quemando más calorías y perdiendo peso (véase la sexta estrategia).

Estos consejos le servirán para empezar rápidamente la dieta de la longevidad y tener más control sobre lo que come, después ya puede comenzar a incluir en su dieta más cereales integrales, alcohol si lo desea, e incluso darse algún capricho ocasional. Siga el programa para perder peso tanto como lo necesite, pero a no ser que deba perder más de cinco kilos, al cabo de cuatro semanas adopte la dieta normal de la longevidad y disfrute durante toda la vida de los beneficios de esta deliciosa forma de comer.

¡Manos a la obra!

Para prepararse para empezar la dieta de la longevidad, es una buena idea ver qué comida se tiene en la despensa y en la nevera y hacer una lista con los productos que se necesitarán durante la primera semana de dieta saludable. Planificar varias comidas por anticipado le ayudará.

Al disponer de los productos básicos, como frutas frescas, verduras y hierbas aromáticas, carnes magras, pescado, arroz integral, aceite de oliva, vinagre, pan y pasta integral, quesos, huevos, yogur y leche descremada, podrá preparar cualquiera de las fáciles comidas y recetas de este libro y muchos otros deliciosos platos que se le ocurran.

Planificar comidas variadas usando a diario una tabla o un diario de menús es un sistema muy práctico. Haga varias copias de la siguiente tabla para asegurarse de que sus comidas y tentempiés incluyen al menos dos de los tres grupos de alimentos sanos. Coloque un asterisco (*) al lado del alimento que protagoniza cada una de sus comidas.

Día	Frutas/verduras	Proteínas/grasas	Hidratos de carbono
Desayuno			
Tentempié de media mañana			
Comida			
Merienda			
Cena			
Tentempié nocturno			

CÓMO SEGUIR LA DIETA DE LA LONGEVIDAD

- Consuma los alimentos que más le gustan de los siguientes grupos de alimentos. Cada grupo puede ser el protagonista de dos comidas como máximo al día.
  – Frutas y verduras antioxidantes.
  – Proteínas, carnes magras y grasas sanas.
  – Cereales integrales, legumbres y otros hidratos de carbono.
- Sea consciente de cómo su cuerpo se siente antes, durante y después de las comidas para saber la ración que necesita ingerir y cuándo ha comido lo suficiente.
- Dese de vez en cuando el capricho de comer una pequeña porción de lo que más le gusta.
- Beba al menos ocho vasos de agua a lo largo del día.
- Evite consumir en exceso sal, grasas saturadas e hidratos de carbono con un alto índice glucémico.
- Si desea perder peso, reduzca los hidratos de carbono, el alcohol y los caprichos hasta haber alcanzado su objetivo.

OCTAVA ESTRATEGIA

La medicina moderna para sentirse y tener un aspecto más joven

La vida puede prolongarse con la medicina...

WILLIAM SHAKESPEARE

Los avances médicos de la última década prometen mantenernos vivos y sanos durante más tiempo que en la generación anterior. Vivir más de cien años puede que se convierta en algo muy común. Las tecnologías de la medicina moderna, como los trasplantes de corazón y la cirugía ocular Lasik, ya se han convertido en procedimientos rutinarios. Las complejas técnicas de neuroimagenología —ventanas que nos permiten contemplar lo que antes era el funcionamiento oculto y secreto del cuerpo— han conducido a pruebas diagnósticas y nuevos métodos quirúrgicos que nos permiten controlar y a menudo curar las enfermedades que provocan mayor mortalidad, como el cáncer de colon y las cardiopatías. Los medicamentos más eficaces con menos efectos secundarios han añadido años a nuestra vida. Es muy probable que pronto se pueda afrontar la enfermedad de Alzheimer del mismo modo que ocurre en la actualidad con la hipertensión, gracias a sencillos tests y a la medicina preventiva.

En *La Biblia de la larga vida* le presentamos las técnicas médicas más nuevas para conservarse y sentirse mejor y para tener un aspecto joven. También describimos los avances médicos más recientes, como las nuevas curas para el cáncer, distintos métodos para aumentar la libido y las últimas innovaciones cosméticas concebidas para que tenga un aspecto eternamente joven.

Una vez los científicos han trazado el mapa del genoma humano, podemos esperar que se creen terapias más precisas que tengan en cuenta el perfil genético determinado de cada individuo. Las células madre tienen el sorprendente potencial de desarrollarse en casi cualquier clase de célula en el cuerpo y los científicos pueden acabar cultivando esas células primitivas para reemplazar las enfermas e incluso órganos enteros. Los científicos suecos han usado recientemente células madre de un humano adulto para generar neuronas activas.

La nanotecnología es un nuevo campo que manipula la materia a la escala de átomos y moléculas. Es una especie de ingeniería molecular que conducirá a revolucionarias creaciones. Los científicos ya han utilizado la nanotecnología para construir robots diminutos impulsados por el latido de una sola célula cardíaca. Estos robots podrían acabar convirtiéndose un día en músculos cardíacos microrrobóticos que puedan mantener nuestro corazón latiendo más allá de su capacidad original.

Como en el siglo XXI la obesidad se está convirtiendo rápidamente en una de las mayores amenazas para la salud, los científicos han desarrollado una hormona inyectable que inhibe el apetito en el sentido literal. En unas pruebas iniciales permitió a los participantes perder unos dos kilos y medio en un mes sin proponérselo. También se está desarrollando un desfribilador cardíaco implantable para que dé un *shock* eléctrico al músculo cardíaco y vuelva a activarlo en el caso de un infarto de miocardio; este dispositivo salvará millones de vidas al año.

Gracias a las últimas innovaciones médicas todos podemos planear sentirnos y vernos más jóvenes a los ochenta, a los noventa e, incluso, a una edad más avanzada. Los nuevos tratamientos nos dan un aspecto más joven de innumerables formas —desde una piel más tersa hasta una mayor cantidad de cabello— y también nos hacen sentir más jóvenes, con una mayor movilidad y un mejor funcionamiento de las articulaciones. Ahora podemos mejorar la calidad de nuestra vida aumentando los niveles de la libido y la energía. Como en la actualidad existe una gran variedad de medicamentos, tratamientos y procedimientos, es esencial convertirse en un consumidor bien informado para elegir y controlar las posibilidades médicas sensatamente, al igual que haríamos con nuestra cartera de acciones. Saber cómo utilizar eficazmente las nuevas tecnologías médicas es el secreto para esta estrategia que fomenta una longevidad de calidad.

Una vida más larga

Sólo hace una generación el cáncer era casi siempre una enfermedad mortal. En cambio, en la actualidad, no sólo puede detectarse antes, sino que además existen tratamientos, y a veces curas, más eficaces. Sin embargo, el cáncer y las cardiopatías son las principales causas de muerte en Estados Unidos. En la más común de las enfermedades cardíacas, las arterias coronarias —los vasos que transportan la sangre y los nutrientes a los músculos del corazón— se taponan al acumularse en ellas placas de grasa con el tiempo. A los que tienen este problema, la implantación de un *by-pass* o una angioplastia puede salvarles la vida. En la implantación de un *by-pass* las arterias coronarias se reemplazan por vasos sanguíneos sanos extraídos de la pierna, el brazo o el pecho. La angioplastia es una intervención menos invasiva para algunos pacientes. Mediante este procedimiento el cardiólogo inserta en la arteria femoral o humeral un catéter con un balón hinchable en el extremo más distal y lo hace llegar hasta la arteria coronaria bloqueada, a continuación el balón se infla para dilatar el vaso y se introduce una espiral coronaria, o *stent*, una especie de muelle de metal noble para mantener dilatada la arteria y evitar que se reobstruya.

Con un tratamiento adecuado, los trastornos crónicos y mortales como la hipertensión o un exceso de colesterol suponen menos riesgo. En un estudio realizado con pacientes con sólo una ligera elevación de la presión arterial, el tratamiento con medicamentos antihipertensores aumentó la esperanza de vida de dos a tres años. Otros estudios han revelado que al bajar la presión arterial sólo cinco puntos se reduce el riesgo de sufrir un infarto cerebral un 34 por ciento y el de sufrir enfermedades cardíacas un 21 por ciento.

En una investigación reciente se ha comprobado que si se toma un medicamento a base de estatinas (bajan el colesterol) en las primeras veinticuatro horas posteriores a un infarto el riesgo de fallecer a causa de esta dolencia disminuye en un 50 por ciento. Los científicos también han descubierto que los medicamentos a base de estatinas reducen las muertes por insuficiencia cardíaca avanzada hasta un 55 por ciento. Al bajar el nivel de colesterol en la sangre, las estatinas impiden que los depósitos de grasa se acumulen y acaben bloqueando la circulación. Los medicamentos a base de estatinas también protegen al corazón reduciendo la inflamación, que desempeña un papel en la insuficiencia cardíaca.

A lo largo de la última década el índice total de mortalidad provocada por el cáncer ha descendido más del 12 por ciento en Estados Unidos. Los cánceres que más han disminuido —se estima que se han salvado cerca de cincuenta y cinco mil vidas— han sido el de próstata y el de pulmón en los hombres, el de mama en las mujeres y el de colon en ambos sexos. En la actualidad es posible detectar antes el cáncer de próstata midiendo el nivel del antígeno prostático específico (PSA) con un simple análisis de sangre.

El bloqueo de andrógenos, un nuevo tratamiento para el cáncer, puede controlar la enfermedad durante el suficiente tiempo como para que los pacientes vivan con normalidad y acaben muriendo de otras causas. Los mejores tratamientos para el cáncer de mama, como el del fármaco tamoxifen y otras quimioterapias, y las mamografías para detectarlo lo antes posible están aumentando el índice de supervivencia. Para salvar vidas no siempre es necesario recurrir a las intervenciones invasivas. Recientes artículos publicados en *New England Journal of Medicine* revelan que la lumpectomía seguida por un tratamiento de radiación es tan eficaz como una masectomía completa.

El cáncer colorrectal es la segunda causa principal de las muertes por cáncer. Sin embargo, si se diagnostica pronto por medio de la colonoscopia, se puede curar a menudo con ayuda de la cirugía. El riesgo de contraer esta enfermedad aumenta después de los cincuenta años, sobre todo en las personas con antecedentes familiares. Pero sólo menos de un tercio de americanos de más de cincuenta años se han hecho una colonoscopia. Aunque este procedimiento de detección resulte incómodo, sólo toma media hora y puede salvar una vida.

Sentirse más joven

Las intervenciones médicas —medicamentos, cirugías y tratamientos alternativos— además de prolongar la esperanza de vida, aumentan la cualidad de la misma. Muchos pacientes se benefician de las nuevas tecnologías que les permiten controlar sus síntomas electrónicamente. Hoy día el brazalete medidor de glucosa inalámbrico permite detectar el nivel de azúcar en la sangre y transmitirlo directamente al médico. Las básculas «inteligentes» también envían el peso de la persona a la clínica y muestran las preguntas y las respuestas del médico al recibir éste los datos.

La toma de medicamentos

En la actualidad existen numerosos medicamentos tanto para tratar los síntomas de enfermedades graves como los de los trastornos comunes y molestos relacionados con la edad. Sin embargo, cuando tomamos demasiados medicamentos, éstos pueden producirnos efectos secundarios. La toma de medicamentos puede constituir un reto, sobre todo para las personas mayores, que suelen medicarse más a lo largo del día.

Cuando Nancy G. llegó por fin al apartamento de su madre, sabía que llegarían tarde a la cita que ésta tenía con el médico. Se puso a buscar frenéticamente la tabla donde su madre anotaba diariamente su presión arterial —estaba en la encimera, escondida detrás de la cajita de la inyección de insulina—. Nancy le dijo a su madre que se acordara de llevar todas las medicinas que tomaba; el médico le había dicho que quería verlas para asegurarse de que alguna de ellas no le estuviera empeorando la memoria. Cuando su madre entró en la cocina llevando dos grandes bolsas llenas de la compra, Nancy se sintió una vez más frustrada porque creyó que se había olvidado de las medicinas: «Mamá, ya te he dicho que hoy no tenemos tiempo de ir al centro comercial para devolver estos regalos». Pero cuando miró dentro de las bolsas vio que estaban llenas de los frascos, las muestras y las medicinas que le habían recetado diversos médicos. Su madre estaba tomando todos esos medicamentos.

Las personas mayores toman por término medio más de media docena de medicamentos que les recetaron en un momento de su vida, y cuantas más medicinas toman, más probabilidades tienen de sufrir efectos secundarios. Un estudio reciente ha revelado que a una de cada cuatro personas mayores le recetan al menos una medicina inadecuada o innecesaria. Además, muchas de estas personas siguen tomando las medicinas que les recetaron años atrás, que suelen ser menos seguras que los fármacos más nuevos creados para el mismo propósito.

A medida que envejecemos los receptores de nuestro cuerpo se vuelven más sensibles a los efectos de los fármacos, con lo que aumenta la posibilidad de sufrir efectos secundarios con dosis mucho más bajas. Nuestro cuerpo también asimila y elimina con menos eficacia los medicamentos, por eso con el tiempo podemos acumular unos niveles más elevados de sustancias farmacológicas en la sangre. Lo cual puede provocar nuevos o mayores efectos secundarios e interacciones con otras medicinas que en el pasado no se daban. Incluso los remedios herbales vendidos sin receta, que muchos consideran inocuos, tienen a veces efectos secundarios indeseados o peligrosos. Por ejemplo, alguien que tome ginko biloba, aspirina y vitamina E al mismo tiempo puede sufrir hematomas y sangrar de manera excesiva. Debido a los cambios que experimenta nuestro cuerpo con la edad, los médicos que tienen pacientes ancianos suelen recetarles unas dosis bajas al principio y luego se las van aumentando poco a poco, tanto como sea necesario, para minimizar posibles reacciones adversas.

Muchos medicamentos tienen efectos secundarios anticolinérgicos, lo cual significa que se oponen a la acción de los medicamentos recetados para la pérdida de memoria, haciendo que ésta empeore. Los antihistamínicos vendidos sin receta, como el Benadryl, pueden tener este efecto secundario, sobre todo en las personas mayores. Los fármacos recetados para combatir la ansiedad —como el Xanax, Valium o Librium— suelen tomarse en exceso y pueden provocar sedación o pérdida de memoria, y aumentar el riesgo de padecer caídas. Los medicamentos para regular la frecuencia cardíaca o tratar la presión arterial pueden hacer que los vasos sanguíneos pierdan firmeza y reducir la capacidad del corazón para impulsar la sangre. Como nuestro tono vascular disminuye de todos modos con la edad, los medicamentos que agravan este problema pueden producir caídas, traumatismo craneal y otras complicaciones, por eso debemos tomarlos con precaución.

La mujer de Alan F. no cesaba de recordarle que fuera al médico a hacerse el chequeo habitual, pero él no tenía tiempo, el negocio hotelero se había vuelto muy competitivo últimamente y había muchos jóvenes arribistas que competían por un puesto como el suyo. Además, el médico le había recetado recientemente unas pastillas para la presión que le producían somnolencia y a partir de las nueve de la noche apenas podía mantener los ojos abiertos. Alan sabía que su mujer creía que él ya no deseaba tener relaciones sexuales con ella, pero no era cierto. Lo que le pasaba es que por la noche estaba demasiado agotado como para poder mantenerlas. El creciente estrés que le creaba este problema matrimonial y el estrés del trabajo no estaban haciéndole ningún bien a su presión arterial, aunque siguiera tomando la medicina recetada. Alan estaba empezando a deprimirse y se planteó preguntarle al médico si podía tomar un antidepresivo. Pero entonces leyó que uno de los efectos secundarios que este fármaco podía producir era afectar al rendimiento en la cama, y eso era lo último que él necesitaba.

Cuando Alan fue por fin a hacerse el chequeo, le explicó al médico lo que le ocurría y éste le recetó un medicamento distinto para la presión. El doctor le dijo que le llamara enseguida si el nuevo tratamiento le producía algún efecto secundario. De hecho, le advirtió que el medicamento que antes tomaba para la presión arterial estaba asociado con un descenso de la libido. Alan se preguntó si el médico podría escribirle este detalle en una notita para dársela a su mujer.

Al cambiar de medicamento, Alan recuperó su antigua energía y entusiasmo, junto con su libido, y al cabo de muy poco tiempo su depresión se esfumó. El médico le dio varias muestras de Viagra para que las probara, pero no necesitó hacerlo. Su renovada vitalidad mejoró su actitud en el trabajo. Y la mujer de Alan también se veía, por alguna razón, más feliz.

Al hablar con el médico sobre los posibles efectos que un medicamento pueda tener al combinarse con otro, asegúrese de mencionarle las medicinas sin receta, los complementos vitamínicos y la comida que toma, ya que pueden aumentar o disminuir los efectos del medicamento recetado. Algunos fármacos interaccionan con el zumo de pomelo, el cual puede aumentar los efectos que producen, así como el riesgo de causar efectos secundarios. Asegúrese de que necesita realmente tomar un determinado medicamento y de que el médico sepa los que toma. Sobre todo es importante hacerlo si va a más de un médico. También puede preguntarle al farmacéutico si un medicamento produce unos determinados efectos al combinarse con otro. Para recibir más información sobre las interacciones farmacológicas, consulte la página web *www.druginteractioncenter.org.*

Es importante que no deje de tomar la medicación prescrita por decisión propia. Los investigadores de la Universidad de Michingan descubrieron que, cuando las personas de mediana edad y las de edad avanzada dejaban de tomar las medicinas que les habían recetado sin consultarlo con el médico, el 32 por ciento experimentaba un serio empeoramiento de su salud.

La Administración de Medicamentos y Alimentos (FDA) de Estados Unidos ha publicado una guía en Internet (*www.fda.gov/oc/buyonline/default.htm*) que describe los riesgos de comprar medicamentos y otros productos relacionados por Internet. Los peligros que comporta son innumerables, como el de adquirir productos contaminados o falsificados, dosis incorrectas, medicinas caducadas, medicinas ilegales y otros problemas. La guía da a los consumidores las pautas para saber distinguir las páginas falsas de Internet de las autorizadas. Varias cosas que debe tener en cuenta son: averiguar si la farmacia que aparece en Internet tiene la licencia necesaria y si facilita el acceso a un farmacéutico registrado, ser precavido con las páginas de otros países, evitar las farmacias *on-line* que le proporcionan medicamentos sin la receta del médico y asegurarse de que en esa página aparece una dirección y un número telefónico al que dirigirse, ya que una dirección de e-mail no es suficiente.

La presión arterial: manténgala baja

La hipertensión afecta aproximadamente al 60 por ciento de la población y sólo en la última década ha aumentado un 10 por ciento. Los vasos sanguíneos rígidos pueden romperse a causa de la hipertensión y producir una enfermedad cerebrovascular que conlleva un derrame en el tejido cerebral o incluso un infarto cerebral. Este último se define como la muerte de las células cerebrales que causa la pérdida de la función física o mental, o la de ambas. Cuando la muerte del tejido tiene lugar en el corazón, éste bombea con menos eficacia la sangre, lo cual puede provocar una insuficiencia cardíaca o la muerte.

Al contrario de lo que la gente cree, uno no puede saber si tiene la presión arterial alta y la mayoría de pacientes con hipertensión no tienen síntomas. Sin embargo, la presión arterial alta se detecta fácilmente en la consulta del médico con un tensiómetro y un estetoscopio o con un monitor de presión arterial de brazo para medirla en casa, y se trata con eficacia con una variedad de medicamentos antihipertensores. La estrategia más eficaz para ello combina la medicina con los cambios en el estilo de vida: es esencial hacer suficiente ejercicio, evitar el tabaco y comer en exceso, y también mantenerse lejos del salero. Un ejercicio regular y una dieta sana pueden incluso a veces eliminar la necesidad de tomar medicamentos para bajar la presión.

Un nuevo estudio sugiere que lo que antes se consideraba una presión arterial normal quizá no sea tan normal. La guía actual establece que la presión arterial sistólica (cuando el corazón se contrae) tiene que ser inferior a 140 milímetros, y la diastólica (cuando el corazón se relaja) menor de 90. En este nuevo estudio los pacientes tenían una presión arterial normal, pero seguían teniendo el riesgo de padecer problemas cardíacos. La presión arterial de los que recibieron fármacos antihipertensores bajó ligeramente y el riesgo de sufrir infartos cardíacos, infartos cerebrales o una hospitalización a causa del dolor en el pecho bajó un 30 por ciento.

Mantenga los huesos sanos

Más de diez millones de americanos, sobre todo mujeres, sufren de osteoporosis, una dolencia cuya característica es que los huesos se vuelven porosos, quebradizos y frágiles. Las fracturas de cadera son más frecuentes cuando los huesos son frágiles y cada año la cantidad de mujeres que sufren una fractura de cadera supera la cantidad combinada de mujeres que tienen infartos, apoplejías y cáncer de mama. La edad, la deficiencia de estrógenos, los antecedentes familiares y el tabaquismo son los factores de riesgo, y la osteoporosis se diagnostica midiendo la densidad ósea a través de una exploración por absorciometría de rayos X de doble energía llamada DEXA, que se recomienda a todas las mujeres de más de sesenta y cinco años, sea cual sea su factor de riesgo.

Para mantener los huesos sanos, la Academia Nacional de Ciencias y la Fundación Nacional de Osteoporosis recomiendan a los adultos de ambos sexos tomar de 1.000 a 1.200 mg de calcio diario, sobre todo procedente de la comida, pero también de suplementos, si es necesario. Para ayudar al cuerpo a absorber el calcio hay que tomar además de 400 a 800 unidades internacionales (UI) de vitamina D.

Existen varios medicamentos para tratar la osteoporosis en cuanto se diagnostica, que reducen en gran medida el riesgo de sufrir fracturas óseas. La terapia de sustitución hormonal con estrógeno ha mostrado que desciende de manera significativa este riesgo, y el alendronato (Fosamax) y el risedronato (Actonel), ambos bisfosfonatos, reducen considerablemente el riesgo de sufrir fracturas vertebrales y de cadera.

El calcitonin (Miacalcin), administrado por vía nasal o intravenosa, ayuda a aumentar la densidad ósea, sobre todo en la columna. Se ha descubierto que reduce el dolor de la compresión producida por las fracturas vertebrales. Los moduladores selectivos de los receptores estrogénicos refuerzan los huesos sin producir efectos negativos en las mamas ni en el útero, pero pueden aumentar el riesgo de sufrir un infarto cerebral.

El estilo de vida afecta en gran medida al riesgo de sufrir una fractura de cadera. La rutina del entrenamiento con pesas y los ejercicios de fortalecimiento (véase la sexta estrategia) ayudan a fortalecer los músculos y huesos, y mejoran el equilibrio. Las personas mayores que se entrenan con pesas con regularidad no sólo mantendrán sus huesos jóvenes y fuertes, sino que además su densidad ósea se incrementará y acabarán sintiéndose diez años más jóvenes, o incluso más. Un estudio reciente realizado con cuarenta y seis pares de hermanos gemelos idénticos ha revelado que el consumo moderado de alcohol va asociado a una mayor densidad ósea, un factor que reduce el peligro de sufrir fracturas.

La prevención y el control de la diabetes

Alrededor de dieciocho millones de norteamericanos son diabéticos. Sus cuerpos tienen problemas para metabolizar el azúcar o la glucosa y a menudo tienen que recurrir a pastillas o inyecciones de insulina para que las células del cuerpo obtengan el azúcar que pasa a la sangre y mantener así las reacciones químicas que nutren la mente y la vida. La dieta, el control del peso y el ejercicio físico son las mejores estrategias para prevenir y controlar esta enfermedad, pero si se necesita tomar medicamentos por vía oral para bajar el nivel de azúcar en la sangre, existen varios seguros y eficaces. Las medicinas a base de sulfonilureas estimulan el páncreas para que produzca y secrete más insulina. Otra opción son los medicamentos más nuevos conocidos como meglitinidas, que actúan con rapidez y son más seguros.

Las compañías farmacéuticas han estado promoviendo la creación de fármacos para prevenir los síntomas de la diabetes antes de que la enfermedad se desarrolle por completo. El metformin, comercializado como Glucophage, y la rosiglitazona (Avandia) tratan los síntomas de la diabetes y los estudios demuestran que esta clase de fármacos ayudan a prevenir la enfermedad en algunas personas con factor de riesgo. Un artículo publicado recientemente en la revista *Lancet* revelaba que un grupo de pacientes con sobrepeso y con riesgo de diabetes mejoró de manera significativa, en comparación con el grupo que consumió el placebo, al tomar un nuevo medicamento conocido como rimonabant, que les ayudó a perder peso, mejorar la respuesta a la insulina y bajar el colesterol en la sangre.

El problema del colesterol

Para muchas personas el nivel de colesterol en la sangre va aumentando lentamente con los años, y si este problema no se trata puede acabar generando una enfermedad cardíaca y un infarto cerebral. La diabetes, el tabaquismo, la hipertensión, la falta de ejercicio y la obesidad son, entre otros, factores de riesgo para desarrollar un alto nivel de colesterol. Dejar de fumar, perder peso, seguir una dieta y hacer ejercicio con regularidad ayudan a bajar el nivel de colesterol.

Durante años los médicos nos han estado diciendo que debemos controlar el colesterol, sobre todo el LDL, o colesterol «malo». Un nuevo informe del Programa Nacional de Educación sobre el Colesterol actualiza la información anterior y establece un objetivo de 70 en personas con un riesgo muy alto (antes era 100). Este nuevo nivel significa que se estima que cuarenta millones de americanos deben tomar alguna medida para disminuir sus niveles de colesterol, como la de ingerir fármacos a base de estatinas.

Una investigación reciente sugiere que algunos pacientes tienen que tomar fármacos para bajar el colesterol independientemente de cuál sea su nivel en la sangre. El Colegio Norteamericano de Médicos ha recomendado recientemente que todos los diabéticos a partir de cincuenta y cinco años tomen fármacos a base de estatinas, al igual que los diabéticos más jóvenes con otros factores de riesgo, como el de una enfermedad cardíaca o hipertensión. Este consejo se desprende de la publicación de estudios que revelan que los fármacos a base de estatinas reducen el índice de infartos y otros problemas cardíacos aproximadamente un 23 por ciento en los diabéticos con riesgo de sufrir enfermedades coronarias.

La acción de las estatinas al parecer también resulta beneficiosa para combatir otras enfermedades. En los estudios de laboratorio los fármacos a base de estatinas inhiben el crecimiento de las células cancerosas del colon y un estudio reciente realizado con cerca de cuatro mil voluntarios ha revelado que el uso de las estatinas durante al menos cinco años se asocia a un 47 por ciento menos de riesgo de contraer un cáncer colorrectal. Aunque estos estudios sean alentadores, los médicos aún no recomiendan las estatinas como un tratamiento preventivo del cáncer hasta que las investigaciones adicionales confirmen estos hallazgos iniciales. Otra investigación sugiere que las estatinas pueden retrasar el inicio de la enfermedad de Alzheimer o su avance.

Mantenga sus articulaciones en movimiento

La osteoartritis, el tipo más común de artritis, es una enfermedad que va debilitando progresivamente a la persona que la padece. Aún no tiene cura, pero en los últimos años los tratamientos para combatirla han avanzado considerablemente. El gran avance en la terapia ha sido aumentar los tratamientos que reducen el dolor e incrementan la movilidad combinándolos con las terapias que interfieren en el progreso de la enfermedad. Las estrategias más corrientes de los tratamientos son combinar los medicamentos con la terapia física, el ejercicio, el control del peso, y como último recurso, la cirugía.

Los fármacos antiinflamatorios no esteroides (AINE), como el ibuprofeno (Advil, Motrin y otros) y el sodio de naproxeno (Aleve), alivian el dolor y combaten la inflamación, y pueden adquirirse con o sin receta. Sin embargo, estos fármacos pueden causar efectos secundarios, como hemorragias y úlceras, y dañar el hígado y los riñones. Al principio se creía que los fármacos antiinflamatorios más nuevos, conocidos como los inhibidores de la COX-2 (p. ej., Celebrex, Bextra y Vioxx) eran menos propensos a causar hemorragias estomacales, pero los problemas cardíacos que a veces crean sus efectos secundarios han llevado a los fabricantes a retirar del mercado algunos de ellos.

El Tylenol (acetaminofén), que se vende sin receta, reduce el dolor con la misma eficacia que los AINE, pero si se supera la dosis recetada puede dañar el hígado. Otro método consiste en aplicar parches de lidocaína en las zonas de dolor, como la espalda y las rodillas. Un estudio reciente presentado por la Sociedad Norteamericana para el Dolor revela que esta clase de parches son tan eficaces como el Celebrex, un fármaco antiinflamatorio. La lidocaína, que es similar a la novocaína y se inyecta para insensibilizar las encías en los tratamientos dentales, inhibe las señales de dolor enviadas al cerebro sin causar aturdimiento. El único posible efecto secundario de los parches es una ligera irritación de la piel.

Las técnicas quirúrgicas para reemplazar las articulaciones —sobre todo las de las rodillas o las caderas— han avanzado considerablemente en la actualidad y permiten a los pacientes volver a caminar rápidamente. El cirujano extrae la articulación lesionada y la cambia por una prótesis de plástico o de metal. Muchos pacientes recuperan un nivel normal de actividad y gozan de mayor movilidad y de un descenso del dolor.

La enfermedad de Alzheimer: su prevención y tratamiento

La enfermedad de Alzheimer afecta aproximadamente a cinco millones de americanos y varios millones más sufren un leve deterioro cognitivo, un factor de riesgo para desarrollar la enfermedad. Los familiares y amigos de los pacientes también sufren al ver cómo éstos van perdiendo poco a poco la memoria y otras funciones cognitivas. Una reciente investigación ha revelado que el estilo de vida que elijamos puede reducir de manera significativa el riesgo de desarrollar la enfermedad. Las medicinas y las vacunas innovadoras que pueden retrasar su inicio todavía se están investigando.

La mayoría de medicamentos actuales mejoran la memoria y otros síntomas cognitivos al aumentar el nivel de acetilcolina en el cerebro, un neurotransmisor que facilita el paso de los impulsos nerviosos a través de las sinapsis. El cerebro de los aquejados de Alzheimer tiene una deficiencia de acetilcolina, que puede deberse a una deficiente producción o a una excesiva descomposición de la misma causada por unas enzimas llamadas colinesterasas. Los fármacos como el Aricept, Exelon y Razadyne inhiben estas enzimas, por eso se llaman «inhibidores de las colinesterasas».

El memantine, comercializado como Namenda, actúa sobre los receptores NMDA (N-metil-D-aspartato) del cerebro al bloquear el glutamato químico, que sobreestimula estos receptores, permitiendo que entre demasiado calcio en las células y causando su descomposición. El Namenda se ha aprobado en los casos de pacientes con un Alzheimer de moderado a grave, pero muchos clínicos opinan que también es eficaz en las etapas más leves. El fármaco es seguro cuando se combina con un medicamento inihibidor de las colinesterasas, como el Aricept, y los estudios iniciales han demostrado que esta combinación es más beneficiosa que el uso exclusivo de uno de los fármacos.

DOSIS DE LOS FÁRMACOS MÁS COMÚNMENTE UTILIZADOS EN LA DEMENCIA SENIL

Fármaco	Dosis inicial	Dosis más elevada
Donepezil (Aricept)	5 mg una vez al día	10 mg una vez al día
Rivastigmine (Exelon)	1,5 mg dos veces al día	6 mg dos veces al día
Galantamine (Razadyne ER)	8 mg una vez al día	24 mg una vez al día
Memantine (Namenda)	5 mg una vez al día	10 mg dos veces al día

Las personas que padecen la enfermedad de Alzheimer y toman estos fármacos necesitan ingerir menos medicamentos para tratar las depresiones y los problemas conductuales. También permanecen más tiempo en su hogar y fuera de las residencias que los que no los toman. Estos medicamentos no sólo mejoran la memoria y el pensamiento, sino que además reducen la agitación y la depresión que este trastorno provoca y ayudan a combatir las enfermedades relacionadas, como la demencia vascular y la demencia de cuerpos de Lewy. En UCLA los estamos testando para ver si retardan el envejecimiento cerebral de las personas sanas y pueden prevenir la enfermedad de Alzheimer.

Los científicos han descubierto que cuanto antes se diagnostica y trata la enfermedad mejor son los resultados. En setiembre del 2004 los centros para los servicios de Medicare y Medicaid aprobaron que Medicare reembolsase el coste de las PET para ayudar a los médicos a diagnosticar mejor la enfermedad de Alzheimer, en parte para que pudiera descubrirse y tratarse antes. En un estudio reciente se observó que en un grupo de pacientes con un leve deterioro cognitivo que tomaban Aricept el inicio de la enfermedad de Alzheimer aparecía más tarde que en el grupo que había consumido placebo.

En UCLA abordamos la enfermedad de Alzheimer intentando proteger el cerebro antes de que se dañe, aplicando varias de las estrategias de *La Biblia de la larga vida*. Nuestros estudios iniciales han revelado que los voluntarios sanos de treinta y cinco a setenta años de edad que siguieron durante sólo dos semanas el programa para llevar un estilo de vida sano, y lo combinaron con ejercicio físico, ejercicios aeróbicos mentales, una dieta sana y una reducción del estrés, experimentaron una significativa mejoría en la eficiencia de su cerebro en un centro clave de la memoria donde la enfermedad de Alzheimer suele incidir. La memoria de algunos de los participantes mejoró más del 200 por ciento —en sólo catorce días—, como si su cerebro se hubiera quitado veinte años de encima.

Nuestro equipo de científicos de la UCLA ha desarrollado una nueva forma de utilizar las PET para medir en los pacientes los depósitos amiloideos anormales, la prueba física de la enfermedad de Alzheimer, ya que con el método tradicional esta enfermedad sólo podía verificarse después de morir el paciente, a través de la autopsia. Nuestro equipo de investigación ha sido capaz de localizar estos depósitos proteicos amiloideos anormales con las PET en personas con sólo un leve deterioro cognitivo, años antes de que lleguen a desarrollar la enfermedad de Alzheimer. Este nuevo método permitirá a los médicos iniciar las estrategias para prevenir la enfermead lo antes posible. Muchas compañías farmacéuticas están creando medicamentos y vacunas concebidas para eliminar los depósitos proteicos amiloideos que empiezan a acumularse en los centros de la memoria del cerebro al inicio de la adultez y que pueden causar la enfermedad de Alzheimer.

El tratamiento de la depresión

Se estima que el 15 por ciento de la población desarrolla una depresión clínica en algún momento de su vida. Cuando este trastorno no se trata, los que lo padecen no sólo experimentan síntomas emocionales de tristeza, pérdida de interés y sentimiento de culpabilidad, sino también síntomas físicos, como pérdida de peso, cansancio e insomnio. Las personas deprimidas suelen sentir más dolor físico. El tratamiento profesional de la depresión alivia tanto los síntomas físicos como los emocionales. Muchas depresiones proceden de más de un desencadenante o causa y de unos factores psicológicos y biológicos que se superponen y las fomentan. Al margen de cuál sea la causa de la depresión, los pacientes que reciben psicoterapia o antidepresivos, o ambas cosas a la vez, suelen mejorar, aunque presenten unos serios síntomas.

Una de las características de la depresión —la menor capacidad para concentrarse— parece aumentar a medida que envejecemos. Las personas de mediana edad y las de edad avanzada suelen quejarse de esta dificultad para concentrarse y su depresión está a menudo fomentada por sus problemas de memoria. Por desgracia, muchas personas consideran la depresión como un signo de debilidad de carácter y evitan recurrir a un profesional o tomar antidepresivos. No se dan cuenta de que una depresión sin tratar aumenta el riesgo de contraer una seria enfermedad física o incluso de morir o de suicidarse. El índice de esperanza de vida de los pacientes que se tratan adecuadamente la depresión es el doble del de los que no reciben un tratamiento adecuado.

Aunque existen muchas clases de antidepresivos para aliviar algunos de los síntomas de la depresión, los mejores perfiles de los efectos secundarios de los antidepresivos más nuevos, como la fluoxetina (Prozac), sertralina (Zoloft), citalopram (Celexa) o paroxetina (Paxil), para citar sólo algunos de ellos, han hecho que sean unos tratamientos más utilizados que los medicamentos más antiguos, como la amitriptilina (Elavil) o la imipramina (Tofranil). Estos últimos pueden empeorar la memoria debido a sus efectos secundarios anticolinérgicos. Algunos antidepresivos también pueden provocar una bajada de la presión y hacer que el que los toma pierda el equilibrio y caiga al suelo al levantarse con demasiada rapidez.

Con los antidepresivos es mejor ir poco a poco, y empezar tomando unas dosis bajas. Muchos médicos de atención primaria tratan la depresión eficazmente recetando antidepresivos, pero en el caso de una depresión complicada y más grave, es mejor recurrir a la experiencia de un psiquiatra. Un psiquiatra con una formación geriátrica adicional podrá ofrecer sin duda unos cuidados más sofisticados a algunas de las personas mayores aquejadas de depresión.

El cuidado de la vista

A medida que envejecemos, perdemos facultades de visión y nos resulta más difícil leer la letra pequeña, tanto si se trata de la del periódico como de la del envase de las pastillas. En la actualidad, algunos editores aumentan el tamaño de las letras de los libros de bolsillo para adaptarse a los millones de lectores nacidos durante el *boom* de la natalidad de la década de 1970 con una menor agudeza visual. Si no encuentra su novela favorita publicada con el tamaño de letra que desea, en el mercado encontrará una variedad de lentes correctoras de distintas formas y tamaños.

Los problemas visuales suelen aparecer a medida que envejecemos, pero las medidas preventivas —como llevar gafas oscuras para impedir el paso de la luz ultravioleta, consumir suficientes frutas y verduras antioxidantes o tomar suplementos, como las vitaminas A, C y E— reducen los riesgos de manera significativa. Como la diabetes y la hipertensión pueden producir enfermedades oculares, seguir una dieta sana y hacer ejercicio con regularidad son unas buenas medidas preventivas. También es esencial someterse a un examen oftalmológico regular, que incluya medir la presión intraocular.

Cerca del 50 por ciento de personas mayores desarrollan *cataratas,* un trastorno que dificulta la visión a causa de la pérdida de transparencia del cristalino. La visión mejora después de someterse a una operación de cataratas para extraer la parte del cristalino que está opacificada y sustituirla por una lente artificial de plástico. La *degeneración macular,* un trastorno común en las personas mayores que provoca una reducción de la agudeza visual y la pérdida de la visión central debido a la descomposición de las células sensibles a la luz en la mácula, la parte central de la retina del ojo, también puede tratarse con cirugía láser o con cirugía convencional.

El *glaucoma* ha causado la pérdida de visión a tres millones de norteamericanos aproximadamente. El exceso de fluido eleva la presión intraocular y daña el nervio óptico, un haz de fibras nerviosas en la parte posterior de los ojos. Sin embargo, si este trastorno se detecta prematuramente y se trata y controla, la pérdida de la visión central y la posible ceguera pueden prevenirse. Una de las gotas [colirio] más recetadas para disminuir la presión intraocular es el latanoprost (Xalatan), un análogo de la prostaglandina. Las investigaciones revelan que después de tratarse dos años con Xalatan sólo un 7 por ciento de los pacientes requieren tomar un medicamento adicional para el glaucoma o cambiarlo por otro. Otras alternativas que suelen emplearse son el bimatoprost (Lumigan), el travoprost (Travatan) y el timolol (Timoptico). Las gotas para los ojos por sí solas no reducen la presión intraocular y hay que combinarlas tomando además una medicación por vía oral, como un inhibidor de la anhidrasa carbónica. Los tratamientos con láser y la cirugía convencional son otras opciones que pueden ser necesarias para disminuir la presión dentro del ojo.

Una buena audición

Los ruidosos conciertos de rock que a algunos de nosotros tanto nos gustaban en la juventud eran muy excitantes, pero la exposición a ese elevado nivel de decibelios puede afectarnos a la larga. Cerca de un tercio o más de personas mayores tienen un cierto grado de pérdida auditiva y la exposición a los ruidos fuertes es uno de los factores más comunes que contribuyen a ella. Es mejor evitar exponernos a ruidos extremos protegiéndonos los oídos o evitando ir a esos lugares. Aunque las ayudas para el oído sean útiles para muchas clases de pérdida auditiva, sólo una de cada cinco personas se beneficia al usarlas. Un otorrinolaringólogo puede indicarle cuál es la mejor alternativa para usted. Hay una gran variedad de opciones, como los implantes cocleares, unos pequeños aparatos electrónicos que se implantan quirúrgicamente bajo la piel, en el oído interno. Un estudio reciente ha descubierto que esta clase de implantes mejora de manera significativa no sólo la comprensión de las palabras, sino también la cualidad de la vida en general.

Los potenciadores de la libido

Cada persona tiene distintas necesidades y deseos sexuales a lo largo de la vida. A medida que envejecemos, la testosterona, una hormona, va descendiendo tanto en los hombres como en las mujeres, por eso el deseo sexual puede disminuir con la edad. Las enfermedades físicas, una depresión, los cambios hormonales relacionados con la menopausia y algunos medicamentos pueden reducir el deseo sexual. El dolor crónico también limita la actividad sexual, por eso si se programa cuidadosamente la ingestión de las medicinas para el dolor el sexo se vuelve más placentero y satisfactorio. A pesar de estos cambios relacionados con la edad, existen varios tratamientos seguros y eficaces que ayudan a millones de personas a seguir disfrutando de una satisfactoria vida sexual a lo largo de la vida.

Potenciadores de la libido femenina. Después de la menopausia los cambios hormonales pueden reducir el deseo sexual en las mujeres, pero la libido de muchas de ellas vuelve a aumentar al recurrir a una terapia de reemplazo hormonal con estrógeno. Aunque aún no ha podido demostrarse que esta clase de terapia afecte directamente a la libido, se ha comprobado que ayuda a las mujeres que experimentan dolor durante el coito. Sin embargo, muchas de ellas, al temer los posibles efectos secundarios de las pastillas o los parches, han optado por aplicarse en la vagina cremas a base de estrógenos. Estas cremas también reducen la sequedad vaginal, un estado que hace que el deseo sexual de las mujeres posmenopáusicas descienda. La actividad sexual aumenta el riego sanguíneo vaginal, lo cual estimula la lubricación.

La testosterona suele considerarse una hormona masculina, pero también se encuentra en el cuerpo femenino en pequeñas cantidades. Los ovarios son los que principalmente la fabrican. Después de la menopausia el nivel de testosterona baja, con lo que también puede descender el deseo sexual. Aunque la Administración de Medicamentos y Alimentos (FDA) de Estados Unidos aún no haya aprobado los parches de testosterona, se ha descubierto que mejoran el deseo sexual en las mujeres con una baja libido. En un estudio reciente controlado se ha descubierto que los parches de testosterona aumentan el deseo sexual y la satisfacción en mujeres a las que se les ha extirpado los ovarios. Los parches se aplican en la parte baja del estómago y se cambian dos veces a la semana.

Potenciadores de la libido masculina. Seguramente ha visto por la televisión un anuncio de una pareja de mediana edad paseando cogidos de la mano por una playa o un hombre y una mujer relajándose en un *jacuzzi*. Con la aparición de Cialis y Levitra, la Viagra ha dejado de tener el monopolio en el mercado en lo que atañe a la disfunción eréctil. La impresión clínica es que los tres fármacos tienen la misma eficacia, aunque el Cialis dura treinta y seis horas —si el momento es el adecuado, proporciona tiempo de sobra para estar preparado—, mientras que los otros sólo duran cuatro.

Antes de recetar estos fármacos a un paciente, los médicos deben comprobar si sufre hipertensión, diabetes o alguna otra enfermedad. Estos medicamentos no deben tomarse más de una vez al día y nunca deben combinarse con nitroglicerina porque la mezcla podría ser mortal. Los recientes e inusuales informes sobre la repentina pérdida de visión que algunos hombres han sufrido al tomar Viagra han obligado a sus fabricantes a incluir este efecto secundario en las instrucciones del medicamento, pero aún no se ha podido demostrar si lo provoca de manera directa.

Suplementos y hormonas

Personas de todas las edades se gastan cada año miles de millones de dólares en suplementos dietéticos. A pesar de las numerosas y grandes promesas de mejorar la vida sexual, aumentar la masa muscular o curar una variedad de enfermedades, muchos de estos productos no son seguros ni eficaces. A medida que envejecemos tendemos a utilizar suplementos: la mayoría de personas a partir de los sesenta años están tomando alguna clase de suplementos.

Hace muchos años que las falsas afirmaciones sobre estos productos constituyen un problema. En 1994, el Acta Federal de los Suplementos Dietéticos y la Educación de la Salud estableció las normas que deben respetar los fabricantes, que son responsables de que lo que afirman en sus productos sea cierto. Los fabricantes tienen que respaldar sus afirmaciones con pruebas, pero el organismo oficial encargado del control (En Estados Unidos la FDA), no aporta ninguna pauta para la validación de las pruebas ni tampoco les exige que las presenten.

Naturalmente, muchas de las afirmaciones son tentadoras. Los fabricantes de un suplemento llamado ácido linoleico conjugado han promovido este suplemento afirmando que sirve para perder peso y ganar masa muscular, y como tratamiento preventivo para las enfermedades cardíacas, el cáncer y la diabetes. Aunque algunos estudios iniciales sobre este suplemento eran interesantes, no hay pruebas definitivas que demuestren lo que de él afirman. También muchos de los remedios herbales para aumentar la libido que se anuncian en las revistas y en Internet son, en el mejor de los casos, ineficaces, y en el peor de ellos, peligrosos.

Para demostrar que un suplemento actúa sobre una determinada enfermedad o trastorno, los científicos tienen que realizar una prueba clínica a doble ciego. Para ello necesitan comparar el suplemento con un placebo inactivo y asegurarse de que ni los investigadores, ni los participantes del estudio saben cuál de las pastillas contiene los componentes activos y cuál es el placebo. Como la mayoría de los suplementos no han sido sometidos a esta prueba clínica, le aconsejo que sea precavido al adquirirlos.

Los consumidores antes de elegir una clase o una marca de suplementos deben estar bien informados sobre las pruebas que existen acerca de la seguridad, la eficacia y la dosis del complemento. En estos casos, lo mejor es consultarlo con un farmacéutico o con un médico que estén bien informados. O bien recurrir al Centro Nacional para la Medicina Complementaria y Alternativa (*nccam.nih.gov*) y al Natural Medicines Comprehensive Database (*www.naturaldatabase.com*). Los suplementos dietéticos los encontrará en la mayoría de tiendas de productos naturales y en los centros comerciales.

Vitaminas. Como la vitamina E neutraliza los radicales libres —las moléculas inestables que pueden dañar el material genético de las células sanas—, se ha investigado y usado para ayudar a prevenir los trastornos relacionados con la edad, como las enfermedades cardíacas, el cáncer y el Alzheimer. Esta vitamina liposoluble refuerza el sistema inmunológico y ayuda a mantener los ojos y la piel en buen estado. Solemos obtener de 10 a 15 UI de vitamina E cada día de la dieta. Un estudio anterior reveló que 2.000 UI de vitamina E al día ayudan a las personas con Alzheimer a retrasar el deterioro funcional.

El Estudio sobre la Salud Femenina realizado recientemente no ha podido probar que tomar 600 UI de vitamina E al día sirva para prevenir los infartos, las embolias o los cánceres de pulmón, de mama o de colon, pero ha descubierto sin embargo que la vitamina E aumenta el riesgo de sufrir un infarto en las mujeres de más de sesenta y cinco años. Otro estudio reciente llevado a cabo por la Facultad de Medicina de la Universidad Johns Hopkins ha revelado que las personas que habían tomado 400 UI o más de vitamina E al día tenían un índice de mortalidad más alto que las que consumieron un placebo. Como las muertes ocurrieron en los sujetos del estudio que también tenían enfermedades crónicas, el resultado no se aplica a las personas sanas. Aunque muchos otros estudios hayan revelado que la vitamina E es segura, este polémico estudio de la Universidad Johns Hopkins ha hecho que muchos médicos esperen a que aparezcan más pruebas antes de recetar sistemáticamente altas dosis de vitamina E. Si prefiere no arriesgarse, puede dejar de tomar vitamina E por el momento o disminuir la dosis diaria a menos de 400 UI.

En cambio, se pueden tomar sin ningún problema de 500 a 1.000 mg diarios de vitamina C, un antioxidante. Al igual que otras vitaminas antioxidantes, la C es buena para la salud del cerebro, nos protege de la diabetes y de algunas clases de cáncer y aumenta las defensas del cuerpo para que podamos combatir mejor los resfriados y virus. La dieta de la longevidad (véase la séptima estrategia) recomienda ingerir a diario un suplemento de 500 mg de vitamina C.

La coenzima Q10 es un antioxidante que se ha utilizado para tratar la pérdida de memoria y retardar el avance del Alzheimer y el Parkinson, aunque existen unas limitadas pruebas científicas definitivas sobre su eficacia. Esta coenzima debe tomarse con precaución, ya que puede interaccionar con otros fármacos usados para tratar la insuficiencia cardíaca, la diabetes y los problemas de hígado y riñón.

Es recomendable tomar a diario un complejo multivitamínico porque a medida que envejecemos el cuerpo pierde la capacidad de absorber muchas vitaminas y nutrientes, sobre todo la vitamina B_{12}: el 20 por ciento de personas a partir de sesenta años y el 40 por ciento de las de más de ochenta años pierden parte de su capacidad para absorberla. El folato o ácido fólico, un miembro del complejo vitamínico B antioxidante, nos protege de los infartos cerebrales y las cardiopatías. Algunos estudios han revelado que la memoria de las personas con Alzheimer mejora al ser tratadas con altas dosis de vitamina B_{12} o folato. Un estudio de siete años de duración realizado a gran escala reveló que las altas dosis de vitamina C y E, betacaroteno y zinc retardaron un 25 por ciento la pérdida visual progresiva asociada a la degeneración macular. Si los ocho millones de norteamericanos que se estima que hay de más de cincuenta y cinco años de edad que corren el riesgo de contraer esta enfermedad tomaran esta combinación de vitaminas, trescientas mil personas menos perderían la visión en los próximos cinco años. La dieta de la longevidad (véase la séptima estrategia) recomienda tomar a diario un complejo multivitamínico.

Es importante evitar los efectos tóxicos que puede causar ingerir megadosis innecesarias de vitaminas, lo cual constituye sobre todo un problema con las vitaminas A, D, E y K, que se acumulan en la grasa y pueden permanecer en el cuerpo durante semanas, meses o más tiempo. Si no sabe con seguridad la dosis que puede tomar de una vitamina, consúltelo con el médico o el farmacéutico.

Cúrcuma. Esta especia de color amarillo que se encuentra en el curry también es la que le da a la mostaza su característico color amarillo. Se ha estado empleando durante muchos años como remedio herbal en la India. Estudios de laboratorios han demostrado sus efectos antiinflamatorios y antioxidantes, que protegen las neuronas y ayudan a prevenir el cáncer. Las pruebas sugieren que puede ser beneficiosa para combatir los cánceres colorrectal, de mama, próstata y pulmón. La India —donde los alimentos con curry son tan populares— es el país con el índice más bajo de enfermedad de Alzheimer. El número de personas de setenta a setenta y nueve años de edad que la padecen en la India es cuatro veces menor que el mismo grupo de edad en Estados Unidos. En la actualidad se están investigando las propiedades de la cúrcuma para tratar una pérdida de memoria leve y la enfermedad de Alzheimer.

Suplementos de omega-3. Las grasas omega-3, al igual que el ácido docosahexanoico o DHA, ayudan a reducir el riesgo de sufrir enfermedades cardiovasculares, infartos cerebrales y Alzheimer, y se pueden adquirir en suplementos. Las grasas omega-3 minimizan la inflamación que puede dañar las células del cerebro y el corazón y tienen unos efectos antioxidantes que combaten los radicales libres, que también pueden dañar las células. Los estudios recientes sugieren que los sumplementos de omega-3 ayudan a subir el ánimo y son buenos para la memoria. Como estos sumplementos suelen contener aceite de pescado, que es sensible a la luz y a la oxidación, procure adquirirlos en una tienda que los mantenga bien refrigerados y compre pequeñas cantidades para que se conserven en buen estado.

Ginkgo biloba. Este popular y antiguo remedio herbal procede del extracto de las hojas del ginkgo biloba y se cree que mejora la memoria al inhibir el deterioro oxidativo celular y favorecer la circulación cerebral. Se ha usado para tratar unas formas leves de pérdida de memoria relacionadas con la edad, en la primera etapa del Alzheimer y para otras clases de demencias seniles. Un estudio sistemático realizado recientemente concluía que el ginkgo biloba al parecer es seguro y que las pruebas sobre sus beneficios para la memoria son prometedoras, aunque recomendaba llevar a cabo estudios adicionales. Las investigaciones iniciales habían revelado que el ginkgo biloba es beneficioso para tratar los calambres de las piernas causados por una mala circulación, un trastorno conocido como claudicación intermitente. Los estudios realizados para tratar la degeneración macular y el tinnitus (una sensación subjetiva de campanilleo en el oído) no son concluyentes. Los posibles efectos secundarios que puede producir son náuseas, pirosis, jaquecas, mareo, hematomas, hemorragias y una presión arterial baja. Como tiene unas propiedades anticoagulantes, hay que controlar atentamente su ingestión si se combina con aspirinas o con otros medicamentos para fluidificar la sangre.

La glucosamina y la condroitina. La glucosamina, procedente del marisco, y el sulfato de condroitina, procedente del cartílago de vaca, son los componentes de una popular combinación de suplementos utilizada para tratar la artritis. Los estudios sistemáticos han revelado que una combinación diaria de 1.500 mg de glucosamina y 1.200 mg de sulfato de condroitina no sólo reduce los síntomas artríticos como lo hacen los AIME, sino que además retarda el deterioro articular. Los efectos secundarios más comunes que produce son gases intestinales y unas heces más blandas. Los diabéticos deben comprobar su nivel de azúcar con más frecuencia si toman este suplemento. La combinación puede interaccionar con otras medicinas, como la aspirina, que fluidifica la sangre. Si es alérgico al marisco, antes de tomar glucosamina debe consultarlo con el médico.

Equinácea. Esta preparación herbal procede de la misma familia de plantas que los girasoles y las margaritas. En la década de 1970 se convirtió en un popular tratamiento para el resfriado común, en parte porque los estudios de los laboratorios sugerían que fortalecía el sistema inmunológico. En un estudio reciente publicado en *New England Journal of Medicine* los investigadores descubrieron que la equinácea no se diferenciaba de un placebo al tratar o prevenir los síntomas de los resfriados. Aunque los defensores de la equinácea sostienen que las dosis del estudio eran inadecuadas, los hallazgos ponen en cuestión si esta planta tiene algún efecto sobre los resfriados comunes.

SAMEe (S-adenosilmetionina). Esta molécula fisiológica presente en todos los tejidos y fluidos del organismo desempeña un papel en el sistema inmunológico, mantiene las membranas celulares y ayuda a producir y a descomponer unos importantes mensajeros químicos del cerebro. Las investigaciones sobre la SAMe sugieren que puede ser útil para tratar la depresión y la artritis. Un estudio reciente ha revelado que la SAMe es tan eficaz como los fármacos antiinflamatorios tradicionales en reducir el dolor y aumentar la movilidad de los pacientes con artritis. Sus posibles efectos secundarios son sequedad de boca, náuseas, diarrea, dolor de cabeza e insomnio.

Policosanol. Este suplemento contiene alcoholes grasos derivados de las ceras de las plantas. Los estudios han descubierto que es eficaz para bajar las LDL, el colesterol «malo» y elevar el nivel de las lipoproteínas de alta densidad (HDL), el colesterol «bueno». Sus posibles efectos secundarios son trastornos estomacales, dolor de cabeza y pérdida de peso. A pesar de lo que se ha dicho, no hay ninguna prueba que demuestre que el consumo del policosanol aumente la libido o la función sexual.

Estrógeno y testosterona. Los estudios recientes han dejado a las mujeres confundidas sobre los pros y los contras de recurrir a la terapia de reemplazo hormonal después de la menopausia y sobre si deben tomar sólo estrógeno o combinarlo con la progestina. El estudio de la Iniciativa para la Salud Femenina reveló que las mujeres de sesenta y cinco años y de más edad que tomaron diferentes combinaciones de estrógeno y progestina (Premarin y Provera) eran dos veces más proclives a desarrollar demencia senil que las que tomaron un placebo. De todos modos, es posible que el estrógeno proteja el cerebro si se toma de distinta forma o más temprano en la vida (justo después de la menopausia), pero aún no existen suficientes pruebas como para recomendar el estrógeno para prevenir la demencia senil.

Aunque no ha podido demostrarse que el estrógeno prevenga la demencia senil, sí se ha comprobado que alivia los síntomas menopáusicos. Para ayudar a las mujeres a estar más informadas a la hora de elegir, la Sociedad Norteamericana para la Menopausia convocó a un equipo de expertos para que le ayudaran a analizar las pruebas disponibles de las investigaciones y formularan recomendaciones. Los expertos concluyeron que el estrógeno (en pastillas o parches) debía sin duda tenerse en cuenta en las mujeres más jóvenes que estaban experimentando la menopausia, ya que esta hormona ayuda a aliviar los sofocos, la sudoración nocturna y los problemas de sueño causados por los sofocos. El estrógeno también es eficaz para tratar la sequedad, la atrofia o el adelgazamiento de las paredes vaginales, trastornos que pueden producir irritación o infecciones. Para esta clase de síntomas se recomienda usar preparaciones con estrógeno en forma de anillo flexible y de tabletas para introducir en la vagina y de cremas para aplicar en la misma.

Aunque el estrógeno aumenta el riesgo de sufrir cáncer uterino, la progestina protege de este riesgo. Las mujeres a las que les han extirpado el útero no necesitan tomar progestina al usar estrógeno. La terapia hormonal se ha asociado con un aumento del riesgo de sufrir cáncer de mama, pero es necesario llevar a cabo más investigaciones para determinar el grado de riesgo en las distintas edades. La terapia hormonal aumenta, sin embargo, la densidad de las mamas y hace que cueste más detectar en ellas las anormalidades con una mamografía, pero también puede utilizarse una máquina de ultrasonidos para detectar cualquier tumor en unas mamas muy densas que no se habría detectado por medio de una mamografía. Los expertos coinciden en que si una mujer decide recurrir a la terapia de sustitución hormonal para mitigar los síntomas de la menopausia, lo mejor es que ingiera la menor dosis posible de hormonas durante el menor tiempo. También tiene que comprobar cada año si necesita seguir con el tratamiento.

Alrededor de uno de cada cinco hombres de sesenta y cinco años o de más edad desarrollan un nivel anormalmente bajo de testosterona; sin embargo, algunos hombres con un nivel normal de testosterona deciden aumentarlo para intentar solucionar los problemas de memoria, el cansancio, el descenso de la libido y la reducción de la masa muscular que experimentan. Aunque en algunos casos la testosterona mejora todos estos síntomas, también comporta sus riesgos, ya que los hombres mayores suelen tener células cancerosas inactivas en la próstata, y un exceso de testosterona podría despertarlas.

DHEA (dehidroepiandrosterona). La DHEA, una hormona secretada por las glándulas suprarrenales, actúa como precursora de la síntesis de otras hormonas del cuerpo, tales como el estrógeno y la testosterona. Como la DHEA disminuye con la edad, existe la teoría de que al mantener un alto nivel de esta hormona, se puede prolongar la esperanza de vida y evitar los problemas de salud relacionados con la edad. Algunas investigaciones iniciales sugieren que la DHEA ayuda a tratar la depresión en pacientes que no responden bien a los antidepresivos convencionales. Su potencial para proteger las neuronas sugiere que puede ser útil para tratar la demencia senil y la pérdida de memoria, pero los estudios sistemáticos no han podido demostrarlo aún. Los investigadores han descubierto recientemente que al administrar DHEA a personas mayores se reducía la grasa del estómago y el cuerpo utilizaba la insulina con más eficacia. Sin embargo, el suplemento de esta hormona también produce efectos secundarios, ya que aumenta el riesgo de sufrir cáncer de próstata. Algunos atletas toman DHEA para tener más fuerza y masa muscular antes de los grandes eventos deportivos, a pesar de que está prohibida por la Liga Nacional de Fútbol Americano y el Comité Olímpico Internacional.

Los estimuladores de la hormona del crecimiento. Se cree que estos productos naturales activan la liberación de los mensajeros químicos que ayudan a aumentar la masa muscular, eliminar la grasa, potenciar la vida sexual, mejorar la memoria, hacer que el cabello vuelva a crecer y recupere su color natural y fortalecer el sistema inmunitario. Los fabricantes de las píldoras «estimuladoras de la hormona del crecimiento» afirman en sus campañas que sus productos son una alternativa más económica y agradable que las inyecciones de la hormona del crecimiento. El ingrediente activo que contienen es a menudo arginina o algún otro aminoácido que indica a la glándula pituitaria que libere o secrete la hormona del crecimiento. Aunque el nivel de la hormona del crecimiento disminuye con la edad, aún no se sabe si intentar mantener el nivel que se da en las personas jóvenes tiene algún beneficio. Por eso tanto los atletas que la toman para aumentar la masa muscular como los que lo hacen por otros motivos han de tener cuidado con sus posibles efectos secundarios y saber que, por el momento, apenas hay pruebas que demuestren que esta hormona produce algún beneficio.

Un aspecto más joven

Para muchos conservar un aspecto joven y atractivo es un importante objetivo para gozar de una longevidad de calidad. Sin embargo, lo que realmente cuenta es que nos sintamos a gusto en nuestra propia piel y esto significa a menudo envejecer con elegancia y celebrar cada línea de expresión y arruga que nos hayamos ganado. Algunas personas deciden combatir inflexiblemente los signos físicos del envejecimiento y conservar un aspecto joven el máximo tiempo posible.

Cuando creemos tener un buen aspecto, nuestra autoestima y confianza aumentan, lo cual fomenta a su vez una actitud más positiva, unas relaciones más satisfactorias y otros beneficios de una longevidad de calidad. Hay distintos métodos para mantener un aspecto joven: desde las cremas faciales hasta la cirugía.

Cada año se invierten miles de millones de dólares en cosméticos que ayudan a tener una apariencia más joven al cuidar la piel y mejorar el aspecto. Los expertos coinciden en que lo mejor para minimizar las arrugas es evitar la exposición al sol, usar una crema hidratante y protegerse siempre con un filtro solar (véase la quinta estrategia). Muchas personas, sobre todo las mujeres, utilizan los cosméticos para parecer más jóvenes (véase el recuadro).

EL USO DEL MAQUILLAJE PARA PARECER MÁS JOVEN

Son muchas las personas que se maquillan y los expertos coinciden en que es mejor aplicarse una crema hidratante y un filtro solar antes de extender la base de maquillaje. A partir de los cincuenta años aproximadamente el rostro tiende a adquirir una tonalidad gris o amarillenta, por eso los cosmetólogos aconsejan elegir fondos de maquillaje cremosos de tonos beige o dorados y aplicarse en los labios y las mejillas unos tonos corales o rosas en lugar de marrones. Si tiene la piel seca, evite aplicarse maquillaje en polvo para que no se le marquen las líneas de expresión y para que su piel adquiera un aspecto más fresco. Sin embargo, es una buena idea aplicarse un tono suave en los pómulos, extendiéndolo hacia afuera y ligeramente hacia arriba, para definir el rostro.

Si se peina las cejas con un cepillito, sus párpados parecerán estar más elevados, y al depilárselas sus ojos resaltarán más. Usar un rizapestañas antes de aplicarse la máscara también ayuda a realzar los ojos.

A medida que envejecemos es muy común que el pelo se encanezca y empobrezca. Muchos peluqueros sugieren teñir el pelo blanco o darle más vida con unos reflejos dorados o color miel, porque ello hace que el rostro sea más atractivo y el pelo tenga más cuerpo y parezca más abundante. Algunas mujeres al envejecer prefieren aclararse el color del pelo o hacerse reflejos en lugar de teñírselo de oscuro.

La cirugía estética

Cada año millones de norteamericanos deciden recurrir a tratamientos médicos o a la cirugía estética para mejorar su aspecto y verse más jóvenes y sanos. Aunque algunas personas se exceden con la cirugía estética, la mayoría de las que recurren a ella intentan simplemente sentirse mejor en su propia piel.

Si se plantea hacerse una operación de cirugía estética debe tener claro cuál es su motivación. Las presiones de los amigos, la familia o la pareja no son la mejor razón para tomar decisiones de este tipo. La cirugía estética suele ser una elección: algo que el paciente desea, pero que no es necesario. También es importante ser realista sobre lo que cualquier procedimiento puede y no puede alcanzar. La cirugía estética no cura una depresión clínica, aunque ayuda a tener un aspecto mucho más atractivo al ir a ver al psiquiatra.

Es esencial elegir al cirujano adecuado; de preferencia uno especializado en el procedimiento por el que ha optado. Una buena estrategia es basarse en las recomendaciones de los médicos y los amigos de confianza. También puede recurrir a asociaciones de cirujanos plásticos y reconstructores, aunque debe tener en cuenta que ser miembro de una sociedad profesional no garantiza que el cirujano sea un gran experto.

Aprenda todo cuanto le sea posible sobre el procedimiento al que va a someterse y hable con el médico sobre los posibles riesgos y beneficios que comporta. Pida al especialista que le muestre ejemplos fotográficos de sus intervenciones «antes» y «después» de haberlas practicado y sea escéptico con las promesas o las afirmaciones poco realistas.

La siguiente sección incluye algunos de los procedimientos más populares que se realizan en la actualidad. Difieren en el coste, el grado de invasión, el tiempo de recuperación, las posibles implicaciones y los resultados a largo plazo. Todos estos detalles debe tratarlos de antemano con el médico.

Técnicas quirúrgicas

Liftings *faciales*. Para hacerse una idea del aspecto que tendrá después de un estiramiento, mírese en un espejo mientras está acostado boca arriba. Un *lifting* facial reduce las arrugas, elimina la piel flácida, la papada y otros cambios provocados por la edad. El procedimiento consiste en hacer unas incisiones detrás de las orejas para que no se vean y en recolocar parte de la piel y del tejido subcutáneo. Un *lifting* de frente corrige las cejas caídas y suaviza las líneas y surcos horizontales que dan al rostro un aspecto enojado, triste o cansado. Hace que el tercio superior de la cara se vuelva más joven y natural. Las incisiones quedan ocultas justo detrás del nacimiento del pelo.

Estos procedimientos pueden quitarnos años de encima, pero también comportan a veces complicaciones, como infecciones, hemorragias u ojos demasiado abiertos y poco naturales. Sin embargo, en años recientes la meta ha consistido en lograr resultados más sutiles en lugar de cambiar drásticamente el aspecto y los *miniliftings*, menos invasivos, se han vuelto muy populares. Los resultados son estiramientos del rostro menos completos y espectaculares que tienen la ventaja de causar menos complicaciones y ser más económicos. Los *miniliftings* y otros procedimientos mínimamente invasivos, como el *lifting* de cuello endoscópico y el *lifting* de la parte intermedia del rostro, suelen practicarse en pacientes más jóvenes que tienen alguna razón para someterse a ellos, pero que no necesitan una intervención quirúrgica más completa.

Elevación de pecho. Esta intervención, que no suele requerir hospitalización, corrige los pechos caídos debido a la edad, los embarazos, la lactancia y los cambios de peso. Las nuevas técnicas reducen visiblemente las cicatrices y la mayoría de mujeres se sienten satisfechas con los resultados. Las complicaciones pueden incluir pérdida de sensibilidad en el pezón, un aspecto poco natural del pecho y cicatrices.

Liposucción. Esta técnica ayuda a esculpir el cuerpo al eliminar la grasa no deseada del abdomen, las caderas, los muslos, las rodillas, la parte superior de los brazos, la barbilla, las mejillas o el cuello. El cirujano inyecta un fluido en el tejido adiposo y succiona la grasa junto con el fluido. Los nuevos métodos, como la lipoplastia asistida por ultrasonido, la técnica tumescente y la técnica superhúmeda están ayudando a los cirujanos plásticos a que algunos de sus pacientes experimenten unos resultados más precisos y una recuperación más rápida. Aunque la liposucción no es un sustituto de la dieta ni del ejercicio, reduce las zonas de grasa que cuestan de eliminar y que no responden a los métodos tradicionales para perder peso.

La liposucción, que normalmente requiere anestesia general, puede tener efectos permanentes si el paciente evita ganar peso en el futuro. Sus posibles efectos secundarios son hemorragias, infecciones, insensibilidad o pequeños bultitos en la zona si la grasa se elimina de manera desigual. Una complicación muy desafortunada y poco usual que puede producir es el embolismo pulmonar, que puede causar la muerte.

El levantamiento del párpado. Con el paso de los años la piel de los párpados pierde elasticidad y se pliega sobre los ojos dándoles un aspecto hinchado y cansado. El levantamiento del párpado elimina el exceso de piel, las bolsas y la grasa que hay alrededor de los párpados superior e inferior. Esta intervención, que no requiere hospitalizacion, tiene resultados duraderos y los pacientes después de someterse a ella suelen presentar un aspecto renovado y relajado. Las complicaciones que puede provocar son irritación ocular, sequedad, hemorragias y la pérdida de la forma natural de los ojos debido a una excesiva corrección de la piel sobrante.

Cirugía ocular Lasik. Muchas personas que quieren prescindir de las gafas optan por este procedimiento que no requiere ingreso hospitalario y que resulta un método relativamente rápido e indoloro para corregir la visión. El cirujano practica una fina incisión en la superficie de la córnea, la levanta y modifica la curvatura de la misma con láser. Al alisar el centro de la córnea, corrige la miopía. A los pacientes con hipermetropía les extirpa un anillo de tejido alrededor de la córnea para que ésta sea más pronunciada. A los que tienen estigmatismo, les modifica la forma oblonga de la córnea para que sea más esférica.

Aunque la mayoría de pacientes recupera al cien por cien su visión después del procedimiento, los que sufren una seria miopía, hipermetropía o estigmatismo puede que no obtengan unos resultados tan buenos. Algunos de los efectos secundarios temporales que produce son sequedad ocular o ver unos halos o puntos de luz imaginarios. En algunos casos muy inusuales los pacientes pueden sufrir una infección o perder permanentemente la visión.

Para algunos pacientes la keratoplastia conductiva, un procedimiento mínimamente invasivo que no requiere incisiones, es eficaz para tratar una ligera hipermetropía. Utiliza la energía eléctrica para modificar la córnea. No sólo permite a los pacientes ver los objetos lejanos, sino que también puede crear una visión más perfecta para que no sea necesario utilizar gafas de lectura.

Cirugía de reemplazo de cabello. Los trasplantes de cabello implican sacar los diminutos folículos pilosos de la parte posterior o lateral del cuero cabelludo e implantarlos en las áreas calvas, sobre todo en la coronilla o en la parte delantera del nacimiento del pelo. Otra técnica, conocida como reducción del cuero cabelludo, consiste en minimizar la zona calva de la cabeza al quitar el cuero cabelludo calvo y extender las secciones de cuero cabelludo con cabello para llenar la zona calva. Ambos procedimientos pueden combinarse para crear una zona del nacimiento del pelo de aspecto natural. Algunas de las complicaciones de la cirugía de reemplazo de cabello, aunque son muy inusuales, son infecciones, cicatrices o una mayor pérdida de cabello.

Tratamientos sin cirugía

Inyecciones de Botox. Hoy en día las patas de gallo alrededor de los ojos y las líneas de expresión del rostro que aumentan con el paso de los años pueden atenuarse con inyecciones de Botox. Esta sustancia, derivada de la toxina botulínica, paraliza literalmente los músculos durante un período de cuatro a seis meses. El tiempo de recuperación de las inyecciones es breve y la mejoría se observa normalmente al cabo de dos semanas. Algunos de los posibles efectos secundarios que puede provocar son la caída de los párpados superiores y una menor expresividad debido a la dificultad para levantar las cejas. Las investigaciones recientes indican que la inyecciones de Botox pueden producir migrañas.

Inyecciones de colágeno. El colágeno es una proteína natural que da apoyo estructural y textura al tejido blando del cuerpo. Al inyectar pequeñas cantidades de colágeno en las áreas pobres en esta sustancia, las depresiones de la piel que las rodea desaparecen y el área adquiere un aspecto más liso. Aunque las inyecciones de colágeno son eficaces para atenuar las arrugas de alrededor de los ojos, la boca y los pliegues nasolabiales, sus beneficios sólo duran algunos meses. Antes de administrarlas es necesario inyectar un poco de colágeno en la axila para ver si el paciente se encuentra entre el cuatro por ciento de personas alérgicas al colágeno extraído de la piel de vacas que suele usarse para este fin.

El Cosmoderm y el Cosmoplast, unos rellenos inyectables aprobados por la Administración de Medicamentos y Alimentos (FDA) de Estados Unidos, se pueden utilizar sin necesidad de realizar la prueba de las reacciones alérgicas. Estos tratamientos a base de colágeno humano purificado cultivado de células humanas vivas son el resultado de la bioingeniería. Sin embargo, se recomienda probar algún tipo de tratamiento a base de colágeno antes de utilizar un material más duradero, como el Restylane o las inyecciones de grasa, sobre todo para los labios.

Inyecciones de Restylane. El colágeno ha sido reemplazado por el Restylane, que se ha convertido en el relleno más popular. El Restylane dura el doble —de seis a nueve meses— y no requiere ningún test de alergia. Esta sustancia procede del ácido hialurónico sintético, y las reacciones alérgicas se dan en menos de un uno por ciento de los inyectados. Desde 1996 cerca de un millón de pacientes han sido tratados con esta sustancia en más de sesenta países.

Inyecciones de grasa. Este procedimiento, que no requiere hospitalización, se realiza combinándolo con la liposucción y es similar a las inyecciones de colágeno, pero tiene la ventaja de no producir reacciones alérgicas. La grasa no deseada succionada de un área del cuerpo se reinyecta para atenuar las zonas arrugadas o aumentar el volumen de los labios.

Mesoterapia. La celulitis es la piel de naranja que aparece en las caderas, los muslos y las nalgas con el paso de los años. La mesoterapia consiste en inyectar medicinas y otras sustancias bajo la piel, en la capa de grasa y en el tejido conjuntivo conocido como mesodermo, donde se encuentra la celulitis. El tratamiento aún se está estudiando, por eso no se conoce todavía su eficacia y la comunidad médica aún no lo ha aceptado. Las complicaciones que puede provocar son infecciones, contornos irregulares y cicatrices.

Microdermabrasión. Este procedimiento consiste en la aplicación controlada de un chorro de microcristales que producen un efecto exfoliante y en la aspiración de los residuos resultantes. Ayuda a reparar los daños que la piel sufre con el sol y la edad, pero los beneficios sólo duran varios meses. La microdermabrasión es indolora y no requiere un tiempo de recuperación, pero puede provocar hinchazón y enrojecimiento ligero de la piel durante un día.

Láser para la dermis superficial. Este método utiliza rayos láser de alta potencia para vaporizar las capas superficiales de la piel, que vuelven a crecer más suaves y tersas. Esta técnica atenúa las arrugas profundas y las líneas finas alrededor de la boca o de los ojos, y sus efectos pueden durar años. El tiempo de recuperación inicial suele ser de siete a diez días; en este período las costras desaparecen. Las complicaciones que puede producir son pérdida de la pigmentación de la piel, cicatrices y sensibilidad solar. Después del tratamiento a algunas personas también les puede quedar la piel rosada o enrojecida durante un tiempo, que puede durar hasta seis meses, con lo que deben aplicarse maquillaje para darle un aspecto más natural.

Láser Fraxel. Esta nueva técnica, conocida también como Tecnología de Rejuvenecimiento Fraccional, produce en la piel millones de pequeñísimas pero profundas columnas de tratamiento al tiempo que deja las áreas sanas de la piel sin tratar. Al no aplicar el láser en la piel sana, la recuperación es mucho más rápida. El láser Fraxel puede tratar todo el rostro en treinta minutos aproximadamente y requiere de tres a cinco sesiones, entre las que debe transcurrir un espacio de varias semanas. Se ha empleado con eficacia para tratar el fotoenvejecimiento (manchas marrones) del rostro, el cuello, el pecho, los brazos y las manos; las arrugas leves y moderadas, y las cicatrices producidas por el acné. El procedimiento apenas causa molestias, sólo un ligero enrojecimiento de la piel durante uno o dos días y después el bronceado de la misma durante cerca de una semana.

Terapia por radiofrecuencia. La Administración de Medicamentos y Alimentos de Estados Unidos (FDA) ha aprobado recientemente la terapia por radiofrecuencia, un tratamiento sin cirugía para las arrugas. La técnica, comercializada a veces como Thermage, consiste en proteger la superficie de la piel con un aerosol refrescante mientras la energía de la radiofrecuencia penetra en las capas más profundas, sobre todo en las capas de colágeno. El tratamiento reafirma de inmediato las fibras de colágeno y la piel que las cubre se vuelve más tersa. El calor de la radiofrecuencia estimula la producción de colágeno, con lo que la piel se reafirma más aún durante un período de dos a seis meses.

El fotorrejuvenecimiento facial por medio de luz pulsada intensa, o IPL, elimina las manchas debidas a la edad, las pecas, los capilares rotos y los poros dilatados, y reduce las arrugas leves. Esta forma de fotorrejuvenecimiento se puede utilizar como un tratamiento para la rosácea o simplemente para mejorar el tono y la textura de la piel. La FDA lo ha aprobado y suele requerir de cuatro a seis tratamientos. Los pacientes que desean revitalizar su aspecto y no disponen de unos días libres suelen elegir este procedimiento.

Los exfoliantes químicos. Este método mejora el aspecto de la piel del rostro, el cuello, el pecho y las manos. Consiste en aplicar una solución química en la piel, para que la piel arrugada caiga y sea reemplazada por otra nueva, regenerada y más suave. Los exfoliantes químicos mejoran las arrugas leves bajo los ojos y las de alrededor de la boca, las cicatrices ligeras y las provocadas por el acné, así como las arrugas causadas por el sol y la edad. Sin embargo, las arrugas más profundas no suelen responder a este tratamiento, a no ser que el médico use una solución ácida más concentrada, lo cual podría producir una pérdida de la piel o de la pigmentación de la misma y un cambio poco natural de su textura. Después de un *peeling* la piel nueva que crece es más sensible al sol durante un tiempo. Los *peelings* superficiales suelen producir enrojecimiento de la piel y después descamación durante una semana. Los *pee-*

lings más profundos pueden provocar hinchazón, heridas y costras durante dos semanas como máximo.

Cremas faciales. La FDA regula en Estados Unidos la seguridad de muchos productos para el cuidado de la piel, pero no se preocupa de su eficacia. Los productos de marca pueden ser a menudo engañosos, a veces incluso proclaman producir «los mismos efectos» que la cirugía estética afirmando ser la «crema milagrosa de los *miniliftings*» o la «mascarilla antiarrugas efecto Botox». Muchos de los productos más nuevos contienen pequeños fragmentos de proteínas que se absorben en la capa más superficial de la piel. Estos fragmentos están concebidos para estimular la producción de colágeno, pero tienden a ser menos eficaces que las inyecciones, porque para que el colágeno penetre en la piel tiene que inyectarse. Aún no han podido demostrarse los beneficios de otros ingredientes que contienen muchos productos, como las moléculas del ADN o el ácido hialurónico. Estas cremas ayudan a hidratar la piel, pero cualquier otra crema o loción eficaz también puede hacerlo.
Otro ingrediente de las cremas es la vitamina A derivativa (p. ej., Retin-A o Renova), que reafirma la piel y la renueva. Los cambios tardan meses en apreciarse y los efectos secundarios que puede producir esta clase de cremas son enrojecimiento, descamación, quemazón, picores temporales y adelgazamiento de la piel a la larga.

Medicamentos para hacer crecer el cabello. Aunque la calvicie se haya puesto de moda en los varones, muchos hombres siguen basándose en la cantidad de cabello que tienen en la cabeza para sentirse jóvenes. Algunas mujeres también pierden cabello con el paso de los años. En la actualidad existen dos fármacos para el tratamiento de la calvicie: el minoxidil, comercializado como Rogaine, y la finasteride, comercializada como Propecia o Proscar. Ambos medicamentos ayudan a evitar perder más cabello en el futuro y pueden a veces estimular el crecimiento capilar.

El Rogaine debe friccionarse en el cuero cabelludo dos veces al día; el pelo nuevo que crece es más delgado y corto que el antiguo, pero se mezcla bien con este último y ayuda a cubrir las zonas calvas. En algunos casos el medicamento puede irritar el cuero cabelludo. Propecia es el nombre de unas pastillas que requieren receta y que se toman una vez al día; los resultados se aprecian normalmente al cabo de varios meses de ingerirlas. En algunas raras ocasiones pueden disminuir el deseo sexual y, al igual que ocurre con el Rogaine, al dejar de tomar las pastillas los beneficios que producen se interrumpen.

Conserve una sonrisa joven. A medida que envejecemos las encías tienden a retraerse y algunas de las raíces de los dientes quedan al descubierto, haciendo que seamos más vulnerables a las infecciones y al deterioro dental. La enfermedad de las encías o periodontitis, que se vuelve más común con la edad, afecta a cerca del 50 por ciento de las personas a partir de los cincuenta y cinco años. Además del deterioro dental, puede provocar la caída de los dientes y hemorragias, lo que favorece que las bacterias puedan entrar en el torrente sanguíneo y difundir la inflamación por todo el cuerpo. Por eso la periodontitis aumenta el riesgo de sufrir problemas coronarios o infartos cerebrales. Un estudio reciente también apunta a que la temprana aparición de esta enfermedad aumenta el riesgo de padecer Alzheimer más tarde en la vida.

Aunque la genética desempeñe un papel en el riesgo de contraer la periodontitis, la mejor forma de combatirla es cepillarse bien los dientes y usar hilo dental; estas medidas pueden incluso eliminar el riesgo genético. Para cepillarse los dientes, utilice un cepillo de cerdas pequeñas y suaves. Para ayudar a reducir el deterioro dental, cepílleselos con una pasta dentífrica con fluoruro y use el hilo dental al menos dos veces al día. Pida al dentista o al higienista dental que compruebe su técnica de cepillado y asegúrese de someterse a una higiene dental a intervalos regulares. Evite mantener la boca seca bebiendo pequeñas cantidades de agua a lo largo del día. Cepíllese o enjuáguese también los dientes después de comer alimentos dulces o pegajosos, como las pasas. Si desea mejorar el aspecto de su sonrisa y de sus dientes, puede recurrir a un dentista para que le informe de los procedimientos para mejorar el aspecto de su sonrisa y sus dientes, como los productos blanqueadores y los preparados dentales restaurativos.

LA MEDICINA MODERNA PARA MANTENERSE JOVEN

- Los avances médicos se concentran en la detección y la prevención temprana de las enfermedades antes de que produzcan daños en el cuerpo. Convertirse en un consumidor informado sobre las nuevas tecnologías y tratamientos médicos le ayudará a vivir más años y a verse y sentirse más joven.
- No dude en recurrir a la ayuda de un profesional; las enfermedades como la osteoporosis, el cáncer, la diabetes y la hipertensión es mejor detectarlas lo antes posible.
- Aumente los beneficios de los medicamentos que toma haciendo ejercicio, siguiendo una dieta sana, eliminando el estrés y poniendo en práctica otras estrategias para gozar de una longevidad de calidad.
- Siga los consejos del médico: si toma los medicamentos adecuados correctamente, se beneficiará de años adicionales saludables. No tome más medicinas de las que necesite y hable con el médico de los efectos secundarios que producen.
- Los potenciadores de la libido y la función sexual para ambos sexos ayudan a seguir teniendo una gratificante vida sexual incluso a una edad avanzada.
- Si decide recurrir a un tratamiento o a un procedimiento de cirugía estética, asegúrese de analizar las ventajas y las desventajas de las numerosas opciones disponibles.

TERCERA PARTE

Resumen de los capítulos

*El secreto de la longevidad consiste
en seguir respirando.*

Sophie Tucker

Empezamos a favorecer activamente una longevidad de calidad en distintas etapas de nuestra vida y por muchas diversas razones. Algunas personas son como Nancy G., que decidió llevar una vida más sana motivada por sus antecedentes familiares relacionados con la enfermedad de Alzheimer. O como Shirley I., que quiso ocuparse de sus pequeños problemas de memoria. A veces todo cuanto necesitamos para llevar el estilo de vida que sugiere *La Biblia de la larga vida* es un pequeño incidente que nos recuerde el paso de los años: como una nueva arruga en el rostro o quizás advertir lo mayores que se ven nuestros antiguos compañeros de la universidad al reunirnos con ellos.

Sea cual sea la razón por la que usted desee tener una vida más larga, sana y joven, ahora ya conoce las ocho áreas esenciales que puede controlar en cierta medida. Hasta qué punto necesita enfatizar cada una de ellas dependerá de sus puntos fuertes, de sus necesidades actuales y de la viabilidad de hacer unos cambios que encajen con su estilo de vida. Si su trabajo le obliga a viajar con frecuencia, seguir la dieta de la longevidad constituirá todo un reto, aunque puede sin duda realizarlo. Si es un corredor de largas distancias, seguramente no necesitará preocuparse por aumentar su actividad física. Y si es un científico de cohetes espaciales, no precisará pasar demasiado tiempo haciendo ejercicios aeróbicos mentales, lo que significa que tendrá más tiempo para concentrarse en otras áreas básicas.

Las ocho estrategias básicas

Si pone en práctica varias de las ocho estrategias simultáneamente, se beneficiará de la sinergia de sus efectos combinados. Aquellas cosas que para usted supongan un reto para gozar de una longevidad de calidad determinarán las áreas que debe trabajar en su programa de *La Biblia de la larga vida* y este programa cambiará continuamente a medida que vaya obteniendo resultados en un área y se descubra concentrándose entonces más en otra. Al seguir la saludable dieta de la longevidad y agudizar la mente, adquirirá una actitud más positiva, y ello beneficiará sus relaciones y le permitirá experimentar menos estrés en la vida. Como resultado, podrá disminuir el tiempo que dedica a mejorar sus relaciones y a reducir el estrés cada día, lo que hará a su vez que tenga más tiempo libre para mejorar su entorno ordenando algunas de las habitaciones de su piso o casa. También puede que disponga de más tiempo para hacer ejercicio, algo que le ayudará a bajar la presión arterial y a reducir la necesidad de tomar medicinas.

Para ayudarse a personalizar su programa de una longevidad de calidad, lea en primer lugar los siguientes puntos esenciales que le permiten aplicar cada una de las ocho estrategias. Marque con una equis los puntos que cree que necesita enfatizar al iniciar su programa. Y repase a continuación los detalles de las estrategias para poner a punto las que ha elegido.

Agilice su mente

Realizar una actividad mental con regularidad le ayudará a mantener la mente ágil, a mejorar la memoria y a proteger el cerebro de un futuro deterioro. Si combina la actividad mental con las otras estrategias esenciales de *La Biblia de la larga vida,* no sólo se sentirá más feliz y funcionará con más eficacia, sino que además su esperanza de vida se prolongará.

- Para sacar el mayor provecho de sus ejercicios aeróbicos mentales, aplique las *Pes* y las *Ces* para agudizar la mente: 1) manténgase presente y concentrado; 2) persevere en sus esfuerzos para seguir agudizando su mente; 3) busque las cualidades y el significado de las cosas; y 4) tenga un espíritu curioso e inquisitivo que le motive a seguir aprendiendo.
- Pruebe distintos métodos para ensanchar sus horizontes mentales, como viajar a nuevos destinos, aprender a tocar un instrumento musical, asistir a clases de baile de salón o ir de nuevo a la universidad.
- Aprenda y practique las tres técnicas básicas para la memoria:
  – Observe: concéntrese en lo que desea recordar.
  – Visualice: imagine una fotografía mental de la información.
  – Asocie: vincule las fotografías con el ojo de la mente.
- Practique estrategias mnemotécnicas más avanzadas para recordar los nombres y los rostros de las personas.
- Siga manteniéndose mentalmente activo haciendo rompecabezas y con juegos de ingenio, lecturas y otros *hobbies* estimulantes, pero asegúrese de entrenar el cerebro en lugar de estresarlo: encuentre el nivel de estímulo mental que le atraiga sin que llegue a ser frustrante ni agotador.

Mantenga una actitud positiva

Una actitud positiva nos ayuda a vivir más años y a mantenernos más sanos. Las personas optimistas tienen menos problemas físicos y emocionales, experimentan menos dolor, gozan de más energía y en general son más felices y se sienten más serenas en su vida. Aunque la genética desempeñe un papel en ello, las pruebas científicas demuestran que también podemos aprender a adoptar una actitud positiva.

- Procure ser extrovertido y vital: la felicidad es contagiosa.
- Perdónese a sí mismo y a los demás: desprenderse de los resentimientos reduce el nivel de estrés y favorece una actitud positiva.
- Potencie su autoestima rigiéndose por valores éticos al tomar decisiones. Tenga presente sus logros y éxitos para ayudar a rebatir a su crítico interior.
- Si no tiene una activa vida espiritual o religiosa, considere tener una, ya sea practicando la meditación o una religión, buscando la armonía en la naturaleza o por cualquier otro método.
- Aprenda a ser optimista utilizando para ello métodos sencillos y sistemáticos. Reconozca qué es lo que le hace ser negativo y cuestiónese cualquier suposición negativa que se apresure a hacer.
- Evite los pensamientos pesimistas concentrándose en sus virtudes y fijándose metas asequibles y realistas.
- No sea un solitario, pida a los demás que le apoyen y recurra a la ayuda de un profesional si es necesario.

Cultive relaciones sanas y estrechas

Mantenerse socialmente conectado a los demás no sólo aumenta nuestro bienestar físico y emocional, sino que además reduce el nivel de estrés y puede prolongarnos la esperanza de vida. La empatía y otras habilidades básicas que nos ayudan a estar conectados a los demás pueden aprenderse y mejorarse, e incluso la persona más sociable del mundo puede perfeccionar sus habilidades en este sentido.

- Manténgase conectado a los demás y participe de la vida social, tanto si tiene pareja como si no la tiene. Intente pasar su tiempo libre con un grupo de personas sanas.
- Despeje sus relaciones cortando con los amigos y los conocidos «tóxicos» o insatisfactorios.
- Desarrolle y mantenga sus habilidades empáticas. Escuche a los demás, intente identificarse con sus sentimientos y hágales saber que los comprende.
- Si mantiene una relación íntima, procure alimentarla: reserve un tiempo para estar con su pareja, comparta sus sentimientos con ella sin criticarla y siga relacionándose con los amigos y con otras parejas. Una vida sexual saludable también fomenta una longevidad de calidad.
- Las mascotas ayudan a prolongar la esperanza de vida. Los animales domésticos son compañeros muy agradables que reducen el estrés.
- Planificar de antemano la resolución de los problemas emocionales y prácticos que supone ocuparse de sus padres ya mayores, en el caso de darse esta circunstancia, hace que el cambio de papeles sea mucho menos estresante para todos los implicados.

Intente llevar una vida sin estrés

El estrés crónico se ha asociado con un aumento del riesgo de sufrir cáncer, hipertensión y enfermedades cardíacas, y puede aumentar en una década o más el envejecimiento de las células. El estrés afecta a la memoria y hace que nos veamos y sintamos más viejos. Aunque no podamos controlar los factores externos que contribuyen al estrés en nuestra vida, podemos cambiar nuestra forma de reaccionar ante él y minimizar sus efectos sobre la salud y la longevidad.

- Practique el ser consciente, viviendo el momento presente y siendo consciente de lo que ocurre en su interior, mediante la meditación, las técnicas de relajación, el yoga u otros ejercicios que le gusten. Tómese descansos a lo largo del día para mitigar el estrés.
- Evite hacer varias cosas a la vez reservando un tiempo cada día para llevar a cabo las tareas prioritarias; intente terminar una tarea antes de empezar otra.
- Aprenda a decir «no» cuando sea necesario.
- Module el estrés manifestando su ira de maneras saludables.
- Utilice el sentido del humor para observar con cierta distancia las situaciones estresantes.
- Duerma plácidamente por las noches. Dé unos pasos sencillos para vencer el insomnio sin fármacos.
- Descubra cómo limitar el estrés en el trabajo.
- Procure ahorrar para la vejez.
- Reduzca el estrés despejando su entorno personal.
- Planee una estrategia para afrontar las situaciones estresantes que prevea.

Domine su entorno

Nuestro entorno influye mucho sobre nuestros sentimientos y nuestra longevidad. Tanto si se trata del tráfico, de los ruidos, de la contaminación o de otros factores del entorno, o de aspectos más personales relacionados con él, como el desorden, la estética o la temperatura del dormitorio, para fomentar una longevidad de calidad no sólo hemos de adaptarnos a estas influencias, sino que también hemos de modificarlas para que se adapten a nuestros deseos y necesidades personales. Considere las siguientes soluciones personales para su entorno y compruebe si le resultan útiles para su programa de la longevidad.

- Al decorar su hogar y el espacio en el que trabaja tenga en cuenta la funcionalidad y la estética. Controle el desorden y el ruido y decore el dormitorio de un modo que favorezca el sueño y el descanso.
- Minimice su exposición al sol, al humo, a la humedad, a la contaminación y a otras toxinas de la atmósfera.
- Apueste por la seguridad vial; si no se ve capaz de conducir, deje que lo haga otra persona.
- Haga que su lugar de trabajo sea seguro y cómodo: al amueblarlo, considere los diseños ergonómicos, ya que son cómodos y seguros.
- Maneje la tecnología correctamente para evitar recibir un exceso de información.
- Si sus padres ya no pueden vivir solos, considere las ventajas y las desventajas de las distintas opciones posibles.
- Ayude a preservar los recursos naturales del planeta y a proteger el medio ambiente.

Manténgase en forma para estar joven

La actividad física, ya sea andar, montar en bicicleta, jugar a tenis o bailar, prolonga la esperanza de vida, nos hace sentir más sanos y nos rejuvenece. Incluso dar un paseo a paso ligero de diez minutos cada día reduce el riesgo de sufrir enfermedades relacionadas con la edad, como el mal de Alzheimer. Las personas físicamente activas también tienen unos menores índices de infartos, cáncer, diabetes y depresión y estos beneficios se experimentan a casi cualquier edad. La rutina física para la longevidad fomenta la salud y aumenta el nivel de energía.

- Pruebe distintas clases de ejercicio cardiovascular y elija una o más que le gusten y estimulen. Los deportes y el ejercicio físico protegen el cuerpo y la mente.
- Haga ejercicio con un amigo: practicar una actividad física con otra persona le ayuda a reducir el estrés y a mantenerse conectado a los demás.
- Combine en su rutina física las tres áreas esenciales para la longevidad:
  - Ejercicio cardiovascular.
  - Equilibrio y flexibilidad.
  - Ejercicios de fortalecimiento.
- Haga ejercicio varios días a la semana, no sea un guerrero de fin de semana.
- Aumente su fuerza y resistencia poco a poco para maximizar su forma física y evitar las lesiones: intente pasar al siguiente nivel sólo cuando esté preparado.
- Si sufre algún trastorno físico, antes de empezar cualquier programa de ejercicio consúltelo con el médico.

La dieta de la longevidad

La dieta afecta directamente a nuestra salud y esperanza de vida al incidir en el riesgo de sufrir trastornos coronarios, cáncer y otras enfermedades relacionadas con la edad. También afecta a nuestro aspecto y estado mental. La dieta de la longevidad se basa en la última prueba científica sobre los alimentos que mejoran la salud y prolongan la vida y le permite darse de vez en cuando el gusto de comer aquellos que más le apetecen sin sentirse culpable. Aprender a consumir una dieta «variada» combinando los tres grupos de alimentos sanos le permitirá librarse de los platos aburridos y repetitivos de muchas de las dietas actuales más populares.

- Consuma a diario los productos que más le gustan de los siguientes grupos de alimentos. Cada grupo puede ser la estrella de dos comidas diarias como máximo.
  – Frutas y verduras antioxidantes.
  – Proteínas, carnes magras y grasas sanas.
  – Cereales integrales, legumbres y otros hidratos de carbono.
- Sea consciente de cómo se siente su cuerpo antes, durante y después de comer, para saber la ración que debe consumir y cuándo ha comido ya lo suficiente.
- Dese de vez en cuando el gusto de comer una pequeña ración de lo que le plazca.
- Beba al menos ocho vasos de agua al día.
- Goce de dos o tres tentempiés sanos al día.
- Evite consumir en exceso sal, grasas saturadas e hidratos de carbono con un alto índice glucémico.
- Si desea perder peso, reduzca el consumo de hidratos de carbono y alcohol, y olvídese de darse el gusto de comer de vez en cuando lo que le apetezca hasta que haya alcanzado su objetivo.

La medicina moderna para sentirse y tener un aspecto más joven

En la actualidad la tecnología médica permite que nuestra generación viva más años y, al mismo tiempo, que se vea y sienta más joven que la anterior. Al combinar un estilo de vida sano con los nuevos métodos para detectar enfermedades, las mejores medicinas y vacunas, y los procedimientos quirúrgicos innovadores, podemos esperar aumentar de manera significativa los años que viviremos y la salud y la juventud que experimentaremos durante esos años. Sin embargo, como en la actualidad existe una gran cantidad de tratamientos y procedimientos, es fundamental convertirse en un consumidor bien informado, para elegir y controlar sensatamente las inversiones médicas por las que optamos.

- Los avances médicos se concentran en la detección y prevención temprana de las enfermedades antes de que produzcan daños en el cuerpo. Estar bien informado sobre las nuevas tecnologías y tratamientos médicos le ayudará a vivir más años y a verse y sentirse más joven.
- No dude en pedir ayuda: es mejor detectar lo antes posible enfermedades como la osteoporosis, el cáncer, la diabetes y la hipertensión.
- Aumente los beneficios de los medicamentos que toma haciendo ejercicio, siguiendo una dieta sana, eliminando el estrés y poniendo en práctica otras estrategias para gozar de una longevidad de calidad.
- Siga los consejos del médico: tomar el medicamento correcto en el momento adecuado le permitirá disfrutar de unos saludables años adicionales. No tome más medicinas de las que necesite y hable con el médico de los efectos secundarios que producen.
- Los potenciadores de la libido y la función sexual para ambos sexos pueden ayudarle a que el sexo siga siendo una parte vital de la vida en una edad muy avanzada.
- Si decide elegir un procedimiento o tratamiento de cirugía estética, analice las ventajas y las desventajas de las numerosas opciones disponibles.

Iniciar el programa

Al iniciar el programa de *La Biblia de la larga vida,* a muchas personas les ayuda fijarse unas metas a corto plazo en cada una de las ocho estrategias. Después de repasar la lista de cosas por hacer, Alan F. creó la siguiente lista de objetivos:

OBJETIVOS

Ocho estrategias	A corto plazo	A largo plazo
Una mente ágil	1. Empezar a hacer rompecabezas a diario 2. Aprender a tocar la guitarra	Reducir el riesgo de sufrir Alzheimer
Actitud	1. Hacer los ejercicios del crítico interior dos veces por semana 2. Empezar a ir a la iglesia los domingos	Tener más confianza en mí mismo
Relaciones	1. Intentar hacer los ejercicios de escuchar con atención 2. Salir con mi novia los fines de semana	Acabar casándome, sentirme más cerca de mis hijos.
Reducir el estrés	1. Ir a clases de yoga 2. Delegar las tareas para tener menos trabajo	Sentirme menos ansioso
Entorno	1. Protegerme con un filtro solar 2. Hacer que examinen el húmedo sótano para ver si hay en él hongos tóxicos	Reducir el riesgo de sufrir cáncer y otras enfermedades

Fitness	1. Salir a pasear 10 minutos después de cenar 2. Empezar la rutina física para la longevidad	Aumentar mi resistencia y evitar las lesiones
Dieta	1. Consumir menos carne roja y sal 2. Comer más cereales integrales	Perder cinco kilos y bajar la presión arterial
Medicamentos	1. Tomar a diario el medicamento para bajar la presión 2. Ir a hacerme una colonoscopia este mes	Disminuir la presión y detectar las enfermedades curables

La sinergia de las ocho estrategias básicas ayudó a Alan a mejorar de manera significativa su longevidad de calidad. Al confiar más en sí mismo, ya no estaba tan a la defensiva con su novia y se sintió más cómodo con la idea de avanzar en la relación que mantenía con ella. También empezó a sentirse más cerca de su hijo. Al descender el nivel de estrés con las clases de yoga, su nivel de ansiedad disminuyó. Este factor, y el hecho de consumir menos sal, hicieron que el médico pudiera reducir la dosis de la medicina para bajarle la presión. Cuando Alan decidió delegar algunas de sus tareas laborales, dispuso de más tiempo libre, con lo que su nivel de estrés se redujo más aún y pudo pasar más tiempo con las personas que eran importantes en su vida.

Alan intentó no obsesionarse con cada detalle del programa de la longevidad. Al aplicar las ocho estrategias, no se concentró en intentar resolver de golpe todos los aspectos de su vida, sino que empezó a ocuparse de las áreas que más necesitaba trabajar. Y esto le permitió experimentar pronto los beneficios de sus esfuerzos. En cuanto empezamos a alcanzar las metas que nos hemos fijado a corto plazo, nos sentimos más motivados para alcanzar unos retos incluso mayores, que pueden aumentar más aún la calidad y la cantidad de los años de vida que nos quedan por delante.

En el siguiente apéndice encontrará más recursos para poner en práctica las ocho estrategias. He incluido algunas recetas que quizá desee probar mientras se va familiarizando con la dieta de la longevidad, y algunos ejercicios aeróbicos mentales adicionales para que pueda seguir ejercitando su cerebro.

Ninguno de nosotros vivirá eternamente, pero podemos controlar en gran medida la calidad y la duración de nuestra vida. Nuestros genes no tienen la última palabra sobre la trayectoria de nuestra longevidad de calidad. Empezar a llevar hoy el estilo de vida de *La Biblia de la larga vida* le ayudará a disfrutar de sus beneficios en los años futuros.

APÉNDICE 1

Recetas de la dieta de la longevidad

COMPOTA DE MANZANA *À LA MODE*

(para 4-6 personas)

4 manzanas peladas y cortadas en láminas
1/4 de cucharadita de canela
2/3 de taza de granola integral de avena
2 tazas de helado de yogur de vainilla o de helado de vainilla descremado

Precalentar el horno a 175 grados. Untar un molde pequeño con un poco de mantequilla y extender en él las láminas de manzana. Espolvorear la canela y la granola por encima de la manzana. Hornear durante 30 minutos hasta que la fruta empiece a burbujear. Dejarlo enfriar durante 5 o 10 minutos. Poner el helado de yogur en boles y cubrirlos con la compota de manzana. Servir enseguida.

Variación: también puede hacer la compota con frutos del bosque, nectarinas, melocotones, peras o ciruelas.

ALIÑO DE CREMA DE LECHE BAJA EN GRASA

(para 2 personas)

1 taza de nata agria desnatada
1 taza de crema de leche baja en grasa
2 cucharadas de miel
2 cucharadas de cebolletas picadas
Sal y pimienta negra recién molida a discreción

Mezclar en un bol pequeño la nata agria, la crema de leche y la miel. Agregar las cebolletas picadas y aderezar con sal y pimienta.

SALSA DE CEBOLLA CARAMELIZADA

1 cucharada de aceite de oliva virgen extra
1/2 cebolla dulce cortada en láminas
1 cucharada de vinagre balsámico
1 taza de nata agria desnatada
1 cucharadita de ajo en polvo
1 cucharadita de sal
Verduras frescas cortadas

Calentar el aceite de oliva y las cebollas en una sartén antiadherente a fuego medio. Saltear las cebollas durante 15 minutos hasta que empiecen a ablandarse y dorarse, removiéndolas de vez en cuando. Añadir el vinagre balsámico y seguir salteándolas hasta que el vinagre se haya evaporado casi por completo. Dejar enfriar las cebollas y agregar la nata agria. Agregar el ajo en polvo y la sal, y mezclar bien. Refrigerar la salsa durante al menos 30 minutos antes de consumirla. Servirla con verduras frescas cortadas.

PASTA CON *PESTO* DE QUESO

(para 6-8 personas)

1 paquete de espinacas congeladas troceadas, descongeladas y escurridas
4 dientes de ajo picados
2/3 de taza de requesón bajo en grasa
2/3 de taza de albahaca fresca picada (o 4 cucharadas de albahaca seca)
1/2 taza de queso parmesano rallado
1/2 taza de piñones
2 cucharadas de aceite de oliva
2/3 de taza de agua caliente
230 g de pasta integral (*fusilli*, espagueti o tallarines)

Mezclar con un robot de cocina o una batidora las espinacas, los dientes de ajo, el requesón y la albahaca. Guardar una pequeña cantidad de queso parmesano y de piñones para decorar el plato al final, y añadir el resto a la mezcla, junto con el aceite de oliva y el agua. Triturar la mezcla hasta que se vuelva fluida, añadir más agua si es necesario. Coronar la pasta caliente con la cantidad de *pesto* deseada y decorarla con el queso parmesano y los piñones. Guardar el resto del *pesto* en la nevera o en el congelador.

SOPA FRÍA DE FRESAS BAJA EN GRASA PREPARADA EN CINCO MINUTOS

(para 4 personas)

1 kg de fresas sin rabitos
350 g de yogur de vainilla desnatado
1 o 2 pizcas de jengibre rallado
Zumo de una naranja
4-6 hojas de menta fresca

Triturar los ingredientes con un robot de cocina o con una batidora hasta conseguir una mezcla fluida. Enfriar la sopa, servirla con un poco de yogur y decorarla con las hojas de menta.

ENSALADA DE HINOJO, MANDARINA Y CEBOLLAS ROJAS

(para 4 personas)

2 bulbos grandes de hinojo cortados a trozos y sin el corazón
1 bolsa de rúcula tierna
1/2 cebolla roja en rodajitas

1 lata de mandarinas sin azúcar
2-3 cucharadas de aceite de oliva virgen extra
Sal y pimienta a discreción

Cortar el hinojo en láminas y ponerlo en una ensaladera con la rúcula y la cebolla roja. Escurrir el jugo de las mandarinas en un bol pequeño y agregar la mandarina a la ensaladera. Rociar el jugo de mandarina con aceite de oliva y añadirle sal y pimienta. Aliñar la ensalada con esta salsa.

JUDÍAS VERDES CON LIMÓN

(para 4 personas)

450 g de judías verdes frescas, limpias y despuntadas
2 cucharaditas de zumo de limón recién exprimido
2 cucharaditas de perejil de hoja plana picado
1 cucharadita de piel de limón recién rallada
Sal y pimienta, a discreción

Cocer las judías en una cacerola con agua salada hirviendo durante unos 3 o 4 minutos. Deben quedar crujientes. Escurrir el agua y poner las judías en una ensaladera con el zumo de limón, el perejil y la piel rallada de limón. Sazonarlas con sal y pimienta.

TALLARINES CON MARISCO

(para 4-6 personas)

230 g de tallarines integrales
1 pimiento amarillo cortado a trocitos de 1 cm
1/2 taza de cebolla picada
2 dientes de ajos picados

1/2 cucharadita de caldo de pollo instantáneo en polvo
1 cucharadita de albahaca seca
1/2 cucharadita de orégano seco
2 cucharadas de maicena
230 g de vieiras y 230 g de langostinos (pelados)
2 tomates grandes sin semillas y picados
2 cucharadas de perejil fresco picado
Queso parmesano recién rallado
Pimienta recién molida a discreción

Hervir los tallarines y mantenerlos calientes. En una sartén grande saltear el pimiento amarillo, la cebolla, el ajo, el caldo de pollo en polvo, la albahaca y el orégano, añadiendo lentamente una taza de agua. Seguir salteando los vegetales durante 5 minutos hasta que estén crujientes. Mezclar en otro bol la maicena con 2 cucharadas de agua y agregar a las verduras. Cocinar la mezcla hasta que hierva. Añadir los langostinos y las vieiras y cocinar durante 3 o 4 minutos más hasta que el marisco se haya cocido. Echar el tomate. Verter la salsa con el marisco sobre los tallarines y añadir el perejil picado. Servir el plato con queso parmesano recién rallado y pimienta negra recién molida.

MAGDALENAS DE HARINA INTEGRAL Y PASAS

(12 magdalenas)

1 taza de salvado integral
1 taza de leche descremada
1 huevo ligeramente batido
1/4 de taza de aceite de canola
1/4 de taza de azúcar
1/2 cucharadita de piel de limón rallada
3/4 de taza de harina integral de trigo
3/4 de taza de harina de uso general
1/4 cucharadita de sal

2 cucharaditas de levadura en polvo
3/4 de taza de pasas

Precalentar el horno a 200 grados. Mezclar bien el salvado integral con la leche. Añadir el huevo, el aceite, el azúcar y la ralladura de limón. En otro bol mezclar las dos clases de harinas, la sal y la levadura en polvo. Agregar la mezcla de salvado y leche y echar las pasas. Untar los doce moldes especiales para magdalenas con un poco de mantequilla y llenarlos hasta 2/3 de su capacidad con la mezcla. Introducirlos en el horno durante 17 o 20 minutos o hasta que las magdalenas estén doradas.

SALSA DE ROQUEFORT

50 g de roquefort o queso azul desmenuzado
1 taza de crema de leche (bajo en grasa)
3/4 de taza de vinagre de jerez
1/2 cucharadita de aceite de nuez
Pimienta recién molida a discreción

Mezclar en un robot de cocina o con una batidora el queso, la crema de leche, el vinagre y el aceite. Batir la mezcla hasta que se vuelva fluida y cremosa (cerca de 1 minuto), verterla en un recipiente y añadir la pimienta. La salsa se conserva refrigerada hasta una semana.

SOPA DE GUISANTES SECOS (BAJA EN GRASA)

(para 8 personas)

2 l de caldo de pollo o de verduras bajo en sodio
2 tazas de guisantes secos
1 taza de apio cortado en juliana

1 cebolla mediana picada
1 hoja de laurel
10 ramitas de perejil de hoja plana fresco
1 zanahoria mediana troceada
4 lonchas de beicon crudo de pavo

Echar en una olla el caldo de pollo, los guisantes, el apio, la cebolla, la hoja de laurel, el perejil, la zanahoria y el beicon crudo de pavo. Llevar a ebullición, bajar el fuego y cocinar a fuego lento durante 1 hora. Sacar y desechar la hoja de laurel y el beicon de pavo. Reservar una taza de guisantes para el final. Triturar con la batidora por partes la sopa con los ingredientes hasta que quede fluida. Añadir los guisantes y servir de inmediato.

SORBETE DE FRESA

(para 4-6 personas)

1 kg de fresas frescas sin rabitos
2 cucharadas de miel
1 cucharadita de licor de naranja (opcional)

Congelar las fresas en una bandeja hasta que se solidifiquen. Triturarlas con un robot de cocina hasta que adquieran una textura cremosa. Añadir la miel y el licor y batir hasta conseguir una mezcla homogénea. Servir enseguida el sorbete, o si se prefiere, verterlo en un bol y congelarlo 1 día antes de servirlo.

Variación: el sorbete también puede hacerse con melocotones o peras: cortar la fruta a trozos y añadir 1 cucharada de zumo de limón antes de congelarla. Prescindir del licor.

ENSALADA DE ALUBIAS

450 g de alubias
1/2 pimiento rojo cortado en cuadraditos
1/4 de taza de cebolletas cortadas en rodajitas
1 lata de atún blanco escurrido (opcional)
1/2 taza de perejil troceado
1 cucharada de aceite de oliva virgen extra
Zumo de 1 limón

Poner los ingredientes en una ensaladera. Aderezar con sal y pimienta a discreción.

APÉNDICE 2

Más ejercicios aeróbicos mentales para estimular el cerebro

1. Dibuje con la mano que no suele usar (p. ej., con la izquierda si es diestro) un cubo tridimensional. Empiece trazando un cuadrado, dibuje a continuación tres líneas en diagonal y únalas para crear la figura de la derecha. Sombree la parte más alejada.

2. Al siguiente refrán se le han sacado todas las vocales, y las consonantes se han mantenido en el orden correcto, pero repartiéndose en grupos de dos a cuatro letras. Añada las vocales y descubra el refrán:

BS   CRTR   SPS   LGT

3. Intente descubrir la frase del jeroglífico.

de sorpresas

4. Averigüe cuántas palabras puede formar con las siguientes letras. No puede usar ninguna letra dos veces y todas las palabras tienen que contener la letra «R».

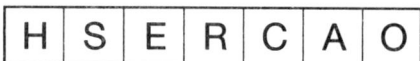

5. Empezando por la palabra PISO, cambie una letra cada vez hasta que le quede la palabra RANA. Cada cambio tiene que formar una palabra correcta.

PISO

. . . .

. . . .

. . . .

RANA

6. ¿Puede descubrir los nombres de tres capitales españolas que se pueden formar con las siguientes letras? No puede usar una letra más de una vez.

SMARAI   LVLEU   CEAL   IDIR

7. ¿Cuál de las siguientes palabras es la que no guarda relación con el resto?

ASEM   AFOS   ARAPMAL   DERAP   ADOMOC

8. Cuando Jaime tiene tiempo libre lee varias clases de publicaciones. Lee *biografías*, pero no *ficción*. Le gusta la *página deportiva*, pero no los *informes de negocios*. Es aficionado a las *novelas de misterio*, pero no le gusta el *periódico*. Basándose en este patrón, ¿elegirá leer un *libro* o una *revista*?

9. Averigüe cuál es el número que falta en la casilla del centro.

3	4	6
3		3
5	3	2

10. Minicrucigrama:

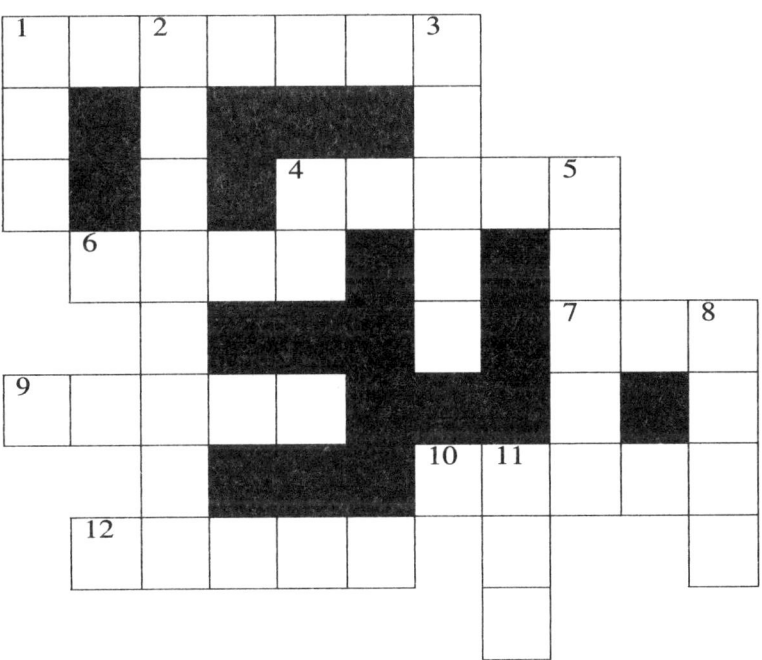

HORIZONTALES
1. Especia de color rojo
4. Relacionado con la nariz
6. Árbol de hojas punzantes
7. Movimiento convulsivo
9. Producir
10. Équidos de poca alzada
12. Sustancia para pintar

VERTICALES
1. Virtud
2. Actitud optimista
3. Aparto a alguien
4. Negación
5. Aleación
8. Insípido
11. Mamífero plantígrado

11. ¿Cuál de los tres símbolos numerados de la parte inferior completará la secuencia?

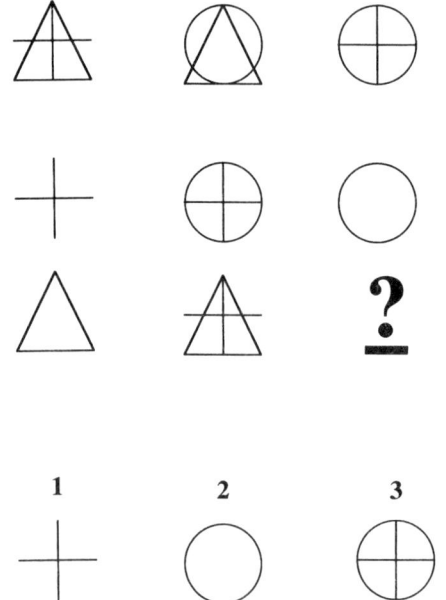

12. Averigüe el mensaje del jeroglífico.

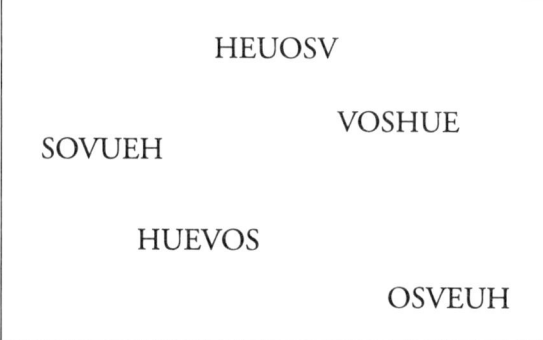

13. ¿Cuál de los tres símbolos señalados con una letra completará la secuencia?

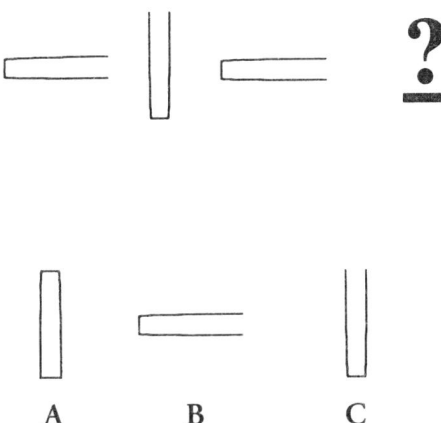

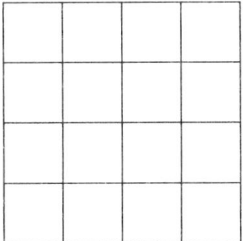

14. Intente rellenar las casillas para escribir las siguientes palabras horizontalmente o verticalmente: AMOR, MONA, NADA, MANA, MANO, NIDO, ASAR, ANÍS

Soluciones a los ejercicios aeróbicos mentales adicionales

1. No precisa respuesta.

2. Buscar tres pies al gato.

3. Caja de sorpresas.

4. He encontrado las siguientes palabras:
ROCA, SERCO, ARCO, HORA, ORCA, REO, CARO, ROSA, RASO, ARO, ACERO, COSER, ACRE, CREA, CAREO, CERO, ARCE, SECO, SOR, ROCE, EROS, ERO, RES, RAS, CROA, CREO, SER, HACER

5. PISO, PASO, RASO, RASA, RANA

6. SEVILLA, LÉRIDA, MURCIA

7. PARED: todas las restantes son piezas del mobiliario escritas al revés.

8. *Una revista.* Jaime sólo lee publicaciones que contengan la letra «a».

9. Falta el número 4: cada columna suma 11.

Más ejercicios aeróbicos mentales para estimular el cerebro

10. Solución del minicrucigrama:

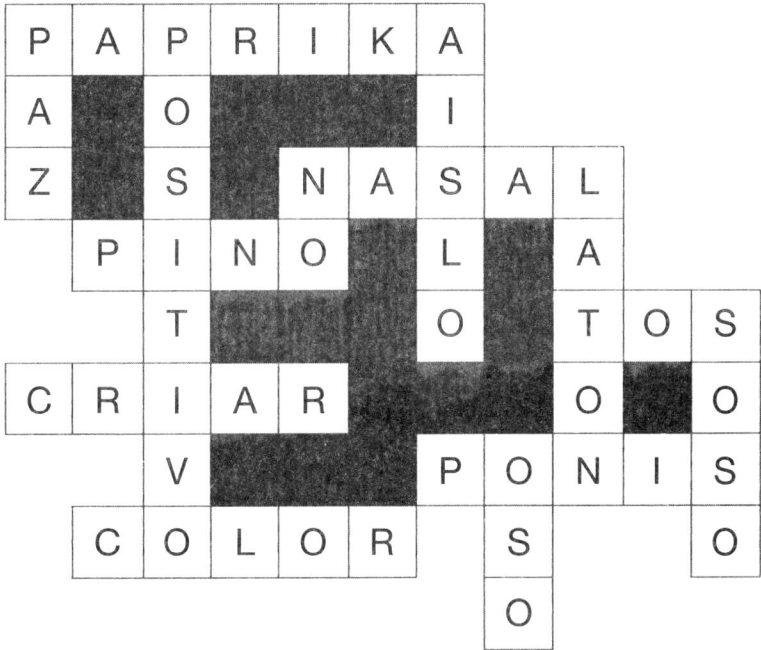

11. El número 1: el último símbolo de cada columna e hilera es siempre el mismo que los dos símbolos anteriores, menos cualquier parte duplicada.

12. HUEVOS REVUELTOS

13. El A: Así las figuras formarán la palabra «cuco».

14.

M	O	N	A
A	N	I	S
N	A	D	A
A	M	O	R

Bibliografía

Agdeppa, E. D., Kepe, V., Petric, A., y otros. Detección in vitro en la que se comprobó mediante una tomografía molecular por emisión de positrones que el ibuprofeno y el naproxeno se ligaban a las placas de amiloide presentes en el cerebro de los aquejados de Alzheimer, a través de una «sonda» química llamada 2-(1{6-[(2-[^{18}F]fluoroethyl)(methyl)amino]-2-naphtyl{ethylidene)malononitrile. Artículo publicado en el número 117 del 2003 de *Neuroscience*, págs. 723-730

Estudio relacionado con las enfermedades oculares causadas por la edad (AREDS) con un grupo de investigación. Prueba clínica aleatorizada controlada por placebo sobre el efecto de la suplementación con altas dosis de vitamina C y E, y betacaroteno, para tratar las cataratas y la pérdida de visión relacionada con la edad, informe nº 9 de AREDS. Artículo publicado en el número 119 del 2001 de *Archives of Ophtalmology*, págs. 1.439-1.452.

Aharon, I., Etcoff, N., Ariely, D., y otros. Los rostros atractivos producen diversas respuestas en el sistema de recompensa: IRMf y evidencia conductual. Artículo publicado en el número 32 del 2001 de *Neuron*, págs. 537-551.

Allen, K., Blascovich, J., Efectos de la música sobre la reactividad cardiovascular entre los cirujanos. Artículo publicado en el número 272 de 1994 del *Journal of the American Medical Association*, págs. 882-884.

Altena, T. S., Michaelson, J. L., Ball, S. D., Thomas, T. R. Sesiones individuales de ejercicio físico intermitente y continuo y la lipemia posprandial. Artículo publicado en el número 36 del 2004 de *Medicine & Science in Sports & Exercice*, págs. 1.364-1.371.

Andersen, L. D., Remington, P., Trentham-Dietz, A., Reeves, M. Evaluando una década de progresos en el control del cáncer. Artículo publicado en el número 7 del 2002 de *Oncologist*, págs. 200-204.

Antell, D. E., Taczanowski, E. M. Cómo el entorno y la elección del estilo de vida influyen en el proceso de envejecimiento. Artículo publicado en el número 43 de 1999 de *Annals of Plastic Surgery*, págs. 585-588.

Appel, L. J., Champagne, C. M., Harsha, D. W., y otros. Los efectos que un absoluto cambio en el estilo de vida producen en el control de la tensión arterial: los principales resultados de la prueba clínica PREMIER. Artículo publicado en el número 289 del 2003 del *Journal of the American Medical Association,* págs. 2.083-2.093.

Arterburn, D. E., Maciejewski, M. L., Tsevat, J. El impacto de la obesidad mórbida sobre los gastos médicos de los adultos. Artículo publicado en el número 29 del 2005 del *International Journal of Obesity and Related Metabolic Disorders,* págs. 334-339.

Ball, K., Berch, D. B., Helmers, K. F., y otros. Los efectos de las intervenciones relacionadas con el entrenamiento cognitivo de las personas mayores: una prueba aleatorizada controlada. Artículo publicado en el número 288 del 2002 del *Journal of the American Medical Association,* págs. 2.271-2.281.

Barberger-Gateau, P., Letenneur, L., Deschamps, V., y otros. El pescado, la carne y los riesgos de sufrir demencia: estudio de cohorte. Artículo publicado en el número 395 del 2002 del *British Medical Journal,* págs. 932-933.

Bassuk, S. S., Glass, T. A., Berkman, L. F. La desconexión social y el deterioro cognitivo incidente en los ancianos institucionalizados. Artículo publicado en el número 131 de 1999 de *Annals of Internal Medicine,* págs. 165-173.

Beauchamp, G. K., Keast, R. S., Morel, D., y otros. Fitoquímica: actividad del ibuprofeno en el aceite de oliva virgen extra. Artículo publicado en el número 437 del 2005 de *Nature,* págs. 45-46.

Bell, M. L., McDermott, A., Zeger, S. L., Samet, J. M., Dominici, F. El ozono y la mortalidad a corto plazo en 95 comunidades urbanas estadounidenses, 1987-2000. Artículo publicado en el número 292 del 2004 del *Journal of the American Medical Association,* págs. 2.372-2.378.

Bennett, M. P., Zeller, J. M., Rosenberg, L., McCann, J. Los efectos que produce reír alegremente en el estrés y en la actividad natural de la destrucción celular. Artículo publicado en el número 9 del 2003 de *Alternative Therapies in Health and Medicine,* págs. 38-45.

Benson, H., *The Relaxation Response,* Avon, Nueva York, 1975.

Berk, L. S., Tan, S. A., Fry, W. F., y otros. Los cambios neuroendocrinos y en la hormona del estrés que se producen al reír alegremente. Artículo publicado en el número 298 de 1989 del *American Journal of Medical Science,* págs. 390-396.

Berkowitz, L., Harmon-Jones, E. Hacia una comprensión de los determinantes de la ira. Artículo publicado en el número 4 del 2004 de *Emotion,* págs. 107-130.

Berman, B. M., Lao, L., Langenberg, P., y otros. La efectividad de la acupuntura como terapia complementaria en la osteoartritis de las rodillas: una prueba aleatorizada controlada. Artículo publicado en el número 141 del 2004 de *Annals of Internal Medicine,* págs. 901-910.

Betts, L. R., Taylor, C. P., Sekuler, A. B., Bennett, P. J. El envejecimiento reduce el antagonismo central-periférico en el procesamiento de las imágenes en movimiento. Artículo publicado en el número 45 del 2005 de *Neuron,* págs. 361-366.

Bijlani, R. L., Vempati, R. P., Yadav, R. K., y otros. Un breve aunque completo programa educativo sobre el estilo de vida basado en que el yoga reduce los factores de riesgo para las enfermedades cardiovasculares y la diabetes mellitus. Artículo publicado en el número 11 del 2005 del *Journal of Alternative and Complementary Medicine,* págs. 267-274.

Birks, J., Grimley Evans, J. El ginkgo biloba en el tratamiento del deterioro cognitivo y la demencia (Cochrane Review). The Cochrane Library, nº 2, 2005, John Wiley & Sons, Ltd., Chichester, Reino Unido.

Block, J. D., *Sex Over 50,* Paramus, Reward Books, New Jersey, 1999.

Bone, H. G., Hosking, D., Devogelaer, J. P., y otros. Una experiencia de diez años con el alendronato para tratar la osteoporosis de las mujeres posmenopáusicas. Artículo publicado en el número 350 del 2004 del *New England Journal of Medicine,* págs. 1.172-1.174.

Bookheimer, S. Y., Strojwas, M. H., Cohen, M. S. y otros. La activación cerebral en las personas con una predisposición genética a la enfermedad de Alzheimer. Artículo publicado en el número 343 del 2000 del *New England Journal of Medicine,* págs. 450-456.

Booth, A., Johnson, D. R., Granger, D. A. La testosterona y la salud masculina. Artículo publicado en el número 22 de 1999 del *Journal of Behavioral Medicine,* págs. 1-19.

Boschmann, M., Steiniger, J., Hille, U., y otros. La termogénesis inducida por el agua. Artículo publicado en el número 88 del 2003 del *Journal of Clinical Endocrinology and Metabolism,* págs. 6.015-6.019.

Bowman, R. E., Beck, K. D., Luine, V. N. Los efectos del estrés crónico sobre la memoria: las diferencias en la función sexual y la actividad monoaminérgica. Artículo publicado en el número 43 del 2003 de *Hormones and Behaviour,* págs. 48-59.

Boyd-Brewer, C., McCaffrey, R. La terapia vibroacústica mejora el control del dolor y produce otros beneficios. Artículo publicado en el número 18 del 2004 de *Holistic Nursing Practice,* págs. 111-118.

Brand-Miller, J., Volwever, T. M. S., Colaguiri, S., Foster-Powell, K. *The Glucose Revolution,* Marlow & Company, Nueva York, 1999.

Braunstein, G. D., Sundwall, D. A., Katz, M., y otros. La seguridad y la eficacia de los parches de testosterona para tratar el trastorno del deseo sexual hipoactivo en las mujeres menopáusicas debido a una intervención quirúrgica: una prueba aleatorizada controlada por placebo. Artículo publicado en el número 165 del 2005 de *Archives of Internal Medicine,* págs. 1.582-1.589.

Breiter, H. C., Aharon, I., Kahneman, D., Dale, A., Shizgal, P. La imagen funcional de las respuestas neurales relacionadas con las expectativas y la experiencia de las ganancias y pérdidas monetarias. Artículo publicado en el número 30 del 2001 de *Neuron,* págs. 619-639.

Brickman, P., Coates, D., Janoff-Bulman, R. Los ganadores de un premio de la lotería y las víctimas de un accidente: ¿Es la felicidad relativa? Artículo publicado en el número 36 del 1978 del *Journal of Personality and Social Psychology,* págs. 917-927.

Brinkhaus, B., Becker-Witt, C., Jena, S., y otros. Pruebas aleatorizadas de Acupuntura (ART) en pacientes con una lumbalgia crónica y osteoartritis en las rodillas: plan de acción y protocolo. Artículo publicado en el número 10 del 2003 de *Forsch Komplementarmed Klass Naturheilkd,* págs. 185-191.

Brown, K. W., Ryan, R. M. Los beneficios de estar presente: la plena conciencia y su papel en el bienestar psicológico. Artículo publicado en el número 84 del 2003 del *Journal of Personality and Social Psychology,* págs. 822-848.

Calle, E. E., Rodriguez, C., Walker-Thurmond, K., Thun, M. J. El sobrepeso, la obesidad y la mortalidad causada por el cáncer en una cohorte de adultos de EE. UU. observados prospectivamente. Artículo publicado en el número 348 del 2003 del *New England Journal of Medicine,* págs. 1.625-1.638.

Carnethon, M. R., Gidding, S. S., Nehgme, R. y otros. La salud cardiorrespiratoria en los adultos jóvenes y el desarrollo de los factores de riesgo para las enfermedades cardiovasculares. Artículo publicado en el número 290 del 2003 del *Journal of the American Medical Association,* págs. 3.092-3.100.

Carr, L., Iacoboni, M., Dubeau, M. C., Mazziotta, J. C., Lenz, G. L. Los mecanismos neurales de la empatía en los humanos: la transmisión de la información procedente de los sistemas neurales para la imitación a las áreas límbicas. Artículo publicado en el número 100 del 2003 de *Proceedings of the National Academy of Sciences of the United States of America,* págs. 5.497-5.502.

Chafin, S., Roy, M., Gerin, W., Christenfeld, N. La música puede ayudar a eliminar la hipertensión causada por el estrés. Artículo publicado en el número 9 del 2004 del *British Journal of Health and Psychology,* págs. 393-403.

Chainani-Wu, N. La seguridad y la actividad antiinflamatoria del curcumin: un componente de la cúrcuma (curcuma longa). Artículo publicado en el número 9 del 2003 del *Journal of Alternative and Complementary Medicine*, págs. 161-168.

Chao, A., Thun, M. J., Connell, C. J., y otros. El consumo de carne y el riesgo de sufrir cáncer colorrectal. Artículo publicado en el número 293 del 2005 del *Journal of the American Medical Association*, págs. 172-182.

Chapman, S. B., Weiner, M. F., Rackley, A., Hynan, L. S., Zientz, J. Los efectos de la estimulación cognitiva a través de la comunicación en los pacientes con Alzheimer tratados con donepezil. Artículo publicado en el número 47 del 2004 del *Journal of Speech, Language, and Hearing Research*, págs. 1.149-1.163.

Charnetski, C. J., Brennan, F. X. La frecuencia sexual y la inmunoglobulina A salivar (IgA). Artículo publicado en el número 94 del 2004 de *Psychological Reports*, págs. 839-844.

Chen, J. T., Wesley, R., Shamburek, R. D., Pucino, F., Csako, G. Metaanálisis de las terapias naturales para tratar la hiperlipidemia: los esteroles y estanoles vegetales frente al policosanol. Artículo publicado en el número 25 del 2005 de *Pharmacotherapy*, págs. 171-183.

Chlebowski, R. T., Wactawski-Wende, J., Ritenbaugh, C., y otros. El estrógeno combinado con la progestina y el cáncer colorrectal en las mujeres posmenopáusicas. Artículo publicado en el número 350 del 2004 del *New England Journal of Medicine*, págs. 991-1.004.

Choi, J. H., Moon, J. S., Song, R. Los efectos de los ejercicios de taichí del estilo Sun sobre el estado físico y la prevención de caídas en las personas mayores proclives a éstas. Artículo publicado en el número 51 del 2005 del *Journal of Advanced Nursing*, págs. 150-157.

Christensen, H. C., Schütz, J., Kosteljanetz, M., y otros. El uso del móvil y el riesgo de sufrir un neuroma acústico. Artículo publicado en el número 159 del 2004 del *American Journal of Epidemiology*, págs. 277-283.

Clark, A., Seidler, A., Miller, M. La asociación inversa entre el sentido del humor y las enfermedades coronarias. Artículo publicado en el número 80 del 2001 del *International Journal of Cardiology*, págs. 87-88.

Clark, N., *Nancy Clark's Sports Nutrition Guidebook*, 3ª edición, Human Kinetics Publishing, Champaign, Illinois, 2003.

Colcombe, S. J., Erickson, K. I., Raz, N., y otros. Los ejercicios aeróbicos reducen la pérdida de tejidos en los ancianos. Artículo publicado en el número 58A del 2003 del *Journal of Gerontology: Biological Sciences and Medical Sciences*, págs. 176-180.

Contento, I. R., Basch, C., Zybert, P. La imagen corporal, el peso y las elecciones en la comida de las mujeres latinas y sus hijos pequeños. Artículo publicado en el número 35 del 2003 del *Journal of Nutrition Education and Behaviour,* págs. 236-248.

Dahlberg, L. L., Ikeda, R. M., y Kresnow, M. Las armas de fuego en el hogar y el riesgo de sufrir una muerte violenta en casa: conclusiones procedentes de un estudio nacional. Artículo publicado en el número 160 del 2004 del *American Journal of Epidemiology,* págs. 929-936.

Dallongeville, J., Marecaux, N., Ducimetiere, P., y otros. La influencia del consumo de alcohol y de otras bebidas sobre el perímetro de la cintura y la proporción entre la cadera y la cintura en una muestra de hombres y mujeres franceses. Artículo publicado en el número 22 del 1998 del *International Journal of Obesity and Related Metabolic Disorders,* págs. 1.178-1.183.

Davey Smith, G., Frankel, S., Yarnell, J. El sexo y la muerte: ¿están relacionados? Conclusiones procedentes del Caerphilly Cohort Study. Artículo publicado en el número 315 de 1997 del *British Medical Journal,* págs. 1.641-1.644.

Davidson, R. J., Kabat-Zinn, J., Schumacher, J., y otros. Alteraciones en el cerebro y en la función inmunológica producidas por la meditación. Artículo publicado en el número 65 del 2003 de *Psychosomatic Medicine,* págs. 564-570.

de Castro, J. M. El momento del día en que comemos influye en la cantidad de comida que consumimos. Artículo publicado en el número 134 del 2004 de *The Journal of Nutrition,* págs. 104-111.

de Lorgeril, M., Salen, P., Martin, J. L., y otros. La dieta mediterránea, los factores de riesgo tradicionales y el índice de complicaciones cardiovasculares después de sufrir un infarto de miocardio: informe definitivo del Lyon Diet Heart Study. Artículo publicado en el número 99 de 1999 de *Circulation,* págs. 779-785.

De Smet, P. Remedios herbales. Artículo publicado en el número 347 del 2002, págs. 2.046-2.056.

Del Ser, T., Hachinski, V., Merskey, H., Munoz, D. G. Un estudio comprobado por autopsia sobre el efecto de la educación en la demencia degenerativa. Artículo publicado en el número 122 de 1999 de *Brain,* págs. 2.309-2.319.

Dickey. R. A, Janick, J. J. Los cambios en el estilo de vida en la prevención y el tratamiento de la hipertensión. Artículo publicado en el número 7 del 2001 de *Endocrine Practice,* págs. 392-399.

Doerksen, S., Shimamura, A. P. El aumento de la memoria contextual por medio de las palabras emocionales. Artículo publicado en el número 1 del 2001 de *Emotion,* págs. 5-11.

Draganski, B., Gaser, C., Busch, V., y otros. La neuroplasticidad: los cambios en la sustancia gris inducidos por medio del entrenamiento. Artículo publicado en el número 427 del 2004 de *Nature,* págs. 311-312.

Eckman, P., *Emotions Revealed: Recognizing Faces and Feelings to Improve Communication and Emotional Life,* Times Books, Nueva York, 2003.

Ehlenfeldt, M. K., Prior, R. L. La Capacidad de Absorción de Oxígeno Radical (ORAC) y la concentración fenólica y de antocianina en las frutas y los tejidos vegetales del arándano alto. Artículo publicado en el número 49 del 2001 del *Journal of Agriculture and Food Chemistry,* págs. 2.222-2.227.

Eng. P. M., Fitzmaurice, G., Kubzansky, L. D., Rimm, E. B., Kawachi, I. La expresión de la ira y el riesgo de sufrir infartos y enfermedades coronarias entre los profesionales de la salud masculinos. Artículo publicado en el número 65 del 2003 de *Psychosomatic Medicine,* págs. 100-110.

Epel, E. S., Blackburn, E. H., Lin, J., y otros. El acortamiento acelerado del telómero en respuesta al estrés de la vida. Artículo publicado en el número 101 del 2004 de *Proceedings of the National Academy of Sciences of the United States of America,* págs. 17.312-17.315.

Eriksson, J., Lindstrom, J., Tuomilehto, J. Posibilidades para la prevención de la diabetes tipo 2. Artículo publicado en el número 60 del 2001 del *British Medical Bulletin,* págs. 183-199.

Evans, J. R. El extracto de ginkgo biloba para tratar la degeneración macular relacionada con la edad (Cochrane Review). The Cochrane Library, nº 4, 2005. John Wiley & Sons, Ltd, Chichester, Reino Unido.

Fairfield, K. M., Fletcher, R. H. Las vitaminas para la prevención de enfermedades crónicas en los adultos. Artículo publicado en el número 287 del 2002 del *Journal of the American Medical Association,* págs. 3.116-3.126.

Fajardo, M., Di Cesare, P. E. Las terapias que modifican los efectos de la osteoartritis: situación actual. Artículo publicado en el número 22 del 2005 de *Drugs & Aging,* págs. 141-161.

Fan, J., Liu, F., Wu, J., Dai, W. La percepción visual del atractivo físico femenino. Artículo publicado en el número 271 del 2004 de *Proceedings of the Royal Society of London,* págs. 347-352.

Feldman, H. A., Johannes, C. B., McKinlay, J. B., Longcope, C. Un bajo nivel de sulfato de dehidroepiandrosterona y las enfermedades cardíacas en los hombres de mediana edad: resultados croseccionales procedentes del Massachusetts Male Aging Study. Artículo publicado en el número 8 de 1998 de *Annals of Epidemiology,* págs. 217-228.

Feldman, S. R., Liguori, A., Kucenic, M., y otros. La exposición a la luz ultravioleta es un estímulo cada vez más buscado por los que utilizan las cabinas de bronceado. Artículo publicado en el número 51 del 2004 del *Journal of the American Academy of Dermatology,* págs. 45-51.

Ferro, A. R., Kopperud, R. J., Hildemann, L. M. Las fuentes emisoras que generan partículas en suspensión en las actividades humanas de interior. Artículo publicado en el número 38 del 2004 de *Environmental Science & Technology,* págs. 1.759-1.764.

Fonarow, G. C., Wright, R. S., Spencer, F. A., y otros. Los efectos del uso de las estatinas en las primeras 24 horas de internación a causa de una severa insuficiencia cardíaca sobre una temprana morbididad y mortalidad. Artículo publicado en el número 96 del 2005 del *American Journal of Cardiology,* págs. 611-616.

Frank, L. D., Andresen, M. A., Schmid, T. L. La relación de la obesidad con el diseño de la comunidad, la actividad física y el tiempo que uno permanece en el interior de un vehículo. Artículo publicado en el número 27 del 2004 del *American Journal of Preventive Medicine,* págs. 87-96.

Fraser, G. E., Shavlik, D. J. Diez años de vida: ¿es una cuestión de elección? Artículo publicado en el número 161 del 2001 de *Archives of Internal Medicine,* págs. 1.645-1.652.

Gadek-Michalska, A., Bugajski, J. Un repetido manejo, restricción o apiñamiento crónico afecta la respuesta hipotalámica-pituitaria-adrenocortical ante un severo estrés causado por restricción. Artículo publicado en el número 54 del 2003 del *Journal of Physiological Pharmacology,* págs. 449-459.

Gage, F. H. Neurogénesis en el cerebro adulto. Artículo publicado en el número 22 del 2002 del *Journal of Neuroscience,* págs. 612-613.

Gauderman W. J., Avol, E., Gilliland, F., y otros. El efecto de la contaminación atmosférica sobre el desarrollo pulmonar desde los 10 a los 18 años de edad. Artículo publicado en el número 351 del 2004 del *New England Journal of Medicine,* págs. 1057-1067.

Geday, J., Gjedde, A., Boldsen, A. S., Kupers, R. La valencia emocional modula la actividad en la circunvolución fusiforme posterior y en la corteza prefrontal medial inferior en la percepción social. Artículo publicado en el número 18 del 2003 de *NeuroImage,* págs. 675-684.

Gilewski, M. J., Zelinski, E. M., Schaie, K. W. Cuestionario sobre la memoria para evaluar los problemas de memoria de los individuos de mediana edad y los ancianos. Artículo publicado en el número 5 de 1990 de *Psychology and Aging,* págs. 482-490.

Glass, T. A., de Leon, C. M., Marottoli, R. A., Berkman, L. F. Estudio, basado en la población, sobre las actividades sociales y productivas como indicadoras de la supervivencia entre los americanos de edad avanzada. Artículo publicado en el número 319 de 1999 del *British Medical Journal,* págs. 478-483.

Green, C. S., Bavelier, D. Los videojuegos de acción modifican la atención visual selectiva. Artículo publicado en el número 423 del 2003 de *Nature,* págs. 534-537.

Greenblatt, D. El tratamiento de la osteoporosis posmenopáusica. Artículo publicado en el número 25 del 2005 de *Pharmacotherapy,* págs. 574-584.

Gurung, R. A., Taylor, S. E., Seeman, T. E. Los cambios que deben tenerse en cuenta en el apoyo social entre los matrimonios de edad avanzada: conclusiones procedentes de los Estudios MacArthur sobre un Buen Envejecimiento. Artículo publicado en el número 18 del 2003 de *Psychology and Aging,* págs. 487-496.

Hathcock, J. N. Las vitaminas y los minerales: eficacia y seguridad. Artículo publicado en el número 66 de 1997 del *American Journal of Clinical Nutrition,* págs. 427-437.

Hayashi, K., Hayashi, T., Iwanaga, S., y otros. La risa redujo los niveles de glucosa sanguínea pospandrial. Artículo publicado en el número 26 del 2003 de *Diabetes Care,* págs. 1.651-1.652.

He, F. J., MacGregor, G. A. Los efectos de una modesta reducción en el consumo de sal sobre la tensión arterial: metaanálisis de unas pruebas aleatorizadas. Implicaciones para la salud pública. Artículo publicado en el número 16 del 2002 del *Journal of Human Hypertension,* págs. 761-770.

Heart Protection Study Collaborative Group. Estudio para la protección del corazón MRC/BHF sobre la reducción de los niveles de colesterol por medio de las simvastatinas en 20.536 individuos de alto riesgo: una prueba aleatorizada controlada por placebo. Artículo publicado en el número 360 del 2002 de *Lancet,* págs. 7-22.

Heber, D., Bowerman, S., *What Color Is Your Diet?* Regan Books, Nueva York, 2001.

Heisler, M., Langa, K. M., Eby, E. L., y otros. Los efectos sobre la salud que conlleva restringir la prescripción de medicamentos a causa del coste de los mismos. Artículo publicado en el número 42 del 2004 de *Medical Care,* págs. 626-634.

Henwood, T. R., Taaffe, D. R. El mayor rendimiento físico de los ancianos al seguir un programa de corta duración basado en un entrenamiento de resistencia de alta intensidad. Artículo publicado en el número 51 del 2005 de *Gerontology,* págs. 108-115.

Hightower, J. M., Moore, D. Los niveles de mercurio en los grandes consumidores de pescado. Artículo publicado en el número 111 del 2003 de *Environmental Health Perspective,* págs. 604-608.

Horwich, T. B., MacLellan, W. R., Fonarow, G. C. La terapia a base de estatinas se asocia con una mayor supervivencia en la insuficiencia cardíaca isquémica y no isquémica. Artículo publicado en el número 43 del 2004 del *Journal of the American College of Cardiology,* págs. 642-648.

Hui, K. K., Liu, J., Makris, N., y otros. La acupuntura modula el sistema límbico y las estructuras subcorticales grises del cerebro humano: evidencia procedente de los estudios mediante IRMf en sujetos normales. Artículo publicado en el número 9 del 2000 del *Human Brain Mapping,* págs. 13-25.

Hummer, R. A., Rogers, R. G., Nam, C. B., Ellison, C. G. La práctica religiosa y la mortalidad de los adultos en EE. UU. Artículo publicado en el número 36 de 1999 de *Demography,* págs. 273-285.

Irwin, M. R., Pike, J. L., Cole, J. C., Oxman, M. N. Los efectos del *tai chi,* una intervención conductual, sobre la inmunidad específica relacionada con el virus varicela-zoster y el estado de salud de las personas de edad avanzada. Artículo publicado en el número 65 del 2003 de *Psychosomatic Medicine,* págs. 824-830.

Järvinen, R., Knekt, P., Hakulinen, T., Aromaa, A. Estudio prospectivo sobre los productos lácteos, el calcio y los cánceres de colon y recto. Artículo publicado en el número 55 del 2001 del *Journal of the National Cancer Institute,* págs. 1.000-1.007.

Johnson, S. M. La revolución en la terapia de pareja. Perspectiva científica de un psiquiatra. Artículo publicado en el número 29 del 2003 del *Journal of Marital and Family Therapy,* págs. 365-384.

Joseph, J. A., Nadeau, D., Underwood, A., *The Color Code: A Revolutionary Eating Plan for Optimum Health,* Hyperion, Nueva York, 2002.

Kabat-Zinn, J., Lipworth, L., Burney, R., Sellers, W. Seguimiento durante cuatro años de un programa basado en la meditación para la autorregulación del dolor crónico: los resultados y el cumplimiento del tratamiento. Artículo publicado en el número 2 de 1986 del *Clinical Journal of Pain,* págs. 159-173.

Kabat-Zinn, J., Massion, A. O., Kristeller, J., y otros. La eficacia de un programa para reducir el estrés basado en la meditación en el tratamiento de los trastornos de ansiedad. Artículo publicado en el número 149 de 1992 del *American Journal of Psychiatry,* págs. 936-943.

Kabat-Zinn, J., Wheeler, E., Light, T., y otros. La influencia de una intervención basada en la plena conciencia para reducir el estrés sobre los índices de recuperación de los pacientes con una psoriasis moderada a severa que se estaban tratando con fototerapia (UVB) y fotoquimioterapia (PUVA). Artículo publicado en el número 60 de 1998 de *Psychosomatic Medicine,* págs. 625-632.

Kahn, R. L., Rowe, J. W., *Successful Aging,* Pantheon, Nueva York, 1998.

Karlin, W. A., Brondolo, E., Schwartz, J. El apoyo social recibido en el lugar de trabajo y la actividad cardiovascular ambulatoria en los agentes de tráfico de la ciudad de Nueva York. Artículo publicado en el número 65 del 2003 de *Psychosomatic Medicine,* págs. 167-176.

Karvonen, M. J. Los deportes y la longevidad. Artículo publicado en el número 18 de 1976 de *Advances in Cardiology,* págs. 243-248.

Kiecolt-Glaser, J. K., Preacher, K. J., MacCallum, R. C., y otros. El estrés crónico y el aumento en los niveles de citoquina proinflamatoria IL-6 relacionado con la edad. Artículo procedente del número 100 del 2003 de *Proceedings of the National Academy of Sciences of the United States of America,* págs. 9.090-9.095.

Knoops, K. T. B., de Groot, L. C., Kromhout, D., y otros. La dieta mediterránea, los factores del estilo de vida y la mortalidad en un espacio de 10 años en los europeos de edad avanzada de ambos sexos. Artículo publicado en el número 292 del 2004 del *Journal of the American Medical Association,* págs. 1.433-1.439.

Koenig, H. G., George, L. K., Titus, P. La religión, la espiritualidad y la salud en los pacientes hospitalizados de edad avanzada. Artículo publicado en el número 52 del 2004 del *Journal of the American Geriatrics Society,* págs. 554-562.

Kousa, A., Moltchanova, E., Viik-Kajander, M., y otros. La geoquímica del agua subterránea y la incidencia de infartos de miocardio severos en Finlandia. Artículo publicado en el número 58 del 2004 del *Journal of Epidemiology and Community Health,* págs. 136-139.

Kubey, R., Csikszentmihalyi, M. La teleadicción no es una simple metáfora. Artículo publicado en el número 286 del 2002 del *Scientific American,* págs. 74-80.

Kwallek, N., Lewis, C. M. Los efectos de los colores que nos rodean sobre los hombres y las mujeres: una oficina roja, blanca o verde. Artículo publicado en el número 21 de 1990 de *Applied Ergonomics,* págs. 275-278.

Law, M., Wald, N., Morris J. La reducción de la tensión arterial para prevenir los infartos de miocardio y los infartos cerebrales: una nueva estrategia preventiva. Artículo publicado en el número 7 del 2003 de *Health Technology Assessment*, págs. 1-94.

Lazar, S. W., Bush, G., Gollub, R. L., y otros. El trazado cerebral funcional de la respuesta de relajación y la meditación. Artículo publicado en el número 11 del 2000 del *Neuroreport*, págs. 1.581-1.585.

Lee, I. M., Cook, N. R. Gaziano, J. M., y otros. La vitamina E como la principal prevención de las enfermedades cardiovasculares y el cáncer: Estudio sobre la Salud Femenina: una prueba aleatorizada controlada. Artículo publicado en el número 294 del 2005 del *Journal of the American Medical Association*, págs. 56-65.

Lee, I. M., Hsieh, C. C., Paffenbarger, R. S. La intensidad del ejercicio físico y la longevidad masculina. Artículo publicado en el número 273 de 1995 del *Journal of the American Medical Association*, págs. 1.179-1.184.

Lee, I. M., Sesso, H. D., Oguma, Y., Paffenbarger, R. S. Jr. El «guerrero de fin de semana» y el riesgo de mortalidad. Artículo publicado en el número 160 del 2004 del *American Journal of Epidemiology*, págs. 636-641.

Leetun, D. T., Ireland, M. L., Willson, J. D., Ballantyne, B. T. Davis, I. M. Un bajo tono muscular en los músculos centrales como factor de riesgo para las lesiones en las extremidades inferiores de los atletas. Artículo publicado en el número 36 del 2004 del *Medicine & Science in Sports & Exercise*, págs. 926-934.

Lim, G. P., Chu, T., Yang, F., Beech, W., Frautschy, S. A., Cole, G. M. El curcumin, la especia del curry, reduce el daño oxidativo y la patología amiloidea en un ratón transgénico con Alzheimer. Artículo publicado en el número 21 del 2001 del *Journal of Neuroscience*, págs. 8.370-8.377.

Liu, S., Manson, J. E., Stampfer, M. J., y otros. El consumo de cereales integrales y el riesgo de sufrir un infarto cerebral isquémico en las mujeres: estudio prospectivo. Artículo publicado en el número 284 del 2000 del *Journal of the American Medical Association*, págs. 1.534-1.540.

Liu-Ambrose, T., Khan, K. M., Eng. J. J., Janssen, P. A., Lord, S. R., McKay, H. A. El entrenamiento de resistencia y agilidad reduce el riesgo de sufrir caídas en las mujeres de 75 a 85 años con una baja masa ósea: prueba aleatorizada controlada de 6 meses de duración. Artículo publicado en el número 52 del 2004 del *Journal of the American Geriatrics Society*, págs. 657-665.

Loewenstein, D. A., Acevedo, A., Czaja, S. J., Duara, R. La rehabilitación cognitiva para los pacientes que sufren una enfermedad de Alzheimer leve por medio de los inhibidores de la colinesterasa. Artículo publicado en el número 12 del 2004 del *American Journal of Geriatric Psychiatry,* págs. 395-402.

Ma, Y., Bertone, E. R., Stanek, E. J., III, y otros. La asociación entre los hábitos alimenticios y la obesidad en unos voluntarios de la población adulta estadounidense. Artículo publicado en el número 158 del 2003 del *American Journal of Epidemiology,* págs. 85-92.

MacDonald, G., *Massage for the Hospital Patient and Medically Frail Client,* Lippincott Williams & Wilkins, Nueva York, 2004.

Maguire, E. A., Valentine, E. R., Wilding, J. M., Kapur, N. Rutas para recordar: los cerebros que hay detrás de una memoria superior. Artículo publicado en el número 6 del 2003 de *Nature Neuroscience,* págs. 90-95.

Malliaropoulos, N., Papalexandris, S., Papalada, A., Papacostas, E. El papel de los estiramientos en la rehabilitación de las lesiones del tendón de la corva: seguimiento de 80 atletas. Artículo publicado en el número 36 del 2004 de *Medicine & Science in Sports & Exercise,* págs. 756-759.

McClure, S. M., Laibson, D. I., Loewenstein, G., Cohen, J. D. La gratificación económica inmediata y la futura activan distintos sistemas neurales. Artículo publicado en el número 306 del 2004 de *Science,* págs. 503-507.

McEwen, B., *The End of Stress As We Know It,* The Dana Press, Washington, DC, 2004.

Means, K. M., Rodell, D. E., O'Sullivan, P. S. El equilibrio, la movilidad y las caídas entre los ancianos institucionalizados: los efectos de un programa de ejercicios de rehabilitación. Artículo publicado en el número 84 del 2005 del *American Journal of Physical Medicine & Rehabilitation,* págs. 238-250.

Menec, V. H. La relación entre las actividades de la vida cotidiana y un buen envejecimiento: estudio longitudinal de 6 años de duración. Artículo publicado en el número 58 del 2003 del *Journal of Gerontology Series B: Psychological Sciences and Social Sciences,* págs. S74-S82.

Miller, E. R., Pastor-Barriuso, R., Dalal, D., y otros. El metaanálisis: unas elevadas dosis de suplementación con vitamina E pueden aumentar la mortalidad por causas no violentas. Artículo publicado en el número 142 del 2005 de *Annals of Internal Medicine,* págs. 37-46.

Moore, A. A., Gould, R., Reuben, D. B., y otros. Los patrones longitudinales y los indicadores del consumo de alcohol en Estados Unidos. Artículo publicado en el número 95 del 2005 del *American Journal of Public Health,* págs. 458-465.

Morris, M. C., Evans, D. A., Bienias, J. L., y otros. La suplementación con niacina y el riesgo de sufrir la enfermedad de Alzheimer incidente y el deterioro cognitivo. Artículo publicado en el número 75 del 2004 del *Journal of Neurology, Neurosurgery and Psychiatry*, págs. 1.093-1.099.

Mukamal, K. J., Kuller, L. H., Fitzpatrick, A. L., y otros. Estudio prospectivo sobre el consumo de alcohol y el riesgo de sufrir demencia en los ancianos. Artículo publicado en el número 289 del 2003 del *Journal of the American Medical Association,* págs. 1.405-1.413.

Murtaugh, M. A., Jacobs, D. R. Jr., Jacob, B., Steffen, L. M., Marquart, L. Apoyo epidemiológico para la protección de los cereales integrales que favorecen la prevención de la diabetes. Artículo publicado en el número 62 del 2003 de *The Proceedings of the Nutrition Society,* págs. 143-149.

Newberg, A., Alavi, A., Baime, M., Pourdehnad, M., Santanna, J., d'Aquili, E. La medición del flujo sanguíneo en la región cerebral durante la compleja tarea cognitiva de la meditación: el estudio SPECT preliminar. Artículo publicado en el número 106 del 2001 de *Psychiatry Research,* págs. 113-122.

Nissen, S. E., Tuzcu, E. M., Libby, P., y otros. Los efectos de los agentes antihipertensores sobre los eventos cardiovasculares en los pacientes con enfermedades coronarias y una tensión arterial normal: el estudio CAMELOT: una prueba aleatorizada controlada. Artículo publicado en el número 292 del 2004 del *Journal of the American Medical Association,* págs. 2.217-2.225.

North American Menopause Society. Recomendaciones para el uso de estrógeno y progestógeno en las mujeres peri y posmenopáusicas: comunicado de la postura de la Sociedad Norteamericana para la Menopausia realizado en octubre del 2004. Artículo publicado en el número 11 del 2004 de *Menopause,* págs. 589-600.

Olshansky, J., Passaro, D. J., Hershow, R. C., y otros. El posible declive de la esperanza de vida en Estados Unidos en el siglo XXI. Artículo publicado en el número 352 del 2005 del *New England Journal of Medicine,* págs. 1.138-1.145.

Paffenbarger, R. S. Jr., Hyde, R. T., Wing, A. L., Hsieh, C. C. La actividad física, la mortalidad por causas no violentas y la longevidad de los ex universitarios. Artículo publicado en el número 314 de 1986 del *New England Journal of Medicine,* págs. 605-613.

Palmore, E. Los indicadores de las diferencias en la longevidad: seguimiento de 25 años. Artículo publicado en el número 22 de 1982 de *Gerontologist,* págs. 513-518.

Pargament, K. I., Koenig, H. G., Tarakeshwar, N., Hahn, J. Los conflictos religiosos interiores como indicadores de la mortalidad entre los pacientes enfermos de edad avanzada: estudio longitudinal de 2 años de duración.

Artículo publicado en el número 161 del 2001 de *Archives of Internal Medicine,* págs. 1.881-1.885.

Pate, R. R., Pratt, M., Blair, S. N., y otros. La actividad física y la salud pública. Una recomendación de los Centros para el Control y la Prevención de las Enfermedades del Colegio Americano de Medicina Deportiva. Artículo publicado en el número 273 de 1995 del *Journal of the American Medical Association,* págs. 402-407.

Persson. La mortalidad en un espacio de cinco años en una población urbana de 70 años de edad con relación a los diagnósticos psiquiátricos, la personalidad, la sexualidad y la temprana muerte de los padres. Artículo publicado en el número 24 de 1980 del *Journal of Psychosomatic Research,* págs. 244-253.

Peters, A., von Klot, S., Heier, M., y otros. La exposición al tráfico y la aparición de los infartos de miocardio. Artículo publicado en el número 351 del 2004 del *New England Journal of Medicine,* págs. 1.721-1.730.

Petersen, R. C., Thomas, R. G., Grundman, M., y otros. La vitamina E y el donepezil para el tratamiento de un deterioro cognitivo leve. Artículo publicado en el número 352 del 2005 del *New England Journal of Medicine,* págs. 2.379-2.388.

Pew Internet & American Life Project. *The Internet and Daily Life,* 2004. www.pewinternet.org

Poynter, J. N., Gruber, S. B., Higgins, P. D., y otros. Las estatinas y el riesgo de sufrir un cáncer colorrectal. Artículo publicado en el número 352 del 2005 del *New England Journal of Medicine,* págs. 2.184-2.192.

Prigerson, H. G., Maciejewski, P. K., Roseneck, R. A. Los efectos de la disolución marital y la calidad marital sobre la salud y el uso de los servicios médicos entre las mujeres. Artículo publicado en el número 37 de 1999 de *Medical Care,* págs. 858-873.

Rami, T., Shih, H. T. Actualización de la terapia de resincronización cardíaca por medio del desfibrilador cardioverter implantable en la insuficiencia cardíaca. Artículo publicado en el número 19 del 2004 de *Current Opinions in Cardiology,* págs. 264-269.

Raskind, M. A., Peskind, E. R., Wessel, T., y el Galantamine USA-1 Study Group. La galantamina en la EA. Una prueba aleatorizada controlada por placebo de 6 meses de duración. Artículo publicado en el número 54 del 2000 de *Neurology,* págs. 2.269-2.276.

Rea, T. D., Breitner, J. C., Psaty, B. M., y otros. El uso de las estatinas y el riesgo de sufrir una demencia incidente: Estudio sobre la Salud Cardiovascular. Artículo publicado en el número 62 del 2005 de *Archives of Neurology,* págs. 1.047-1.051.

Reisberg, B., Doody, R., Stoffler, A., y otros. El memantine en la enfermedad de Alzheimer leve a severa. Artículo publicado en el número 348 del 2003 del *New England Journal of Medicine*, págs. 1.333-1.341.

Rennie, M. J. Afirmaciones sobre los efectos anabólicos de la hormona del crecimiento: ¿un caso como el de «las nuevas ropas del emperador»? Artículo publicado en el número 37 del 2003 del *British Journal of Sports Medicine*, págs. 100-105.

Rimm, E. B., Ascherio, A., Giovannucci, E., y otros. El consumo de verduras, frutas y fibras procedentes de los cereales y el riesgo de sufrir enfermedades coronarias entre los hombres. Artículo publicado en el número 275 de 1996 del *Journal of the American Medical Association*, págs. 447-451.

Rimm, E. B., Stampfer, M. J. La dieta, el estilo de vida y la longevidad: ¿los siguientes pasos? Artículo publicado en el número 292 del 2004 del *Journal of the American Medical Association*, págs. 1.490-1.492.

Rozmus-Wrzesinska, M., Pawlowski, B. La opinión masculina sobre el atractivo femenino está más influida por los cambios en la medida de la cintura femenina que por los cambios en el tamaño de las caderas. Artículo publicado en el número 68 del 2005 de *Biological Psychology*, págs. 299-308.

Ruitenberg, A., van Swieten, J. C., Witteman, J. C., y otros. El consumo de alcohol y el riesgo de sufrir demencia: el Estudio Rotterdam. Artículo publicado en el número 359 del 2002 de *Lancet*, págs. 281-286.

Sano, M., Ernesto, C., Thomas, R. G., y otros. Una prueba controlada de la selegilina, el alfatocoferol, o de ambos, como tratamiento para la enfermedad de Alzheimer. Artículo publicado en el número 336 de 1997 del *New England Journal of Medicine*, págs. 1.216-1.222.

Schneider, R. H., Alexander, C. N., Staggers, F., y otros. Prueba aleatorizada controlada sobre la reducción del estrés en los afroamericanos que se trataron la hipertensión durante más de un año. Artículo publicado en el número 18 del 2005 del *American Journal of Hypertension*, págs. 88-98.

Schneider, R. H., Alexander, C. N., Staggers, F., y otros. Los efectos a largo plazo de la reducción del estrés sobre la mortalidad en personas > o = 55 años de edad con hipertensión sistémica. Artículo publicado en el número 95 del 2005 del *American Journal of Cardiology*, págs. 1.060-1.064.

Sesso, H. D., Chen, R. S., L'Italien, G. J., y otros. La reducción de la tensión sanguínea y la esperanza de vida basada en el modelo de Markov de los eventos cardiovasculares. Artículo publicado en el número 42 del 2003 de *Hypertension*, págs. 885-890.

Shenk, D., *Data Smog: Surviving the Information Glut*, HarperCollins, Nueva York, 1997.

Sherman, S. E., D'Agostino, R. B., Cobb, J. L., Kannel, W. B. La actividad física y la mortalidad de las mujeres según el Estudio Framingham sobre el Corazón. Artículo publicado en el número 128 de 1994 del *American Heart Journal*, págs. 879-884.

Shoghi-Jadid, K., Small, G. W., Agdeppa, E. D., y otros. La localización de los ovillos neurofibrilares y las placas beta-amiloides en el cerebro de pacientes vivos con la enfermedad de Alzheimer. Artículo publicado en el número 10 del 2002 del *American Journal of Geriatric Psychiatry*, págs. 24-35.

Shumaker, S. A., Legault, C., Rapp, S. R., y otros. El estrógeno combinado con la progestina y la incidencia de la demencia y del deterioro cognitivo leve en las mujeres posmenopáusicas. The Women's Health Initiative Memory Study: una prueba aleatorizada comprobada. Artículo publicado en el número 289 del 2003 del *Journal of the American Medical Association*, págs. 2.651-2.662.

Simon, S. R., Chan, K. A., Soumerai, S. B., y otros. El posible uso inapropiado de los medicamentos por parte de los ancianos en Estados Unidos. Organizaciones para el Mantenimiento de la Salud, 2000-2001. Artículo publicado en el número 53 del 2005 del *Journal of the American Geriatric Society*, págs. 227-232.

Singer, T., Seymour, B., O'Doherty, J., Kaube, H., Dolan, R. J., Frith, C. D. La empatía para el dolor no implica los componentes sensoriales del dolor, sino los afectivos. Artículo publicado en el número 303 del 2004 de *Science*, págs. 1.157-1.162.

Small, G., Vorgan G., *The Memory Prescription: Dr. Gary Small's 14-Day Plan to Keep Your Brain and Body Young*, Hyperion, Nueva York, 2004.

Small, G., *La Biblia de la memoria: estrategias innovadoras para rejuvenecer el cerebro*, Urano, Barcelona, 2003.

Small, G. W., Silverman, D. H., Siddarth, P., y otros. La función del cerebro y los efectos físicos de un programa de 14 días de duración consistente en un saludable estilo de vida. *Novena conferencia internacional sobre la enfermedad de Alzheimer y otras dolencias relacionadas*, 2004.

Small, G. W. Qué es lo que necesitamos saber sobre la pérdida de memoria relacionada con la edad. Artículo publicado en el número 324 del 2002 del *British Medical Journal*, págs. 1.502-1.505.

Smith, G. D., Frankel, S., Yarnell, J. El sexo y la muerte, ¿están relacionados? Conclusiones procedentes del estudio de cohorte Caerphilly. Artículo publicado en el número 315 de 1997 del *British Medical Journal*, págs. 164-165.

Soeken, K. L., Lee, W. L., Bausell, R. B., Agelli, M., Berman, B. M. La seguridad y la eficacia de la S-adenosilmetionina (SAMe) en el tratamiento de la osteoartritis. Artículo publicado en el número 51 del 2002 del *Journal of Family Practice*, págs. 425-430.

Spiro, H. ¿Qué es la empatía? ¿Puede ésta enseñarse? Artículo publicado en el número 116 de 1992 de *Annals of Internal Medicine*, págs. 843-846.

Springer, M. V., McIntosh, A. R., Winocur, G., Grady, C. L. La relación entre la actividad cerebral al memorizar datos y los años de educación en los adultos jóvenes y en los ancianos. Artículo publicado en el número 19 del 2005 de *Neuropsychology*, págs. 181-192.

Stanton, R., Reaburn, P. R., Humphries, B. El efecto a corto plazo del entrenamiento con el balón suizo sobre la musculatura central y el correr economizando esfuerzo. Artículo publicado en el número 18 del 2004 del *Journal of Strength and Conditioning Research*, págs. 522-528.

Stevens, C., Tiggermann, M. Las preferencias sobre la figura del cuerpo femenino a lo largo de la vida. Artículo publicado en el número 159 de 1998 del *Journal of Genetic Psychology*, págs. 94-102.

Takahashi, M., Nakata, A., Haratani, T., Ogawa, Y., Arito, H. La siesta después del almuerzo como una intervención laboral para fomentar un estado de atención en el trabajo. Artículo publicado en el número 47 del 2004 de *Ergonomics*, págs. 1.003-1.013.

Takano, T., Nakamura, K., Watanabe, M. Los entornos residenciales urbanos y la longevidad de los ciudadanos de edad avanzada en las zonas de las megaciudades. La importancia de los espacios verdes transitables. Artículo publicado en el número 56 del 2002 del *Journal of Epidemiology and Community Health*, págs. 913-918.

Thomsen, D. K., Mehlsen, M. Y., Hokland, M., y otros. Los pensamientos negativos y la salud: asociación entre las cavilaciones, la inmunidad y el uso de los servicios médicos en una muestra de adultos jóvenes y de ancianos. Artículo publicado en el número 66 del 2004 de *Psychosomatic Medicine*, págs. 363-371.

Travis, F., Arenander, A., DuBois, D. Las características psicológicas y fisiológicas de considerarse a sí mismo según el continuo de una imagen centrada en los propios actos concretos o en los valores éticos y abstractos. Artículo publicado en el número 13 del 2004 de *Consciousness Cognition*, págs. 401-420.

Turner, R. B., Bauer, R., Woelkart, K., Hulsey, T. C., Gangemi, J. D. Una evaluación de la *echinacea angustifolia* en una infección experimental por rinovirus. Artículo publicado en el número 353 del 2005 del *New England Journal of Medicine*, págs. 341-348.

USC Annenberg School Center for the Digital Future. *The Digital Future Report,* 2004. www.digitalcenter.org

van der Valk, R., Webers, C. A., Schouten, J. S., y otros. Los efectos de la reducción de la presión intraocular de todos los medicamentos que comúnmente se utilizan para el glaucoma: un metaanálisis de las pruebas clínicas aleatorizadas. Artículo publicado en el número 112 del 2005 de *Ophthalmology,* págs. 1.177-1.185.

Van Gaal, L. F., Rissanen, A M., Scheen, A. J., y otros. Los efectos del rimonabant, un inhibidor de los receptores de cannabinoides 1, sobre la reducción de peso y los factores de riesgo cardiovascular en los pacientes con sobrepeso: la experiencia de un año de duración procedente del estudio RIO-Europe. Artículo publicado en el número 365 del 2005 de *Lancet,* págs. 1.389-1.397.

Verghese, J., Lipton, R. B., Katz, M. J., y otros. Las actividades de ocio y el riesgo de sufrir demencia en los ancianos. Artículo publicado en el número 348 del 2003 del *New England Journal of Medicine,* págs. 2.508-2.516.

Verhagen, E., van der Beek, A., Twisk, J., Bouter, L., Bahr, R., van Mechelen, W. Los efectos de un programa de entrenamiento propioceptivo basado en una tabla de equilibrio para prevenir los esguinces de tobillo: una prueba prospectiva controlada. Artículo publicado en el número 32 del 2004 del *American Journal of Sports Medicine,* págs. 1.385-1.393.

Vermeire, K., Brokx, J. P., Wuyts, F. L., y otros. Los beneficios en la calidad de vida procedentes de los implantes cocleares en los ancianos. Artículo publicado en el número 26 del 2005 de *Otology & Neurotology,* págs. 188-195.

Vijan, S., Hayward, R. A., Colegio Americano de Médicos. Terapia farmacológica consistente en reducir el nivel de lípidos en la diabetes mellitus tipo 2: hoja informativa para el Colegio Americano de Médicos. Artículo publicado en el número 140 del 2004 de *Annals of Internal Medicine,* págs. 650-658.

Villareal, D. T., Holloszy, J. O. Los efectos de la DHEA sobre el tejido adiposo abdominal y la acción de la insulina en los ancianos de ambos sexos: una prueba aleatorizada controlada. Artículo publicado en el número 292 del 2004 del *Journal of the American Medical Association,* págs. 2.243-2.248.

Wager, N., Fieldman, G., Hussey. T. Los efectos sobre la tensión arterial ambulatoria que conlleva trabajar bajo unos supervisores que te perciben de manera favorable o desfavorable. Artículo publicado en el número 60 del 2003 del *Journal of Occupational and Environmental Medicine,* págs. 468-474.

Wang Y., Wang, Q. J. El predominio de la prehipertensión y la hipertensión en los adultos de EE. UU. según las nuevas directrices del comité nacional: los nuevos retos que plantean los antiguos problemas. Artículo publicado en el número 164 del 2004 del *Archives of Internal Medicine,* págs. 2.126-2.134.

Wannamethee, S. G., Camargo, C. A. Jr., Manson, J. E., Willett, W. C., Rimm, E. B. Los hábitos en el consumo de alcohol y el riesgo de contraer una diabetes mellitus tipo 2 entre las mujeres más jóvenes. Artículo publicado en el número 163 del 2003 de *Archives of Internal Medicine,* págs. 1.329-1.336.

Wansink B., Lee, K. Una dieta sana de cinco días de duración es la clave para el éxito alcanzado. Artículo publicado en el número 104 del 2004 del *Journal of the American Dietetic Association,* págs. 1.648-1.650.

Wansink, B., Linder, L. R. La interacción entre la forma de consumir grasas y el consumo de pan en los restaurantes. Artículo publicado en el número 27 del 2003 del *International Journal of Obesity,* págs. 866-868.

Weuve, J., Kang, J. H., Manson, J. E., y otros. La actividad física, como el caminar, y la función cognitiva en las mujeres ancianas. Artículo publicado en el número 292 del 2004 del *Journal of the American Medical Association,* págs. 1.454-1.461.

Williams, F. M., Cherkas, L. F., Spector, T. D., MacGregor, A. J. Los efectos del consumo moderado de alcohol sobre la densidad mineral ósea: un estudio realizado con hermanas gemelas. Artículo publicado en el número 64 del 2005 *del Annals of the Rheumatic Diseases,* págs. 309-310.

Wilson, R. S., Evans, D. A., Bienias, J. L., y otros. La predisposición a la agitación psicológica se asocia con el riesgo de sufrir la enfermedad de Alzheimer. Artículo publicado en el número 61 del 2003 de *Neurology,* págs. 1.479-1.485.

Zelinski, E. M., Gilewski, M. J., Anthony-Bergstone, C. R. El cuestionario sobre la memoria: la consensuada fidelidad con la que refleja el rendimiento de la memoria y los olvidos citados. Artículo publicado en el número 5 de 1990 de *Psychology and Aging,* págs. 388-399.